Sistemas alimentares e alimentação sustentável

Sistemas alimentares e alimentação sustentável

Dirce Maria Lobo Marchioni
Aline Martins de Carvalho
(organizadoras)

manole
editora

PRODUÇÃO EDITORIAL: Paris Serviços Editoriais e Educacionais
PROJETO GRÁFICO: Departamento Editorial da Editora Manole
DIAGRAMAÇÃO: Sônia Midori Fujiyoshi
ILUSTRAÇÕES: Formato Editoração
CAPA: Departamento de Arte da Editora Manole
IMAGEM DA CAPA: istock.com

CIP-BRASIL. CATALOGAÇÃO NA PUBLICAÇÃO
SINDICATO NACIONAL DOS EDITORES DE LIVROS, RJ

S636

Sistemas alimentares e alimentação sustentável / organização Dirce Maria Lobo Marchioni, Aline Martins de Carvalho ; colaboradores Alisson Diego Machado ... [et al.]. – 1. ed. - Santana de Parnaíba [SP] : Manole, 2022.

Inclui bibliografia e índice
ISBN 9786555763423

1. Nutrição. 2. Nutrição - Aspectos da saúde. 3. Sustentabilidade. 4. Política alimentar - Brasil. 5. Assistência alimentar - Brasil. I. Marchioni, Dirce Maria Lobo. II. Carvalho, Aline Martins de.

22-77412 CDD: 363.85610981
CDU: 612.39:614(81)

Meri Gleice Rodrigues de Souza – Bibliotecária – CRB-7/6439

Edição – 2022

Editora Manole Ltda.
Alameda América, 876 – Tamboré
06543-315 – Santana de Parnaíba – SP – Brasil
Tel.: (11) 4196-6000
www.manole.com.br | https://atendimento.manole.com.br/

Impresso no Brasil
Printed in Brazil

Sobre os autores

Organizadoras

Dirce Maria Lobo Marchioni Nutricionista. Mestre e doutora em Saúde Pública pela Universidade de São Paulo (USP). Professora livre-docente da Faculdade de Saúde Pública da USP. Coordenadora do Laboratório de Apoio a Pesquisas Epidemiológicas em Avaliação do Consumo Alimentar e do Núcleo de Extensão da USP Sustentarea.

Aline Martins de Carvalho Nutricionista. Mestre e doutora em Nutrição em Saúde Pública pela Universidade de São Paulo (USP). Professora doutora da Faculdade de Saúde Pública da USP. Coordenadora do Núcleo de Extensão da USP Sustentarea.

Colaboradores

Alisson Diego Machado Nutricionista. Mestre e doutorando em Ciências pelo Programa de Pós-Graduação em Nefrologia da Faculdade de Medicina da Universidade de São Paulo (USP). Membro do Núcleo de Extensão da USP Sustentarea.

Ana Paula Bortoletto Martins Nutricionista. Mestre e doutora em Nutrição em Saúde Pública e pós-doutoranda da Faculdade de Saúde Pública da Universidade de São Paulo (USP). Pesquisadora do Núcleo de Pesquisas Epidemiológicas em Nutrição e Saúde (Nupens/USP) e da Cátedra Josué de Castro de Sistemas Alimentares Saudáveis e Sustentáveis da USP.

Bartira Mendes Gorgulho Nutricionista. Doutora em Nutrição em Saúde Pública pela Faculdade de Saúde Pública, com pós-doutorado pelo Departamento de Nutrição da Universidade de São Paulo (USP). Professora da Faculdade de Nutrição da Universidade Federal de Mato Grosso (UFMT). Orientadora nos Programas de Pós-Graduação Nutrição, Alimentos e Metabolismo, e Saúde Coletiva, ambos da UFMT.

Betzabeth Slater Villar Nutricionista. Mestre em Nutrição Humana Aplicada pelo Programa de Pós-Graduação InterUnidades da Universidade de São Paulo (USP). Doutora em Saúde Pública pela Faculdade de Saúde Pública da USP (FSP/USP). Professora associada da FSP/USP.

Carlos de Brito Pereira Economista. Mestre e doutor em Administração pela Faculdade de Economia, Administração e Contabilidade da Universidade de São Paulo (FEA/USP). Professor da disciplina Modelos Econômicos Baseados em Agentes no Programa de Pós-Graduação em Modelagem de Sistemas Complexos na Escola de Artes, Ciências e Humanidades da USP (Each/USP). Ex-coordenador do Núcleo de Pesquisa Interdisciplinar em Sistemas Complexos (USP).

Cristina Adams Bióloga. Mestre em Ciência Ambiental e doutora em Ecologia pela Universidade de São Paulo (USP). Professora associada da Escola de Artes, Ciências e Humanidades da USP (Each/USP). *Visiting Scholar* no Center for the Analysis of Social-Ecological Landscapes (Casel) e Ostrom Workshop, Universidade de Indiana (2015-2016). Líder dos grupos de pesquisa (CNPq) em Ecologia Humana de Florestas Neotropicais e Governança Florestal. *Expert* no Intergovernmental Platform on Biodiversity and Ecosystem Services (IPBES) e na Plataforma Brasileira de Biodiversidade & Serviços Ecossistêmicos.

Diana Estevez Nutricionista. Mestre em Nutrição Humana Aplicada pela Universidade de São Paulo (USP). *Technical officer* na Organização Mundial da Saúde (OMS).

Eduardo De Carli Nutricionista. Doutor em Ciências dos Alimentos pela Universidade de São Paulo (USP). Pós-doutorando do Departamento de Nutrição da Faculdade de Saúde Pública da USP. Mentor do Núcleo de Extensão da USP Sustentarea.

Felipe de Oliveira Simoyama Graduado na área administrativa com ênfase em projetos pela Faculdade de Tecnologia (Fatec-SP). MBA em Gestão Pública pelo Damásio. Mestre em Gestão Pública pela Universidade Federal de São Paulo (Unifesp). Mestre em Modelagem de Sistemas Complexos pela Universidade de São Paulo (USP). Doutorando em Pesquisa Operacional pela Unifesp e pelo Instituto Tecnológico da Aeronáutica (ITA). Trabalha no Conselho Regional de Fisioterapia e Terapia Ocupacional da 3ª Região (Crefito-3) desde 2009, atualmente no cargo de controlador.

Flavia Mori Sarti Economista e nutricionista. Doutora em Nutrição Humana Aplicada pela Universidade de São Paulo (USP). Professora associada da Escola de Artes, Ciências e Humanidades da USP (Each/USP). Docente do bacharelado em Gestão de Políticas Públicas e dos Programas de Pós-Graduação em Modelagem de Sistemas Complexos (Each/USP) e Nutrição em Saúde Pública (FSP/USP).

Francisco Percival Pinheiro Filho Bacharel em Ciências Econômicas e pós-graduado em Gestão Pública e Gerência de Cidades pela Faculdade de Ciências e Letras da Universidade Estadual Paulista (FCL-Ar/Unesp). Pós-graduado em Gestão em Saúde pela Faculdade de Medicina da Unesp. Mestre em Modelagem de Sistemas Complexos pela Escola de Artes, Ciências e Humanidades da Universidade de São Paulo (Each/USP). Foi especialista em Políticas Públicas no Governo do Estado de São Paulo. Atualmente é agente da Fiscalização no Tribunal de Contas do Estado de São Paulo.

Gisele Ane Bortolini Nutricionista. Mestre em Ciências da Saúde pela Universidade Federal de Ciências da Saúde de Porto Alegre (UFSCPA). Doutora em Nutrição pela Universidade de Brasília (UnB). Pós-graduada em Gestão Pública na Saúde pela UnB e em Gestão de Políticas de Alimentação e Nutrição pela Fiocruz.

Glaucia Gondo Magri Graduada em Engenharia Elétrica e em Direito, mestre em Sistemas Complexos pelo Programa de Pós-Graduação em Modelagem de Sistemas Complexos na Escola de Artes, Ciências e Humanidades da Universidade de São Paulo (Each/USP). Especialista em *Compliance* no Setor Financeiro pelo Seneca College, Canadá. Atuou em engenharia de sistemas e em auditoria fiscal-tributária. Atua em *compliance* em prevenção à lavagem de dinheiro.

Inara do Nascimento Tavares Cientista social. Mestre em Antropologia Social pela Universidade Federal do Amazonas (Ufam). Docente no Instituto Insikiran de Formação Superior Indígena da Universidade Federal de Roraima. Doutoranda do Programa de Pós-Graduação de Ciências Sociais em Desenvolvimento, Agricultura e Sociedade da Universidade Federal Rural do Rio de Janeiro (CPDA/UFRRJ).

Jacqueline Tereza da Silva Nutricionista. Mestre em Nutrição em Saúde Pública pela Faculdade de Saúde Pública da Universidade de São Paulo (USP) e em Ciência de Dados para a Saúde pela Universidade de Manchester. Doutoranda em Agricultura e Segurança Alimentar pela Universidade de Edimburgo.

Jennifer Harumi Tanaka Nutricionista. Mestre e doutoranda em Ciências Sociais pelo Programa de Pós-Graduação de Ciências Sociais em Desenvolvimento, Agricultura e Sociedade da Universidade Federal Rural do Rio de Janeiro (CPDA/UFRRJ).

Leandro Luiz Giatti Biólogo. Doutor e livre-docente em Saúde Pública, professor associado da Faculdade de Saúde Pública da Universidade de São Paulo (USP).

Leandro Teixeira Cacau Nutricionista. Doutorando pelo Programa Nutrição em Saúde Pública da Faculdade de Saúde Pública da Universidade de São Paulo (USP) com período sanduíche na Facultad de Ciencias de la Salud da Universidad de Zaragoza.

Mariana Hase Ueta Antropóloga. Mestre em Sociologia pelo Programa de Pós-Graduação Chinese Society Master Degree da School of Social Development and Public Policy da Fudan University (Xangai, China). Doutora pelo Programa de Ciências Sociais na Universidade Estadual de Campinas (Unicamp). Pesquisadora visitante na Freie Universität em Berlim. Mentora do Núcleo de Extensão da USP Sustentarea.

Mariana Yante Barrêto Pereira Advogada. Mestre em Ciência Política pela Universidade Federal de Pernambuco (UFPE). Doutora em Direito Internacional pela UFPE e pela Wuhan University. Coordenadora da curadoria de Segurança

Alimentar e Estrangeirização de Terras no Instituto de Estudos da Ásia (Ieasia/UFPE).

Michelle Cristine Medeiros Jacob Nutricionista. Mestre e doutora em Ciências Sociais pela Universidade Federal do Rio Grande do Norte (UFRN). Pós-doutora em Ecologia e Evolução de Sistemas Socioecológicos pela Universidade Federal de Pernambuco (UFPE). Professora do Departamento de Nutrição e da Pós-Graduação em Ciências Sociais da UFRN.

Mônica Rocha Gonçalves Nutricionista. Especialista em Nutrição Clínica pela Universidade Federal Fluminense (UFF), em Saúde Coletiva e Educação na Saúde pela Universidade Federal do Rio Grande do Sul (UFRGS) e em Gestão da Política Nacional de Alimentação e Nutrição pela Fiocruz. Residência Multiprofissional em Saúde Coletiva pela Universidade Federal do Rio de Janeiro (UFRJ). Mestre em Políticas Públicas em Saúde pela Fiocruz e consultora da Organização Panamericana de Saúde (Opas).

Murilo Mazzotti Silvestrini Agrônomo pela Universidade Federal de Lavras. Mestre em Economia Aplicada pela Universidade Federal de São Carlos (UFSCar). Mestre em Modelagem de Sistemas Complexos na Escola de Artes, Ciências e Humanidades da Universidade de São Paulo (Each/USP). Especialista em Agronegócio (*Master in Business Administration*) na Escola Superior de Agricultura "Luiz de Queiroz" (Esalq/USP). Doutorando em Desenvolvimento Econômico pelo Instituto de Economia da Universidade de Campinas (Unicamp) e pesquisador do Núcleo de Economia Agrícola e do Meio Ambiente (NEA), na mesma instituição.

Nadine Marques Nunes-Galbes Nutricionista. Especialista em Psicobiologia e Exercício pela Universidade Federal de São Paulo (Unifesp). Mestre em Ciências pelo Programa de Nutrição em Saúde Pública da Faculdade de Saúde Pública da Universidade de São Paulo (FSP/USP). Doutoranda pelo Programa de Saúde Pública da FSP/USP. Mentora do Núcleo de Extensão da USP Sustentarea.

Patricia Constante Jaime Nutricionista. Mestre e doutora em Saúde Pública pela Faculdade de Saúde Pública da Universidade de São Paulo (FSP/USP). Professora titular do Departamento de Nutrição da FSP/USP.

Patrícia Fernanda Ferreira Pires Nutricionista. Mestre em Segurança Alimentar e Nutricional pela Universidade Federal do Paraná. Doutora em Nutrição em Saúde Pública pela Faculdade de Saúde Pública da Universidade de São Paulo (USP). Nutricionista e docente da Faculdade de Apucarana (FAP-PR).

Patrícia Simone Nogueira Nutricionista. Mestre em Educação pela Universidade Federal de Mato Grosso (UFMT). Doutora em Ciências Nutricionais pela Universidade Federal do Rio de Janeiro (UFRJ). Professora adjunta da Faculdade de Nutrição da UFMT.

Paula Trottmann Corrêa Bacharel em Gestão de Políticas Públicas, mestre em Sistemas Complexos pela Universidade de São Paulo (USP). Possui experiência em docência na área de Administração Pública e Políticas Públicas. Analista em Gestão Municipal na Prefeitura do Município de Leme (SP), onde desenvolve projetos relacionados a políticas públicas em âmbito municipal, em parceria com os governos estadual e federal.

Raquel de Andrade Cardoso Santiago Nutricionista e gastrônoma. Mestre em Ciência dos Alimentos pela Faculdade de Ciências Farmacêuticas da Universidade de São Paulo (FCF/USP). Doutora em Saúde Pública pela Faculdade de Saúde Pública da USP (FSP/USP). Pós-doutora em Ciência dos Alimentos pela Universidade Estadual de Londrina (UEL). Professora associada na Faculdade de Nutrição da Universidade Federal de Goiás (UFG).

Suellen Secchi Martinelli Nutricionista. Mestre e doutora em Nutrição pela Universidade Federal de Santa Catarina (UFSC). Professora da UFSC.

Suzi Barletto Cavalli Nutricionista. Mestre em Extensão Rural pela Universidade Federal de Santa Maria (UFSM). Doutora em Alimentos e Nutrição pela Universidade Estadual de Campinas (Unicamp). Pós-doutora em Nutrição pela Universidade de Buenos Aires. Professora da Universidade Federal de Santa Catarina (UFSC). Coordenadora do Observatório de Estudos em Alimentação Saudável e Sustentável (ObASS).

Tereza Helena Gabrielli Barreto Campello Economista. Doutora Notório Saber em Saúde Pública pela Fundação Oswaldo Cruz, com pós-doutorado em

Segurança Alimentar pela Universidade de Nottingham, Reino Unido. Titular da Cátedra Josué de Castro de Sistemas Alimentares Saudáveis e Sustentáveis da USP. Professora visitante da Faculdade de Saúde Pública da Universidade de São Paulo (FSP/USP). Pesquisadora do Núcleo de Pesquisas Epidemiológicas em Nutrição e Saúde (Nupens/USP). Professora do Programa de Pós-Graduação em Políticas Públicas em Saúde da Escola Fiocruz de Governo.

Viviany Moura Chaves Nutricionista. Mestre e doutoranda em Ciências Sociais pela Universidade Federal do Rio Grande do Norte (UFRN).

Sumário

Prefácio XVII
Antonio Mauro Saraiva

Introdução XIX
Dirce Maria Lobo Marchioni, Aline Martins de Carvalho

Parte I – Sistemas de pensamento, sistemas complexos e sistemas alimentares 1

1. Construção e desafios de sistemas de pensamento na ciência da Nutrição: do reducionista ao sistêmico 3
Nadine Marques Nunes-Galbes, Leandro Luiz Giatti

2. Sistemas complexos 19
Murilo Mazzotti Silvestrini, Felipe de Oliveira Simoyama, Francisco Percival Pinheiro Filho, Glaucia Gondo Magri, Paula Trottmann Corrêa, Carlos de Brito Pereira, Cristina Adams, Flavia Mori Sarti

3. Sistemas alimentares como sistema complexo 32
Aline Martins de Carvalho

4. Objetivos de Desenvolvimento Sustentável e sistemas alimentares 44
Alisson Diego Machado, Diana Estevez

Parte II – Sistemas alimentares: onde estamos e como chegamos até aqui? 55

5. Produção sustentável de alimentos e alimentação saudável 57
Suellen Secchi Martinelli, Suzi Barletto Cavalli

6. Ambientes alimentares e o avanço da alimentação fora de casa 66
Bartira Mendes Gorgulho, Patrícia Simone Nogueira

7. Sistemas alimentares, mudanças climáticas e saúde pública 77
Dirce Maria Lobo Marchioni, Aline Martins de Carvalho

8. Impacto dos sistemas alimentares na biodiversidade 90
Raquel de Andrade Cardoso Santiago

Parte III – O que alimentação tem a ver com sustentabilidade? 99

9. Evolução da alimentação sustentável no Brasil e no mundo 101
Aline Martins de Carvalho, Dirce Maria Lobo Marchioni, Jacqueline Tereza da Silva

10. Alimentação sustentável: aspectos na saúde 114
Michelle Cristine Medeiros Jacob, Dirce Maria Lobo Marchioni, Viviany Moura Chaves

11. Alimentação sustentável: aspectos ambientais 124
Aline Martins de Carvalho

12. Alimentação sustentável: justiça alimentar 134
Mariana Hase Ueta, Mariana Yante Barrêto Pereira

13. Índices multidimensionais: aspectos nutricionais, ambientais e socioeconômicos 143
Eduardo De Carli, Leandro Teixeira Cacau

Parte IV – Políticas públicas de promoção à alimentação sustentável 155

14. Políticas públicas de acesso à alimentação saudável nos municípios brasileiros 157
Tereza Helena Gabrielli Barreto Campello, Ana Paula Bortoletto Martins, Patricia Constante Jaime

15. Compra de alimentos da agricultura familiar e orgânicos para a promoção da alimentação saudável 177
Betzabeth Slater Villar, Patrícia Fernanda Ferreira Pires

16. Guias alimentares e o protagonismo do Brasil 188
Mônica Rocha Gonçalves, Gisele Ane Bortolini

17. Movimentos sociais e sistemas alimentares mais justos e sustentáveis 198
Jennifer Harumi Tanaka, Inara do Nascimento Tavares

Índice remissivo 211

Prefácio

A alimentação é um dos principais motores da atividade humana. A necessidade constante de alimentar-se, a busca por satisfazê-la em quantidade e com qualidade, bem como as diferentes formas de fazê-lo, caracterizam as sociedades humanas ao longo da história e nas diferentes regiões do planeta.

Embora, para o público leigo, possa parecer um hábito relativamente simples, alimentar-se envolve um sistema altamente complexo, com múltiplas e intrincadas relações com áreas como a agricultura, a saúde, o meio ambiente, a economia, as diversas esferas de governo e a cultura, por exemplo.

Nos tempos atuais, esse sistema tornou-se ainda mais complexo, dada a enorme interconexão do mundo globalizado em que vivemos, com a forte interdependência das nações e suas economias e a rápida disseminação da informação e das influências culturais. As implicações e influências passam do global para o local, e vice-versa, com enorme facilidade.

Ainda, dada a atual magnitude da população humana no planeta, as demandas, as pressões e os impactos são únicos na história. Alimentar um contingente que lamentavelmente não para de crescer e que aspira a um padrão de vida inspirado nas grandes economias ocidentais é um desafio enorme. É, provavelmente, uma impossibilidade, considerando os limites do planeta e a necessidade de salvaguardar a vida das próximas gerações.

Assim, entender esse sistema alimentar em sua complexidade é cada vez mais urgente e importante, pois ele é central em várias das mais cruciais questões do nosso tempo, como a segurança alimentar e nutricional, as mudanças climáticas e as sindemias.

Este livro tem esta grande virtude: lança uma luz sobre os sistemas alimentares, abordando várias faces sob uma óptica integrativa, que evidencia as inter-relações. Isso é fundamental para seu entendimento.

O arcabouço da saúde planetária, que também é abordado, é particularmente adequado e promissor, pois, além de se basear em evidências da ciência ocidental, considera igualmente outras formas de conhecimento, como os conhecimentos tradicionais, que são tão caros quando se trata de alimentação. A saúde planetária também dá grande ênfase a aspectos sociais, éticos e dos valores humanos, sem descuidar dos aspectos mais técnicos. Isso é fundamental, pois a principal mudança requerida para salvaguardar nosso futuro é de comportamento – uma mudança baseada em princípios e valores como inclusão, equidade, justiça. Conhecimento técnico já existe em nível suficiente para pautar a tomada de decisão pelos diversos atores.

A covid-19 escancarou diversas vulnerabilidades de nossa sociedade, mas também mostrou algumas fortalezas. A esperança é que aprendamos com ela. Por exemplo, aprender que estamos todos envolvidos, e que as soluções para problemas globais, entre eles o da alimentação, requerem que consideremos todas as pessoas, caso contrário não haverá paz e segurança. Justiça alimentar, como traz o livro, é um aspecto fundamental.

As autoras realizaram um excelente trabalho, fruto de sua experiência profissional e de sua visão madura do assunto. Esta obra certamente será uma referência.

*Antonio Mauro Saraiva**

---

* Professor titular do Departamento de Engenharia de Computação e Sistemas Digitais da Escola Politécnica da Universidade de São Paulo (Poli-USP). Tem se dedicado à disseminação da tecnologia da informação no agronegócio e no ambiente, em especial à formação de pessoas. No Instituto de Estudos Avançados (IEA-USP), é coordenador do Grupo de Estudo Saúde Planetária: Uma Abordagem Transdisciplinar para a Sustentabilidade do Planeta Integrada à Saúde Humana e membro do Grupo de Pesquisa Serviços Ambientais.

Introdução

Iniciamos o estudo do impacto da alimentação há alguns anos, pela constatação do elevado consumo de carne na população brasileira, e a correspondente pegada de carbono.[1,2] Motivadas pelos resultados, buscamos realizar ações junto à comunidade relacionadas à alimentação, inicialmente focando a redução do consumo da carne. Aos poucos e com muito mais estudo, o olhar para dietas saudáveis e simultaneamente sustentáveis foi ganhando espaço e a visão de sistemas foi se impondo. A relação entre consumo alimentar e saúde humana é reconhecida e consensual. Porém, o impacto do consumo alimentar na saúde do planeta é uma pauta que, apesar de não tão recente, se impõe neste momento de emergência climática e exige uma mudança de olhar e de paradigmas. O consumo alimentar é um dos componentes de uma cadeia de eventos denominada sistemas alimentares, conectada inexoravelmente com o direito humano à alimentação adequada e com os Objetivos de Desenvolvimento Sustentável. Nesse sentido, a segurança alimentar e nutricional sempre foi reconhecida como um propósito a ser alcançado no contexto do desenvolvimento sustentável.

Assim, nos propusemos a levantar um diálogo sobre essa temática neste livro. Estruturamos a obra em quatro partes: I) Sistemas de pensamento, sistemas complexos e sistemas alimentares; II) Sistemas alimentares: onde estamos e como chegamos até aqui?; III) O que a alimentação tem a ver com sustentabilidade?; e IV) Políticas públicas de promoção à alimentação sustentável.

A primeira parte é composta por quatro capítulos. No Capítulo 1, é exposto um arcabouço epistemológico do campo e são trazidos os conceitos de sistemas de pensamento e os desafios para a ciência da Nutrição. É feita também uma apresentação sucinta sobre os sistemas de pensamentos científicos, mostrando que as crises contemporâneas estão conduzindo a mudanças de paradigmas, que buscam uma visão holística, sistêmica e que aspiram ao conhecimento multidimensional. No Capítulo 2, são discutidos os sistemas complexos e as diferentes abordagens e aplicações de métodos quantitativos para a investigação de sistemas que exibem características complexas. No Capítulo 3, são apresentados os sistemas alimentares como um sistema complexo, que tem um amplo espectro de impactos, com destaque para saúde, segurança alimentar, meio ambiente, sociais e econômicos. Fecha essa primeira parte o Capítulo 4, trazendo a discussão sobre os Objetivos de Desenvolvimento Sustentável e suas relações com a alimentação. O desenvolvimento sustentável pode ser definido como aquele que respeita as capacidades dos sistemas naturais e envolve princípios organizadores para atingir os objetivos do progresso humano, promovendo a preservação dos recursos naturais, dos ecossistemas e, ao mesmo tempo, o desenvolvimento da economia e da sociedade para esta e para as gerações futuras.

A segunda parte, "Sistemas alimentares: onde estamos e como chegamos até aqui?", é composta por nove capítulos, que versam sobre o sistema alimentar e seus impactos. No Capítulo 5, discute-se a produção sustentável de alimentos. O nexo entre os diferentes agentes participantes do sistema alimentar e a alimentação sustentável foi construído a partir de projetos de pesquisa e extensão desenvolvidos pelo Observatório de Estudos em Alimentação Saudável e Sustentável (ObASS). O Capítulo 6 traz um elemento contemporâneo de indiscutível valor nos sistemas alimentares contemporâneos, que são os ambientes alimentares e a alimentação fora do lar. Por ambiente alimentar entendem-se os espaços físicos onde os alimentos podem ser adquiridos, somados aos determinantes pessoais das escolhas alimentares (incluindo renda, educação, valores, habilidades, entre outros) e às normas políticas, sociais e culturais que fundamentam essas interações. No Capítulo 7, são apresentadas as relações entre os sistemas alimentares, as mudanças climáticas, trazendo a teia que une as dietas que consumimos, os sistemas alimentares que as produzem e os efeitos climáticos desses modos de produção: má nutrição, em todas as suas formas (desnutrição, deficiência de nutrientes, sobrepeso e obesidade), no que se convencionou recentemente como a sindemia global. No Capítulo 8, tendo em vista que, globalmente, a diversidade biológica de variedades e raças de plantas e animais tem se reduzido drasticamente, associada tanto ao cultivo de alimentos em monoculturas e à criação de animais utilizando grandes quantidades de terras quanto às formas de comercialização de ambos, é abordado o impacto dos sistemas alimentares na biodiversidade.

O conceito de alimentação sustentável nasce a partir do reconhecimento de que as atividades humanas ameaçam os recursos naturais do planeta Terra, e é abordado na Parte 3. Assim, o Capítulo 9, que apresenta a evolução da alimentação sustentável no Brasil e no mundo, demonstra quão urgente e necessária é a mudança nos sistemas alimentares atuais, que estão no âmago do lamentável cenário de aumento da fome em âmbito mundial, concomitante aos alarmantes e crescentes níveis de excesso de peso. Na sequência, o Capítulo 10 traz os conceitos de saúde planetária e as maneiras como a alimentação sustentável impacta simultaneamente a saúde humana e do planeta. O Capítulo 11, ao contextualizar o Antropoceno, uma nova era geológica em que o homem se tornou a força dominante no planeta, apresenta os impactos ambientais da alimentação, em particular aqueles relacionados com a emissão de gases de efeito estufa, uso da terra, uso da água, potencial de eutrofização na produção de alimentos, assim como o desperdício de alimentos. Para construir cadeias alimentares que prezem não apenas pela saúde humana, como também pela saúde ambiental, é necessário que os caminhos escolhidos não levem à criação de novas desigualdades e exclusões. O Capítulo 12 enfatiza que o conceito de alimentação sustentável deve ser indissociável da justiça alimentar. Quando se conhecem os sujeitos que se alimentam e seus valores inseridos nas redes de desigualdade, disponibiliza-se o acesso à informação, constrói-se um diálogo respeitoso e eles são envolvidos no processo de transformação sustentável, justo e inclusivo. O Capítulo 13 encerra essa parte do livro, trazendo indicadores e métricas de dietas sustentáveis relacionados a aspectos ambientais e nutricionais e apresentando índices multidimensionais, que combinam conjuntos de métricas de vários aspectos, por exemplo, nutricionais, sociais, econômicos, entre outros.

A quarta e última parte do livro, composta pelos Capítulos 14 a 17, destaca as políticas públicas de promoção à alimentação sustentável no Brasil. No Capítulo 14, é proposta uma reflexão sobre os principais dilemas e dificuldades vividos pela população, em especial os públicos mais vulneráveis, no acesso à alimentação saudável nos centros urbanos do Brasil. No Capítulo 15, mostra-se como uma política pública que estipula a compra institucional de alimentos da agricultura familiar e alimentos orgânicos é uma das ações que promovem a alimentação adequada e saudável. Na mesma linha, o Capítulo 16 apresenta o Guia Alimentar da População Brasileira, que colocou o Brasil na vanguarda da promoção da alimentação sustentável e se tornou exemplo em âmbito mundial. Finaliza o livro o Capítulo 17, que enfatiza o papel dos movimentos sociais e populares como agentes construtores e impulsionadores de sistemas alimentares mais justos e sustentáveis.

Ao concluir a tarefa de organizar este livro, que traz um arco abrangente de tópicos sobre os sistemas alimentares e a alimentação sustentável, esperamos contribuir com o urgente e necessário debate e transformação para fazer frente aos desafios contemporâneos que ameaçam a saúde humana e do planeta.

Referências

1. Carvalho AM, Selem SSC, Miranda AM, Marchioni DM. Excessive red and processed meat intake: relations with health and environment in Brazil. British Journal of Nutrition. 2016;115:1-6.
2. Carvalho AM, Cesar CLG, Fisberg RM, Marchioni DML. Excessive meat consumption in Brazil: diet quality and environmental impacts. Public Health Nutrition. 2016;16:1893-1899.

Dirce Maria Lobo Marchioni
Aline Martins de Carvalho

PARTE I

Sistemas de pensamento, sistemas complexos e sistemas alimentares

1 Construção e desafios de sistemas de pensamento na ciência da Nutrição: do reducionista ao sistêmico

Nadine Marques Nunes-Galbes
Leandro Luiz Giatti

Introdução

Vivemos atualmente o que tem sido denominado Antropoceno, uma era geológica marcada pelos efeitos da atividade humana sobre os sistemas terrestres, em que a aceleração da antropização e a superexploração de recursos condicionam rupturas de limites planetários. Essa crítica transição global manifesta-se em distintas escalas, desde o âmbito local, em que se verificam formas de escassez interdependentes, tornando complexos os desafios de inclusão social, desenvolvimento humano, justiça e qualidade de vida. Diante dessas tendências ambientais cada vez mais preocupantes e ameaçadoras para as diferentes formas de vida na Terra, incluindo a humana, algumas categorias de desafios têm sido apontadas no sentido de endereçar soluções. Uma dessas categorias se refere a lacunas no conhecimento relacionadas à pesquisa científica.[1]

Porém, as questões inerentes à distribuição das frações de problemas ecológicos a determinados grupos, os fluxos inerentes às riquezas provenientes da exploração de recursos e as consequentes injustiças, na óptica da ecologia política, podem ser interpretados com base nas formas de produção, acesso e domínio de conhecimento. Nesse sentido, relações poder-conhecimento caracterizadas convencionalmente por hegemonia e colonialismo ditam a reprodução de iniquidades e insuficiência na busca de soluções de amplitude planetária. De fato, as questões inerentes à insustentabilidade global carecem de interações imprescindíveis com formas de diversidade cultural, geográfica e teórica.[2]

---

* Os autores agradecem o apoio da Fapesp (processo n. 2015/03804-9) e do CNPq (processos n. 309.840/2018-0 e n. 149.120/2019-2).

No mundo, historicamente e na atualidade, há uma pluralidade epistêmica desconsiderada e marginalizada, representativa de saberes locais e do senso comum, que, apesar de suas diferenciações quanto ao conhecimento científico hegemônico, corresponde a legítimas formas de conhecimento com grande potencial de aplicabilidade e resolutividade na busca de soluções para os atuais e complexos problemas globais.[3-5]

Para compreendermos o desafio referente à pesquisa científica e à forma como seus resultados são interpretados e aplicados, faz-se necessário analisar de que maneira a chamada "ciência normal" foi responsável por moldar e legitimar um sistema de pensamento científico hegemônico e, consequentemente, como as populações ocidentais investigam, interpretam e enxergam o mundo ao longo dos últimos 300 anos, ou seja, ao longo de toda a modernidade.

Essa visão de mundo foi, em grande medida, responsável pelo progresso científico e tecnológico sem precedentes que possibilitou à humanidade vivenciar grande desenvolvimento, permitindo-lhe, embora de forma bastante desigual e injusta, escapar de condições de extrema privação, o que se reflete no largo aumento da expectativa de vida em comparação a séculos anteriores, por exemplo. Não somente a visão de mundo como também – e fundamentalmente – a exploração dos sistemas ecológicos e biofísicos da Terra suportaram largamente tal progresso. Contudo, é justamente a conjunção de ambos os aspectos de suporte ao desenvolvimento humano que o tem ameaçado atualmente, também de maneira sem precedentes.[1]

Diferentemente do que a visão de mundo reducionista preconiza, cada vez mais problemas de natureza complexa e que se mostram inegavelmente interconectados se apresentam à humanidade. Justamente por suas características fundamentais, a ciência normal reducionista e fragmentada não tem sido capaz de responder a eles.

A concepção de uma sindemia global de obesidade, desnutrição e riscos à saúde atribuíveis às mudanças climáticas ilustra bem isso, concretizando-se como "o principal desafio para os seres humanos, o meio ambiente e o nosso planeta no século XXI", no qual as três pandemias remontam-se em sinergia no tempo e espaço, interagindo em diferentes níveis (biológico, psicológico e social), apresentando fatores e determinantes sociais comuns e de grande escala. A Comissão The Lancet sobre Sindemia Global rechaça o reducionismo e atribui, de maneira robusta e convincente, tanto as causas quanto as soluções dessa sindemia a problemas sistêmicos profundos e a diversos fatores multifacetados e multidimensionais.[6]

Este capítulo tem como objetivo fazer uma breve apresentação dos sistemas de pensamento, com enfoque nos científicos, bem como introduzir as visões de mundo construídas historicamente em associação a eles. Como capítulo inaugural da Parte I, é fundamental apreender, já aqui, a necessidade de ampliação e aprimoramento do sistema de pensamento científico dominante, para que toda a obra seja assimilada e interpretada da melhor forma possível.

Sistemas de pensamento

Definir sistemas de pensamento não é tarefa simples nem fácil, pois se trata de uma discussão que perpassa diversas disciplinas das ciências sociais, desenvolvida por autores a partir de diferentes arcabouços teóricos e correntes científicas, como o materialismo histórico e a perspectiva social estruturalista, por exemplo.

De maneira simplificada, pode-se dizer que o conhecimento está sempre atrelado ao conceito de sistemas de pensamento. O conhecimento seria o fator ativo, que dá forma ao que se pensa e faz, orientando, organizando e classificando, assim, os sistemas de pensamento e a chamada visão de mundo.[7]

Diferentes autores se debruçaram sobre o tema de maneira também diversa. De acordo com Sigmund Freud,[8] por exemplo, os sistemas de pensamento do homem que foram sucessivamente construídos na história e que ainda perduram são o animista ou mitológico (uma doutrina das almas, dos seres espirituais, em que é atribuída a onipotência do homem a si mesmo), o religioso (a onipotência passa a ser atribuída aos deuses, e não a si próprio) e o científico (o menos onipotente dos sistemas por enfatizar sua contínua necessidade de refutação e mudança, mas valorizado socialmente como dogmático e inquestionável, tal qual os demais).

Para Michel Foucault,[9] os sistemas de pensamento são representados, reproduzidos e moldados por meio das práticas discursivas, já que cada prática discursiva supõe um jogo de prescrições que determinarão o que será escolhido e o que será excluído. Elas reúnem, perpassam e reagrupam as ciências, ganhando corpo nas instituições, nos comportamentos, nas formas pedagógicas, nos conjuntos técnicos; dessa forma, vão se impondo e se perpetuando. Ao mesmo tempo, as práticas discursivas sofrem transformações influenciadas por relações sociais, ajustes de conceitos, acúmulos de informações e até mesmo por outras práticas discursivas.

Não devemos esquecer que, enquanto produtos do conhecimento e das práticas discursivas, os sistemas de pensamento se constituem como campo de lutas e poder, como bem destacaram Friedrich Nietzsche e Pierre Bourdieu. Foucault, ao se debruçar sobre o trabalho de Nietzsche, afirma que "a vontade de poder é o ponto de ruptura em que verdade e conhecimento se desatam e se destroem mutuamente".[9]

Bourdieu, por sua vez, estabelece que, no campo científico, a principal luta se dá em torno da autoridade científica, definida como capacidade técnica e poder social. Segundo ele, "no jogo da luta científica, os dominantes são aqueles que conseguem impor uma definição de ciência segundo a qual a realização mais perfeita consiste em ter, ser e fazer aquilo que eles têm, são e fazem", ou seja, um sistema de pensamento dominante.[10]

Cientes da complexidade do tema e da profundidade da discussão, e sem pretender esgotar aqui o tema, vamos nos ater ao sistema de pensamento científico, que deriva de paradigmas científicos próprios de diferentes momentos e contextos da história da humanidade, e que também é permeado por disputas de poder e dominação.

Ciência normal, Revolução Científica e o pensamento reducionista

O conceito de ciência normal foi introduzido por Thomas Kuhn como "a pesquisa firmemente baseada em uma ou mais realizações científicas passadas, as quais são reconhecidas durante algum tempo por alguma comunidade científica específica como proporcionando os fundamentos para sua prática posterior". É justamente a marcante normatização que dá origem ao termo.[11]

Esse conceito está atrelado ao de paradigma científico, o qual define o que deve ser observado e examinado, os tipos de perguntas a serem feitas, como essas perguntas devem ser estruturadas e como os resultados das investigações científicas devem ser interpretados. Desse modo, os paradigmas informam nossa compreensão sobre a natureza, extensão, causas e possíveis soluções para problemas contemporâneos, moldando o sistema de pensamento científico.[11]

De acordo com a teoria de Kuhn,[11] as ciências podem passar por fases de mudanças de paradigma, que constituem as chamadas Revoluções Científicas – embora tais mudanças não aconteçam frequentemente nem facilmente –, as quais apresentam características bem definidas, fazendo da ciência normal, ao mesmo tempo, produtora e produto dos paradigmas científicos:

- Fase 1 – Pré-paradigma: só ocorre uma vez, no início do estabelecimento de uma disciplina científica.
- Fase 2 – Ciência normal: marcada pela reprodução do consenso estabelecido e pela percepção de que o paradigma dominante é suficiente/forte o bastante para explicar as anormalidades que surgem.
- Fase 3 – Crise do paradigma: marcada pela crescente falta de consenso e pela insuficiência/fragilidade do paradigma vigente.

- Fase 4 – Mudança de paradigma ou Revolução Científica: um novo paradigma é proposto, desenvolvido, testado e aprofundado, de modo a dar conta das inconsistências apresentadas pelo anterior.
- Fase 5 – Domínio do novo paradigma e retorno da ciência normal sob esse domínio.

As realizações da ciência normal apresentam duas características fundamentais: foram suficientemente inovadoras, a ponto de não apresentar precedentes, e, por isso, capazes de atrair um grupo duradouro de partidários, afastando-os de outras formas de atividade científica que não compartilhassem o mesmo caráter; e eram abertas o bastante para deixar que toda espécie de problemas fosse resolvida pelo grupo redefinido de praticantes da ciência.[11]

A primeira Revolução Científica, que instituiu a lógica hegemônica de produção de conhecimento como ciência normal, fundamentando visão de mundo e sistema de valores da era industrial, teve início nos séculos XVI e XVII, dominando nossa cultura desde então. A visão de mundo dominante anteriormente era orgânica, marcada pela interdependência de preocupações materiais e espirituais e pela subordinação das necessidades individuais às comunitárias. Seu principal objetivo era compreender o significado e a importância das coisas, e não sua previsão ou controle.

Nicolau Copérnico inaugurou a Revolução Científica ao derrubar a visão geocêntrica, mas foi Galileu Galilei quem originou, de fato, o pensamento científico moderno, ao estabelecer que apenas as propriedades dos corpos materiais passíveis de mensuração e quantificação deveriam ser o enfoque dos cientistas. Francis Bacon, contemporâneo de Galileu, foi um grande entusiasta e praticante de sua abordagem, a ponto de mudar profundamente a natureza e o propósito da busca científica: da sabedoria, compreensão e harmonia com a ordem natural, o objetivo da ciência passou a ser o domínio e o controle da natureza.

Na mesma linha, René Descartes se empenhou em construir um sistema de pensamento totalmente novo, o que alcançou com sucesso. A ciência inaugurada por Descartes, denominada cartesiana, foi marcada pela dúvida radical, o racionalismo e a certeza do conhecimento científico – certeza essa essencialmente matemática. Seu método analítico de raciocínio se baseava na fragmentação, ou seja, em quebrar os pensamentos e os problemas em seus menores pedaços e arranjá-los em sua ordem lógica. Foi ele quem deu origem à divisão das ciências em disciplinas. A fragmentação é origem e consequência da visão mecanicista, segundo a qual o universo material seria apenas uma máquina e, portanto, seria possível explicá-lo por meio da compreensão do arranjo e movimento das suas "peças". O reducionismo, que compreende que o todo é somente a soma de suas partes, portanto, é resultado do método cartesiano.[12]

Com base nessa fundamentação, Descartes também promoveu a necessidade de separação entre mente e matéria, entre o sujeito e o objeto na ciência, estabelecendo o princípio da disjunção. Estava estabelecido o paradigma simplificador, que associa a disjunção ("separação do que está ligado") e a redução ("unificação do que é diverso"), e domina nosso sistema de pensamento científico até os dias atuais.[13]

Contudo, foi Isaac Newton, já ao final do século XVII, quem realizou uma síntese das obras de Copérnico, Galileu, Bacon e Descartes, estabelecendo um sistema abrangente de definições, proposições e provas que coroaram a ciência da época como a "descrição correta da natureza", servindo de fundamento sólido para o pensamento e o método científico dominante até o século XX e, assim, transformando de uma vez por todas as atitudes dos seres humanos em relação ao ambiente natural na Idade Moderna. A Terra, compreendida ao longo da Idade Média como um organismo vivo e sensível, "uma mãe que cuida e nutre", passou a ser compreendida, com aval da ciência, como um meio a ser explorado e manipulado.[12]

A partir da Revolução Científica, o conhecimento técnico dos cientistas e especialistas fundamentados na ciência – esse lugar de poder e autoridade – passou a se sobrepor a todas as outras modalidades de conhecimento, sendo estabelecida a "lógica imperialista do conhecimento científico".[14] Como herança dessa forma de pensar e aplicar ciência, a veracidade passou a constituir seu monopólio, na medida em que o método científico e as tecnologias a ele associadas se configuram como um paradigma que atua como alicerce de todos os saberes e certezas, diferenciando-a dos demais saberes como "superior, única e exclusiva".[15]

O pensamento holístico e a ciência pós-normal

Embora a visão de mundo cartesiana tenha basicamente fundado o sistema de pensamento científico e demonstrado imenso valor em abordar os problemas de sua época, o saber mecanicista, fragmentado e normatizado parece ser cada vez menos capaz de apreender e abarcar os desafios atuais impostos à humanidade, explicitando suas lacunas e limitações. Esse é o maior indicativo de que as ciências da vida, de forma geral, estão passando por uma crise de paradigma, alertando para a necessidade de uma nova revolução científica.[13]

Enquanto a primeira revolução científica foi encabeçada por matemáticos, físicos e químicos, a revolução científica que está em curso desde as três primeiras décadas do século XX foi iniciada por biólogos, sendo posteriormente enriquecida pela psicologia e pela ecologia emergente. A base para essa onda de oposição foi a compreensão de que, embora as leis da física se apliquem a organismos vivos, são insuficientes para compreender plenamente o fenômeno da vida. Os organismos vivos passaram a ser vistos, então, como totalidades integradas e auto-organizáveis, dentro de dinâmicas que transcendem níveis organizacionais por atividades ou relações coordenadoras. A vida se constitui por meio de autonomia e adaptação constante entre o ambiente e comunidades biológicas, dentro de uma perspectiva denominada "holística" (do termo grego *holos*, que significa "todo" ou "inteiro"), notadamente em contraposição ao reducionismo.[12,16]

A contribuição da psicologia se deu essencialmente por meio de psicólogos alemães que passaram a usar o termo *Gestalt* (palavra alemã para "forma orgânica") no sentido de um padrão perceptivo irredutível em que "o todo é mais que a soma das partes" – afirmação que veio a se tornar a fórmula-chave do pensamento sistêmico. Por fim, a ecologia inaugurou uma série de conceitos fundamentais, como os de ecossistema, biosfera, comunidades ecológicas e rede, que também promoveram e enriqueceram a maneira sistêmica de pensar.

O pensamento sistêmico se estabeleceu como um movimento científico de grande importância a partir da Teoria Geral dos Sistemas do biólogo e filósofo Ludwig von Bertalanffy, a qual intencionava substituir os fundamentos mecanicistas da ciência por uma visão holística, definida como "uma ciência geral da totalidade [...] aplicável a várias ciências empíricas". Nessa teoria, Bertalanffy procurou destacar que sistemas físicos e biológicos são bastante diversos entre si, especialmente porque os biológicos são abertos e, por isso, caracterizados por fluxo e mudança contínuos, num estado de equilíbrio dinâmico. Assim, a visão sistêmica compreende que as propriedades essenciais de um organismo ou sistema vivo são aquelas apresentadas pelo todo, que surgem justamente das interações e relações entre as partes, de modo que nenhuma das partes as possui individualmente. Desse modo, ao fragmentar um sistema com o intuito de alcançar suas menores partes, tais propriedades são perdidas.[12]

Edgar Morin,[13] um dos maiores pensadores da atualidade, emprega o termo "pensamento complexo" fundamentado nos princípios do holismo e do pensamento sistêmico, mas vai além, esclarecendo aspectos cruciais desse sistema de pensamento e se debruçando sobre ele como poucos.

O pensamento complexo parte justamente da falha do pensamento simplificador e unidimensional, recusando suas consequências redutoras e aspirando ao conhecimento multidimensional. Segundo o próprio autor, "o pensamento complexo é animado por um saber não parcelar, não fechado, não redutor e pelo reconhecimento do inacabado, do incompleto", sabendo que o conhecimento completo é impossível e a onisciência é inalcançável. Ele não recusa a clareza, a ordem e o determinismo. Porém, os considera insuficientes, pois sabe que a descoberta, o conhecimento e a ação não podem ser programados.[13]

Algumas das características mais marcantes do pensamento complexo ou da teoria da complexidade são:[13]

- Considera que o conhecimento não se reduz à informação.
- Entende a concepção do conhecimento associada aos pressupostos da organização, da auto-organização e da desordem.
- Compreende incertezas, indeterminações e fenômenos aleatórios como progresso do conhecimento.
- Reconhece a sociedade, o conhecimento e o ser humano como um sistema aberto, no qual sujeito e objeto são constitutivos um do outro e inseparáveis.
- Preconiza que o sujeito e o mundo interagem e se desenvolvem, reconhecendo-se mutuamente como um sistema aberto de interações e revitalização.

Com bases nessas características, é possível compreender que sempre aparecerá um novo conhecimento, e com ele incertezas, o desconhecido, a partir da relação com um horizonte de realidades mais vasto. Assim, a nova ciência que emana do paradigma complexo inclui o acaso, a inventividade e a criatividade, apresenta a transdisciplinaridade como característica marcante e se propõe a se adequar ao objeto de pesquisa, e não o contrário.[13]

Apesar de a transdisciplinaridade ter caráter polissêmico, a consideramos uma transgressão a processos convencionais de produção e disseminação unilateral de conhecimento (da academia para a sociedade). Nesse sentido, seu advento se coloca da perspectiva de um controle crítico da produção de conhecimento a ser desempenhado por diversos atores sociais, ou seja, a legitimação de um conhecimento socialmente robusto. Para isso, em termos de práxis, é necessária a superação de modos disciplinares de resolução de problemas rumo a compreensões teóricas comuns, envolvendo também pessoas comuns e seus saberes, os quais deverão se identificar com o novo conhecimento híbrido a ser produzido e aplicado.[17]

Nesse sentido, a chamada ciência pós-normal se insere largamente no paradigma complexo de Morin. Classificada como um *insight*, e não uma teoria, a ciência pós-normal apresenta a flexibilidade de abarcar uma série de diferentes abordagens, que compartilham características fundamentais: são críticas e reflexivas, conscientes e direcionadas às incertezas, focadas em amplo controle de qualidade não apenas por pares acadêmicos, fomentam a pluralidade das perspectivas científicas e normativas sobre questões complexas e envolvem ativamente as comunidades ampliadas de pares na produção, avaliação e uso do conhecimento. Assim, visa a romper com a estrutura de diálogo e produção de saberes dentre seletos e herméticos grupos de especialistas, corroborando uma ampliação da comunidade de pares.[18-20]

Na prática, os preceitos da ciência pós-normal se aplicam grandemente à busca por sustentabilidade, por exemplo, uma vez que têm como objetivo produzir informações robustas não somente tecnicamente, mas também socialmente, para fundamentar o processo de tomada de decisões, conectando as dimensões sociais e ambientais.[21]

Pensamento sistêmico como base para o enfrentamento de problemas globais: os sistemas alimentares no centro do debate da ciência da nutrição

O mundo se encontra atualmente numa crise global multifacetada cuja compreensão vem apontando cada vez mais para o fato de que nenhum de nossos problemas principais – sejam eles ambientais, relacionados à emergência climática, à desigualdade econômica, epidemiológicos ou alimentares – pode ser compreendido de forma isolada. Trata-se de problemas sistêmicos, ou seja, todos eles estão interconectados e são interdependentes, necessitando, portanto, de soluções igualmente sistêmicas e complexas, e não simplificadoras ou reducionistas.[12]

Um dos problemas fundamentais da atualidade diz respeito à forma como os sistemas alimentares dominantes foram desenhados e a suas características essenciais. À semelhança do pensamento científico mecanicista, apesar de terem oportunizado avanços à humanidade, atualmente se mostram limitados e insuficientes, constituindo uma grande fonte de impactos negativos sobre aspectos humanos e planetários. A complexidade dos sistemas alimentares demanda uma abordagem holística, coordenada e transdisciplinar.[22]

Entretanto, a própria ciência da Nutrição, que tem como um dos pilares o estudo dos alimentos, não abarcava, até pouquíssimo tempo, os sistemas alimentares como escopo de pesquisa, o que é herança clara da ciência normal, de sua fragmentação e falta de visão da totalidade.[23]

Não há definição consensual para a ciência da Nutrição, bem como as dimensões que abarca, a não ser pelo fato de ser uma ciência biológica. Falta à Nutrição uma "teoria geral", bem como o fortalecimento da discussão epistemológica aplicada a ela.[23] Tal fato pode ser explicado historicamente, ao atentarmos para o contexto de desenvolvimento dessa ciência ao longo do tempo, considerando tanto os desafios apresentados à humanidade em cada momento histórico como também as revoluções científicas apresentadas previamente.[24]

Com isso em mente, Ridgway et al.[25] nos apresentam uma revisão do desenvolvimento histórico e das mudanças de paradigma na ciência moderna da Nutrição, em especial a Nutrição em Saúde Pública, desde os primeiros indícios de seu surgimento, o que está sintetizado na Figura 1.

Resumidamente, alguns dos eventos e características mais marcantes na construção dessa ciência são apresentados no Quadro 1, que explicita o desenvolvimento e a adequação da Nutrição ao contexto histórico e às correntes científicas da época, e não a uma teoria geral própria.

Dessa forma, surgiu, desenvolveu-se e propagou-se uma ciência que, apesar de ser bastante determinada pelo contexto, pouco se refere a ele, ao local ou ao período em que se aplica, apresentando referências muito superficiais às dimensões sociais ou ambientais. De outra forma, acaba por indicar que, na maioria das vezes, os alimentos e os organismos que os ingerem podem ser retirados de outros contextos,

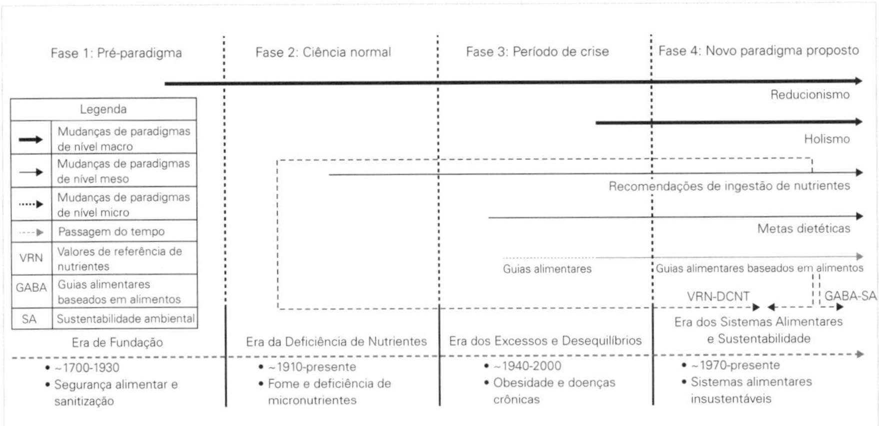

Figura 1. Paradigmas científicos em Nutrição ao longo do tempo.
DCTN: doenças crônicas não transmissíveis.
Fonte: Adaptada de Ridgway et al.[19]

Quadro 1. Desenvolvimento da Nutrição em resposta ao contexto

Período	Fatos históricos, científicos e epidemiológicos de influência	Respostas no desenvolvimento e avanço da Nutrição
~1700-1930	▪ Revolução Química como base científica para a ciência da Nutrição. ▪ Revolução Industrial: propagação de doenças transmissíveis/doenças de origem alimentar.	▪ Intervenções clássicas de saúde pública e políticas precoces em torno da água, segurança alimentar e saneamento.
~1910-presente	▪ Descoberta de vitaminas como base nutricional de doenças (beri béri, pelagra, escorbuto).	▪ Identificação e síntese de todas as principais vitaminas na primeira metade do século XX. ▪ Valores de referência desenvolvidos para a ingestão de energia e nutrientes, com foco na escassez proporcionada pelas guerras mundiais e pela Grande Depressão.
~1940-presente	▪ Emergência de doenças crônicas como resultado de excessos e desequilíbrios dietéticos.	▪ Açúcar e gordura como fatores de risco (gordura como principal foco de orientação nutricional). ▪ Metas quantitativas para consumo de nutrientes específicos para tratar a deficiência de micronutrientes e doenças crônicas. ▪ Guias alimentares de primeira geração com foco em nutrientes isolados.

Fonte: Traduzido de Ridgway et al.[19]

havendo relação claramente estabelecida quase exclusivamente com o contexto de saúde (esta compreendida como ausência de doença, não em seu sentido positivo e ampliado), e enfoque também quase exclusivo na espécie humana. Ficam evidentes seus aspectos descritivos fisiológicos, bioquímicos e, mais recentemente, genômicos, e seus aspectos prescritivos fortemente alinhados à Medicina, caracterizando a Nutrição como uma ciência essencialmente biológica.[23]

Na ciência moderna da Nutrição,[24] a visão cartesiana, fragmentadora e reducionista se faz fortemente presente na medida em que se dá um grande enfoque aos nutrientes e seus efeitos no organismo humano, sendo os alimentos compreendidos essencialmente como veículos de nutrientes. Não há referência aos alimentos como um recurso, ou reflexão sobre sua origem, forma de cultivo e processamento, por exemplo, o que adentraria o pensamento sobre sistemas alimentares.[23]

Tal paradigma passou a ser denominado "nutricionismo" por Gyorgy Scrinis, em 2008, termo que remete ao reducionismo nutricional. O nutricionismo é apontado como paradigma predominante não somente na ciência da Nutrição na atualidade, mas também nas diferentes formas de comunicação e disseminação de informações nesse campo de produção de conhecimento e prática.[26]

Atualmente, uma das mais intensas discussões no campo da Nutrição está envolta pelo fato de que o mundo em que vivemos hoje é profundamente diferente daquele em que essa ciência foi concebida, o que nos apresenta desafios sem precedentes, somados à influência de amplas forças contextuais.[23,25] Nesse contexto, tal qual ocorre numa fase de crise de paradigma,[11] a Nutrição moderna não está sendo capaz de apresentar soluções para problemas de enormes proporções, como a obesidade, a desnutrição e as mudanças climáticas, que compõem uma sindemia com causas e consequências complexas e interconectadas, as quais superam largamente aspectos como a composição dos alimentos.[6]

Isso se dá porque o nutricionismo não leva em consideração – ao menos não de forma aprofundada e efetivamente integrada – aspectos como a lógica dos sistemas alimentares vigentes, bem como as consequências sociais e ambientais aí implicadas, entre outros aspectos, dada a enorme complexidade desses sistemas. Ao traçar recomendações essencialmente baseadas nas necessidades humanas de nutrientes, esse paradigma ignora também os limites planetários.[24,27]

Torna-se, desse modo, fundamental e urgente o desenvolvimento de um novo paradigma que dê conta de "expandir as noções existentes e crie novas maneiras de pensar sobre nutrição e saúde".[25]

A boa notícia é que o processo de mudança de paradigma ou revolução da ciência da Nutrição já está em curso, e o caminho apresentado como mais promissor é o holismo ou o pensamento sistêmico em alimentação e nutrição. Tal mudança pode ser demonstrada por dois aspectos, em especial: a proposta de uma Nova Ciência da Nutrição e os guias alimentares de segunda geração.[25]

A Nova Ciência da Nutrição é uma proposta elaborada pelo grupo de trabalho da Declaração Giessen em 2005, com base na percepção da ausência de uma definição consensual e de uma teoria geral da Nutrição, e do aprofundamento nas características e lacunas apresentadas por essa ciência, o que se reflete em seu direcionamento e capacidade de resolução de problemas enquanto campo científico.[23]

A proposta é que essa nova ciência não deixe de lado suas bases nas ciências biológicas, mas que, atendendo às circunstâncias do século XXI, se transforme e passe a ser identificada também como uma ciência integrada, abarcando explicitamente e com igual relevância as dimensões sociais e ambientais. Dessa forma, a Nutrição passaria a apresentar uma só definição, muito mais holística e ampliada:[23]

A ciência da nutrição é o estudo dos sistemas alimentares, alimentos e bebidas, seus nutrientes e outros constituintes, e de suas interações dentro e entre todos os sistemas biológicos, sociais e ambientais relevantes.

Nessa lógica integrativa e transdisciplinar, ela tem como princípios gerais "as filosofias da corresponsabilidade e sustentabilidade, sendo guiada pelas abordagens do curso de vida e dos direitos humanos, e pela compreensão da evolução, história e ecologia". A definição e os princípios vão desenhando também um propósito bastante sistêmico, de "contribuir para um mundo em que as gerações presentes e futuras cumpram seu potencial humano, vivam o melhor da saúde e desenvolvam, sustentem e desfrutem de um ambiente humano, vivo e físico cada vez mais diverso".[23]

A Nova Ciência da Nutrição seria, assim, capaz de promover o diálogo e a interação entre distintos domínios do conhecimento, considerando, inclusive, os saberes locais, num movimento contrário à lógica imperialista do pensamento e conhecimento científico. Essa construção partilhada de saberes, de práticas e de soluções, bem como da comunicação dialógica realizada para atender às necessidades dos indivíduos e grupos, seria promotora da produção de significados para os indivíduos, estimulando novas relações entre ciência e sociedade – um dos princípios fundamentais da ciência pós-normal.[6,28]

Essa ciência holística e sistêmica embasaria de forma muito robusta as políticas de alimentação e nutrição, que, para muito além de garantir a ingestão quantitativamente adequada de nutrientes pelos seres humanos, devem ser elaboradas com enfoque qualitativo, objetivando "identificar, criar, conservar e proteger sistemas alimentares nacionais e globais racionais, sustentáveis e equitativos, a fim de sustentar a saúde, bem-estar e integridade da humanidade, e também dos mundos vivo e físico".[23]

No campo das políticas públicas, os guias alimentares nacionais desenvolvidos ou atualizados mais recentemente e, por isso, chamados de guias de segunda geração, têm se destacado como algo que se aproxima da concretização dessa discussão epistemológica. Assim se destaca o Guia Alimentar para a População Brasileira,[29] que será abordado em maior profundidade posteriormente nesta obra, reconhecido mundialmente por sua abordagem ampliada e inovadora, ao traçar não somente as recomendações para uma alimentação adequada e saudável, que prioriza nutrientes e alimentos, como faziam os guias de primeira geração, e sim considerando sistemas alimentares social e ambientalmente sustentáveis; padrões tradicionais de alimentação; o ato de comer e a comensalidade; e aspectos que se apresentam aos indivíduos como obstáculos para a adoção de suas recomendações, nomeadamente informação, oferta, custo, habilidades culinárias, tempo e publicidade.

Tomado como exemplo na elaboração de guias alimentares que o sucederam ao redor do mundo, o Guia Alimentar para a População Brasileira demonstra como é possível incorporar o pensamento sistêmico e complexo, bem como os preceitos da Nova Ciência da Nutrição, aos desdobramentos de uma ciência construída sobre bases profundamente reducionistas, rumo à adequação do sistema de pensamento aos desafios tão particulares do nosso tempo.

Considerações finais

À medida que o tempo avança e a humanidade evolui, está ficando cada vez mais evidente que, diferentemente do que prega o pensamento cartesiano, não estamos separados da natureza nem estamos, em nenhum sentido, acima dela. Pelo contrário: somos parte integrante e indissociável do ambiente natural e tudo o que fazemos com a natureza que nos circunda fazemos também, em última análise, conosco.

Os sistemas alimentares são absolutamente centrais para qualquer esforço que, de um lado, busque segurança alimentar e nutricional para a humanidade e, de outro, procure alcançar a sustentabilidade em suas diferentes dimensões - social, ecológica e econômica. Contudo, enquanto o paradigma dominante na ciência da Nutrição for essencialmente biológico, deixando de lado a transdisciplinaridade e o pensamento sistêmico, não será possível empenhar todos os esforços necessários à transformação dos sistemas alimentares.

Uma ampliação pós-normal, nesse sentido, deve ser vislumbrada quando compreendemos, por exemplo, que uma comunidade tradicional constitui saberes fundamentais para escolhas alimentares saudáveis e sustentáveis com base nas condições ecológicas em que se insere, fazendo uso de seus conhecimentos tradicionais e práticas sociais. De fato, essas dinâmicas não podem ser substituídas por qualquer prescrição dietética ou tabela de composição de alimentos. Por outro lado, essa mesma comunidade hipotética precisa ser compreendida (e se compreender) dentro de lógicas transescalares que conectam seus condicionantes locais a dinâmicas e limitações dadas em escala global. Um sistema alimentar, por sua vez, não pode ser concebido e aprimorado sem considerar as dinâmicas de determinadas comunidades e suas singularidades e saberes, além de uma multiplicidade de fatores, subsistemas e atores sociais. Nesse contexto de multiplicidades, a integração de distintos saberes é elementar, e isso remete a uma revolução científica, a da transdisciplinaridade.

O que pretendemos destacar é que, para compreender, se aprofundar e atuar sobre sistemas alimentares e alimentação sustentável, é fundamental uma mudança de paradigma nos sistemas de pensamento e, consequentemente, na visão de mundo que vem predominando há alguns séculos. Essa mudança já está em curso e precisa ser compreendida aqui e a partir de agora.

Referências

1. Whitmee S, Haines A, Beyrer C, Boltz F, Capon AG, Dias BFS et al. Safeguarding human health in the Anthropocene epoch: report of The Rockefeller Foundation – Lancet Commission on planetary health. The Lancet Commissions. 2015;386(10007):1973-2028.
2. Leff E. Power-knowledge relations in the field of political ecology. Ambient Soc. 2017;20(3):225-256.
3. Santos BS. Para além do pensamento abissal: das linhas globais a uma ecologia de saberes. Novos Estudos Cebrap. 2007;(79):71-94.
4. Santos BS. Una epistemología del sur: la reinvención del conocimiento y la emancipación social. [S. l.]: Siglo XXI; 2009.
5. Giatti LL. Participatory research in the post-normal age: unsustainability and uncertainties to rethink Paulo Freire's pedagogy of the oppressed. [S. l.]: Springer; 2019.
6. Swinburn BA, Kraak VI, Allender S, Atkins VJ, Baker PI, Bogard JR et al. The global syndemic of obesity, undernutrition, and climate change: the Lancet Commission report. Lancet. 2019;393(10173):791-846.
7. Popkewitz TS. Paradigm and ideology in educational research: social functions of the intellectual. London: Falmer; 1984.
8. Freud S. Totem e tabu e outros trabalhos. Rio de Janeiro: Imago; 1913-1914; 1974.
9. Foucault M. Aulas sobre a vontade de saber. São Paulo: Martins Fontes; 2014.
10. Bourdieu P. O campo científico. In: Ortiz R (org.). Pierre Bourdieu. São Paulo: Ática; 1983.
11. Kuhn TS. A estrutura das revoluções científicas. 12.ed. São Paulo: Perspectiva; 2013.
12. Capra F, Luisi PL. A visão sistêmica da vida: uma concepção unificada e suas implicações filosóficas, políticas, sociais e econômicas. São Paulo: Cultrix; 2014.
13. Morin E. Introdução ao pensamento complexo. Porto Alegre: Sulina; 2006.
14. Thiollent MJM, Toledo RF. Participatory methodology and action research in the area of health. IJAR. 2012;8(2).
15. Tesser CD. Medicalização social (I): o excessivo sucesso do epistemicídio moderno na saúde. Interface - Comunic, Saúde, Educ. 2006 Jan/Jun;9(18):61-76.
16. Maturana HR, Varela FJ. The tree of knowledge (rev. ed.). Boston: Shambala; 1992.
17. Nowotny H. The potential of transdisciplinarity. In: Dunin-Woyseth H, Nielsen M. Discussing transdisciplinarity: making professions and the new mode of knowledge production. Oslo: The Nordic Reader, Oslo School of Architecture; 2004. p.10-19.
18. Funtowicz SO, Ravetz JR. Science for the post-normal age. Futures. 1993;25(7):739-755.
19. Dankel DJ, Vaage NS, Van der Sluijs JP. Post-normal science in practice. Futures. 2017;91:1-4.
20. Strand R. Post-normal science. In: Routledge handbook of ecological economics. [S. l.]: Routledge; 2017. p.288-298.
21. Kønig N, Børsen T, Emmeche C. The ethos of post-normal science. Futures. 2017;91:12-24.
22. Nguyen H. Sustainable food systems: concept and framework. Rome: FAO; 2018.

23. Beauman C, Cannon G, Elmadfa I, Glasauer P, Hoffmann I, Keller M et al. The principles, definition and dimensions of the new nutrition science. Public Health Nutr. 2005;8(6A):695-698.
24. Mozaffarian D, Rosenberg I, Uauy R. History of modern nutrition science: implications for current research, dietary guidelines, and food policy. BMJ. 2018;361(supp.1):3-8.
25. Ridgway E, Baker P, Woods J, Lawrence M. Historical developments and paradigm shifts in public health nutrition science, guidance and policy actions: a narrative review. Nutrients. 2019;11(3):531.
26. Scrinis G. On the ideology of nutritionism. JSTOR. 2008;8(1):39-48.
27. Scrinis G. Nutritionism: the science and politics of dietary advice. New York: Columbia University Press; 2013.
28. Nunes-Galbes NM, Giatti LL. Pesquisa e atuação em alimentação e nutrição na perspectiva pós-normal: a construção de um novo paradigma. In: Jacobi P, Toledo RF, Giatti LL (org.). Ciência pós-normal: ampliando o diálogo com a sociedade diante das crises ambientais contemporâneas [recurso eletrônico]. São Paulo: Faculdade de Saúde Pública da USP; 2019. p.129-148.
29. Brasil. Ministério da Saúde. Secretaria de Atenção à Saúde. Departamento de Atenção Básica. Guia Alimentar para a População Brasileira. 2.ed. 1.reimpr. Brasília: Ministério da Saúde; 2014.

2 Sistemas complexos

Murilo Mazzotti Silvestrini
Felipe de Oliveira Simoyama
Francisco Percival Pinheiro Filho
Glaucia Gondo Magri
Paula Trottmann Corrêa
Carlos de Brito Pereira
Cristina Adams
Flavia Mori Sarti

Introdução

O que redes sociais na internet, interações gênicas, previsões climáticas e dinâmica de cidades têm em comum? Inúmeros sistemas físicos, químicos, biológicos e sociais em nosso cotidiano são agrupamentos de componentes que interagem entre si em estruturas organizadas com características específicas, geralmente em redes de relacionamentos sem um controle central, baseadas em regras simples de interação.[1-4] Tais relacionamentos resultam em um conjunto de propriedades particulares no desempenho dos sistemas, permitindo sua designação como sistemas complexos.[1,4]

O presente capítulo tem como objetivo apresentar uma breve síntese do campo de conhecimento que tem sido denominado ciência da complexidade, teoria da complexidade ou sistemas complexos. Com base em elementos indicativos das origens da área, discutem-se controvérsias em relação à recente consolidação de um campo de conhecimento interdisciplinar na segunda seção do capítulo. Em seguida, são descritas algumas características fundamentais para a identificação de sistemas complexos na terceira seção. Por fim, é apresentado um conjunto de aplicações em sistemas complexos por meio da análise de redes complexas e da modelagem baseada em agentes.

O debate sobre sistemas complexos inicia-se com os primeiros esforços para a produção de uma teoria unificadora sobre complexidade, simultaneamente à geração dos princípios para desenvolvimento dos computadores. As iniciativas de maior relevância incluem a criação da disciplina de cibernética pelo matemático Norbert Wiener, após reuniões científicas com temas interdisciplinares na década de 1940; os esforços do biólogo Ludwig von Bertalanffy para produzir uma teoria geral de sistemas, na década de 1950; e a proposta de um vocabulário da complexidade pelo físico Ilya Prigogine, na década de 1960.[1]

Entretanto, apesar dos avanços incorporados ao estudo de sistemas complexos, ainda há controvérsias sobre sua efetiva consolidação como campo de conhecimento unificado, fruto de interações interdisciplinares entre diferentes áreas.[1] O estudo de sistemas complexos tem sido considerado uma das mais recentes áreas de pesquisa científica interdisciplinar, particularmente em vista do progresso tecnológico recente em computação e dos avanços em diversos campos do conhecimento associados.[4]

A definição de sistemas complexos adotada no capítulo refere-se ao sistema composto por inúmeros elementos ou agentes, que estabelecem interações entre si em âmbito local, produzindo e utilizando informações recolhidas dos ambientes internos e externos, sem necessidade de controle centralizado, gerando comportamento complexo, adaptação e padrões emergentes.[1,2,4,5]

O foco do capítulo reside na abordagem da complexidade vinculada à aplicação de métodos quantitativos fundamentados na investigação de sistemas marcados por fenômenos que exibem características complexas,[1,6] uma vez que a recente disseminação dos termos "sistemas complexos" e "complexidade" na literatura acadêmica inclui publicações pautadas em metodologias diversas.[2]

Um campo de conhecimento em formação?

É importante destacar que a origem e a consolidação da investigação sobre sistemas complexos como campo de conhecimento ainda são temas em disputa.[7] Por outro lado, as inovações computacionais são particularmente importantes para a disseminação do tema, porque análises de sistemas complexos geralmente são baseadas em modelos abstratos, que representam um problema observado no mundo real em menor escala. A abordagem de sistemas complexos apresenta vantagens em relação aos modelos analíticos tradicionais: enquanto modelos tradicionais são restritos em termos do tamanho amostral em avaliação, gerando resultados bastante previsíveis, a abordagem de sistemas complexos permite a construção de modelos computacionais relativamente simples, com flexibilidade no número de componentes do sistema e racionalização das variáveis inseridas no modelo.[7,8]

Consequentemente, ao longo das duas primeiras décadas dos anos 2000, a investigação no campo de ciências da complexidade tem vivenciado plena expansão, incluindo publicações com foco em diferentes problemas biológicos, sociais, químicos e físicos.[1,4,5,7] Considerando publicações com foco somente em políticas públicas, por exemplo, foram identificados 35 estudos produzidos no intervalo de dez anos entre 2005 e 2015, boa parte dos quais tratava de temas relacionados à saúde.[5]

Por outro lado, a ausência de um conceito unívoco para a caracterização de sistemas complexos resulta em múltiplas abordagens metodológicas, algumas bastante incongruentes entre si. Um debate particularmente relevante acerca do tópico complexidade refere-se à cisão entre pesquisadores vinculados à abordagem quantitativa, eminentemente derivadas da aplicação de variados métodos computacionais, em relação a pesquisadores ligados à abordagem qualitativa, cujo foco reside majoritariamente no debate filosófico acerca da complexidade.

A própria cientista da computação Melanie Mitchell, considerada uma referência na temática da complexidade, destaca que o que podemos denominar moderna ciência de sistemas complexos é uma coleção de partes díspares com alguma sobreposição de conceitos. Ao mesmo tempo, Mitchell menciona uma reportagem crítica ao campo de conhecimento de sistemas complexos publicada pela *Scientific American* em 1995.[1]

No Brasil, a criação e a expansão da pesquisa em sistemas complexos são evidenciadas pela disseminação de grupos de pesquisa sobre a temática.[9] Ao longo da primeira década do século XXI, o registro do Censo de Grupos de Pesquisa do Conselho Nacional de Desenvolvimento Científico e Tecnológico (CNPq) aponta incremento do número de grupos de pesquisa com temática principal vinculada a sistemas complexos de 37 grupos em 2000 para 115 grupos em 2010.*

Caracterização de sistemas complexos

A teoria da complexidade é baseada na descrição de fenômenos vinculados a sistemas complexos em diferentes áreas do conhecimento, ou seja, é um campo de investigação interdisciplinar por natureza, resultante do entrelaçamento de conceitos de diversos outros campos de conhecimento.[1,4]

Uma das definições de sistemas complexos de maior aceitação na literatura atual refere-se aos sistemas abertos constituídos por substancial número de com-

* Último ano disponível para consulta em: http://dgp.cnpq.br/buscagrupo/ [acesso em: 16 jan. 2021].

ponentes, usualmente denominados elementos ou agentes, que apresentam interações dinâmicas entre si, reagem às informações a que têm acesso e interagem com o ambiente em padrões não lineares.[2,7,9]

Diversos autores na área buscam delimitar a complexidade partindo da descrição dos componentes de um sistema complexo, particularmente em relação ao seu comportamento individual e aos desfechos coletivos resultantes.[2]

A caracterização de sistemas complexos é baseada na presença de propriedades como adaptação, auto-organização, autonomia, comportamento coletivo complexo e emergência, *feedback* e sinalização, heterogeneidade, interdependência e processamento de informação.[1,6,7]

- Adaptação: capacidade de mudança de comportamento para melhoria das chances de sobrevivência ou sucesso, via aprendizagem ou processo evolutivo dos componentes do sistema.
- Auto-organização: habilidade de composição de redes de interação entre componentes individuais do sistema, seguindo regras relativamente simples sem necessidade de um controle central ou de um líder, que resulta em comportamento coletivo emergente com formação de padrões.
- Autonomia: característica de comportamento dos componentes do sistema, que atuam de forma independente a partir de informações disponíveis e interagem entre si sem determinação de um controle central ou de um líder.
- Comportamento coletivo complexo e emergência: resultados sistêmicos gerados a partir das interações entre componentes do sistema em âmbito local, baseadas em regras simples, que originam padrões coletivos adaptativos de baixa previsibilidade.
- *Feedback* e sinalização: capacidade dos componentes do sistema complexo de processar e utilizar informações captadas nos ambientes internos e externos para formulação de ações e emissão de resposta ao sistema.
- Heterogeneidade: propriedade dos componentes do sistema, que geralmente apresentam diferenciação entre si em termos de características, comportamentos ou formas de interação, dependendo de seus objetivos particulares.
- Interdependência: característica de comportamento dos componentes do sistema, que, embora apresentem autonomia nas ações dentro do sistema, também são marcados por interdependência em virtude dos processos de *feedback* e sinalização.

- Processamento de informação: propriedades dos componentes do sistema, que produzem e utilizam informações e sinais emitidos no seu ambiente interno e no ambiente externo para emissão de uma resposta.

Por fim, é importante destacar que boa parte dos autores enfatiza diferenças entre noções de sistema complexo e sistema complicado no contexto da teoria da complexidade. Um sistema complicado é constituído por inúmeras partes que mantêm um grau de independência entre si, podendo ser descrito a partir dos componentes individuais (por exemplo, o mecanismo de um relógio). Um sistema complexo, por sua vez, apresenta inúmeros componentes que estabelecem relações de dependência entre si e com o ambiente, produzindo como resultado um conjunto que não é passível de síntese a partir da análise individual de seus componentes (por exemplo, o sistema alimentar ou um ecossistema).[1,2,7]

Aplicações de sistemas complexos

Há inúmeras aplicações da abordagem quantitativa em sistemas complexos para investigação de diferentes temas, destacando-se especialmente pesquisas interdisciplinares baseadas em duas técnicas básicas do campo da complexidade: análise de redes complexas e modelagem baseada em agentes.[1,3,6,7,10]

Análise de redes complexas

A análise de redes complexas constitui uma das metodologias mais difundidas no estudo de sistemas complexos, baseada na representação dos componentes do sistema em suas interações, possibilitando a visualização da arquitetura e da dinâmica do sistema.[4,10]

Estudos sobre redes complexas são fundamentados na teoria dos grafos para estruturação dos componentes do sistema em redes de relacionamentos, com base na conexão entre componentes individuais por meio de medidas de interação estabelecidas entre si,[1,4,8-10] independentemente do tipo de relacionamento em estudo. Assim, há aplicações de análise de redes complexas em Ciências Humanas e Sociais (como redes de relações sociais, redes de colaboração científica, sistemas de interação entre consumidores e produtores etc.), em Ciências Biológicas e Saúde (redes tróficas em ecologia, redes de interações gênicas, redes epidemiológicas etc.) e em Ciências Exatas (redes de comunicação, conexões na internet, redes de geração e transmissão de energia, redes de transporte etc.).

As redes complexas são representadas por grafos com estrutura topográfica sem padrão regular, que contêm nós (ou vértices, que representam componentes do sistema complexo) conectados por meio de arestas (ou conexões, que representam vínculos de interação entre componentes do sistema complexo) (Fig. 1).

As redes de interação entre componentes do sistema situam-se no cerne da investigação de sistemas complexos,[10] uma vez que a estrutura da rede de interações entre componentes individuais influencia resultados obtidos em nível coletivo no sistema, ou seja, a caracterização dos relacionamentos entre componentes do sistema permite a identificação de efeitos sistêmicos, a partir da análise das propriedades da rede.[4,8,10]

Algumas das principais propriedades de redes complexas, utilizadas para categorização do tipo de rede em análise, incluem:[4,8-10]

- Grau (*degree*): refere-se às conexões incidentes nos nós do grafo.
- Densidade (*density*): representa a proporção de conexões estabelecidas entre nós dentro da rede, considerando a totalidade de conexões possíveis entre nós da rede.
- Modularidade (*modularity*): sumariza alta densidade de conexões dentro de subgrupos da rede e conexões esparsas com outros grupos.

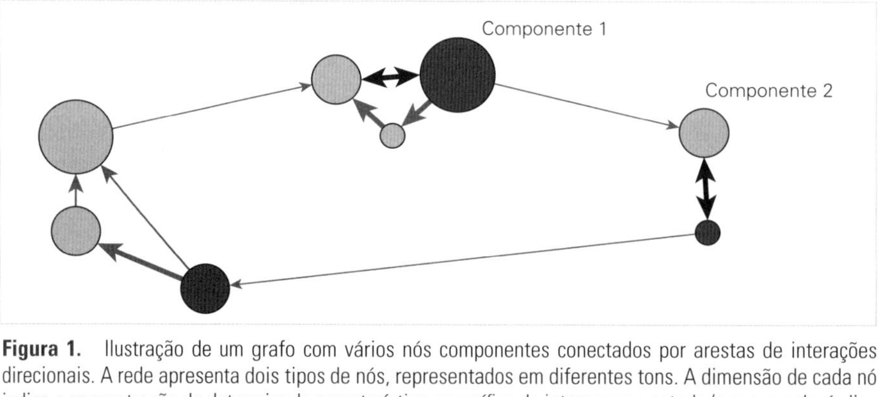

Figura 1. Ilustração de um grafo com vários nós componentes conectados por arestas de interações direcionais. A rede apresenta dois tipos de nós, representados em diferentes tons. A dimensão de cada nó indica a concentração de determinada característica específica de interesse no estudo (por exemplo, índice de massa corporal do indivíduo). A força das conexões entre nós componentes da rede é representada pela dimensão das arestas conectoras, que representam interações entre componentes da rede (por exemplo, aquisição de calorias de alimentos). As conexões unidirecionais são representadas em cinza e as conexões bidirecionais são representadas em preto. A conexão entre componente 1 e componente 2 representa uma relação direcionada de 1 para 2, ou seja, uma conexão de saída de 1 (*outcoming*) e uma conexão de entrada para 2 (*incoming*). O grafo representado na ilustração apresenta três grupos com maior conexão entre si (*clusters*) e conexões fracas com outros componentes e grupos da rede.
Fonte: Elaboração dos autores.

- Conectividade (*connectedness*): representa a probabilidade de um nó selecionado aleatoriamente na rede apresentar determinado número de conexões.
- Coeficiente de aglomeração (*clustering coefficient*): refere-se ao grau de proximidade dos nós em subgrupos específicos dentro da rede.

Ademais, é possível caracterizar cada componente da rede a partir da identificação do seu nível de centralidade:[4,8-10]

- Centralidade de autovetor (*eigenvector centrality*): medida de relevância de determinado componente no contexto da rede, a partir da identificação de nós com maior número de conexões.
- Centralidade de intermediação (*betweenness centrality*): medida de capacidade de intermediação de relações entre componentes da rede, a partir da identificação de nós que relacionam componentes sem conexão direta entre si.
- Centralidade de grau (*degree centrality*): medida do número de conexões diretas de um nó com outros componentes da mesma rede.

As análises de redes complexas têm sido aplicadas à investigação de inúmeras temáticas relacionadas a saúde pública, sistemas alimentares e sustentabilidade ambiental.[4,11] Outras possibilidades de aplicação da análise de redes complexas amplamente descritas na literatura incluem redes sociais na internet, interações entre genes, proteínas e metabólitos intracelulares, relacionamentos sociais de amizade, parentesco e profissionais entre indivíduos na sociedade[10,12] e conexões entre neurônios no cérebro.[1] O Quadro 1 ilustra a aplicação da análise de redes complexas.

Quadro 1. Análise do sistema de comércio internacional de alimentos[13]

Ao longo das últimas décadas, ocorreram mudanças nas estruturas de produção e nos padrões de consumo de alimentos em âmbito mundial, as quais geraram transformações nas condições de oferta e demanda no comércio internacional. As trocas de produtos agropecuários entre países têm aumentado desde meados do século XX, em vista do aumento da renda da população mundial, embora a participação relativa dos alimentos no comércio internacional tenha sido reduzida em decorrência do alto grau de protecionismo em âmbito local. Considerando a concentração da produção de alimentos em países com aptidão agropecuária e os riscos associados às rupturas na oferta mundial de alimentos no que tange à segurança alimentar em âmbito populacional, Silvestrini[4] propôs a aplicação da análise de redes complexas à evolução dos fluxos de comércio bilateral de alimentos entre países no período de 1986 a 2017, medidos em calorias por habitante por ano. Por outro lado, Assoni[11] avaliou histórico de trocas comerciais entre países relativas à exportação de carnes vermelhas entre 1986 e 2016, medidas em toneladas.

(continua)

Quadro 1. Análise do sistema de comércio internacional de alimentos[13] *(continuação)*

Os grafos resultantes das análises de redes de comércio internacional de alimentos apontam para aumento no número de países participantes das trocas de alimentos, assim como incremento do volume de calorias de alimentos e das toneladas de carnes vermelhas comercializadas entre países. A análise de redes também permitiu a identificação de conglomerados (*clusters*) de países com maior intensidade de trocas de alimentos entre si por similaridade no nível de renda *per capita*. Países de renda alta apresentaram centralidade na rede do comércio internacional de alimentos, ou seja, detêm alta concentração do volume de comércio bilateral de alimentos e carnes vermelhas. A posição central dos conglomerados (*clusters*) de países de renda alta no sistema de comércio internacional de alimentos mantém-se mesmo em períodos de crise mundial. Países de renda média, por sua vez, tiveram significativo fluxo de alimentos direcionado para países de renda alta ao longo do período analisado, demonstrando a dominância de países de renda alta no consumo de alimentos produzidos em quaisquer partes do mundo.

Modelagem baseada em agentes

Modelos baseados em agentes constituem simulações computacionais em que agentes autônomos (componentes do sistema complexo) relacionam-se entre si e interagem com seu ambiente com base em um conjunto específico de regras, cujo objetivo é avaliar efeitos de comportamentos e interações simples em termos de resultados do sistema, gerando padrões emergentes.[5,8]

Os denominados "agentes" são representações de quaisquer tipos de componentes individuais de um sistema complexo (por exemplo, consumidores e firmas, pacientes e profissionais de saúde, indivíduos e instituições do setor público ou privado, entre outros). As regras de comportamento e interação dos agentes entre si e seu relacionamento com o ambiente são definidas a partir dos objetivos do estudo em execução, sendo particularmente interessante realizar um levantamento de evidências na literatura científica ou uma síntese de normas sociais e da legislação específica aplicável ao foco da pesquisa para embasamento do conjunto de regras inserido na simulação computacional a ser executada.[5,8]

A modelagem baseada em agentes apresenta similaridades com sistemas multiagentes, área de pesquisa de computação relacionada à inteligência artificial distribuída. Os métodos empregados por ambas as abordagens têm certo grau de semelhança, embora os objetivos específicos dos sistemas multiagentes sejam direcionados ao desenvolvimento de mecanismos de simulação para reprodução ou aperfeiçoamento de métodos de interação entre agentes, enquanto a modelagem baseada em agentes busca avaliação de efeitos de regras de interação individual entre agentes sobre comportamento coletivo do sistema complexo.[8]

Alguns conceitos importantes no contexto da modelagem baseada em agentes incluem:[5,8]

- Agente: componente de um sistema com capacidade de interação com outros componentes, habilidade de percepção e ação no ambiente, posse de um conjunto de recursos próprios, direcionado por regras específicas em busca do cumprimento de um objetivo (usualmente vinculado à otimização de uma função matemática).
- Ambiente: campo de atuação dos agentes de um sistema com características próprias, geralmente subdividido em áreas com características específicas (positivas ou negativas).
- Vizinhança: áreas contíguas que representam o alcance dos agentes em âmbito local, comumente determinadas para definição das percepções do agente em relação ao ambiente disponível para atuação e aos demais agentes ao seu redor para interação.
- Regras de comportamento, interação e transição: funções matemáticas que representam conjuntos de incentivos e desincentivos a determinadas ações dos agentes, incluindo tomada de decisão sobre comportamentos a serem adotados no sistema, estabelecimento de relações com demais agentes e interações com o ambiente, assim como mudanças de estado (transição) do próprio agente.

As origens da modelagem baseada em agentes estão vinculadas à criação de um projeto teórico de máquina capaz de reprodução pelo matemático John von Neumann, que resultou na proposição dos autômatos celulares (Fig. 2). Os autômatos celulares são modelos simples de um sistema complexo observável na natureza,

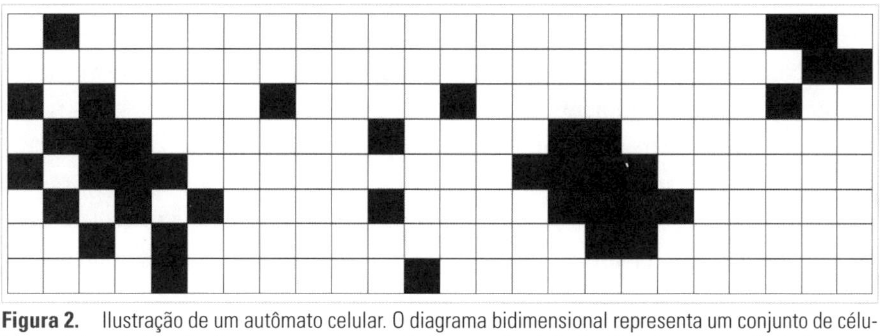

Figura 2. Ilustração de um autômato celular. O diagrama bidimensional representa um conjunto de células em dois estados: vivo (em cor escura) ou morto (em cor clara). Cada célula tem um conjunto de regras para mudança de estado entre vivo e morto, por meio da observação do estado de células da vizinhança. A vizinhança potencialmente inclui 4 células ortogonais (vizinhança de von Neumann) ou 8 células adjacentes (vizinhança de Moore) ao redor de uma célula específica.
Fonte: Elaboração dos autores.

composto por substancial número de células (componentes) com comportamento autônomo que apresentam mudança de estado como resposta ao estado das células em sua vizinhança, a partir de uma regra de atualização de estado. Os modelos simples de autômatos celulares apresentam dois estados possíveis para cada célula (vivo ou morto), e cada célula tem a evolução de seu estado ao longo do tempo por meio de regras preestabelecidas no sistema. Embora representem modelos simples, os autômatos celulares apresentam comportamentos complexos com resultados imprevisíveis, dependendo das regras de transição.[1,8]

Os avanços tecnológicos recentes possibilitaram o desenvolvimento de ferramentas inovadoras em modelagem baseada em agentes para o estudo de sistemas complexos marcados por emergência de padrões, a partir de propriedades de interação entre agentes, particularmente em vista das limitações das análises matemáticas tradicionais de sistemas.[7]

A modelagem baseada em agentes tem sido descrita como abordagem metodológica dedutivo-indutiva a partir das características de delineamento de um modelo teórico abstrato para representação do mundo real, seguida da formulação de hipóteses e da construção de simulação computacional para análise de dados, possibilitando teste das predições de fenômenos circunscritos nas hipóteses formuladas.[8]

Por outro lado, alguns autores consideram que simulações computacionais constituem uma terceira forma de pesquisa científica ao permitir a associação de dedução (por meio da construção de pressupostos para construção de modelos teóricos) à indução (por meio da geração de dados via simulações computacionais).[14]

A aplicação da modelagem baseada em agentes na investigação de fenômenos sociais e biológicos apresenta vantagens em relação a outros métodos de pesquisa, considerando menor custo de implementação e possibilidade de exploração de questões proibitivas em outras circunstâncias. A partir da aplicação de simulações computacionais é possível incluir qualquer tamanho populacional para avaliação de interações em um ambiente dinâmico.[8]

Recentemente, tem sido proposta a utilização de um protocolo para desenvolvimento e descrição de modelos baseados em agentes, denominado ODD, acrônimo para "*Overview, Design concepts and Details*", ou seja, apresentação do contexto, delineamento e detalhamento do modelo baseado em agentes a ser implementado.[5,15]

As duas formas de implementação de modelos baseados em agentes que têm sido utilizadas nas últimas décadas incluem linguagens de programação orientada a objetos (*Object-Oriented Programming*, OOP), incluindo Java, C++, C#, Visual Basic.Net, Python e MatLab, ou plataformas (também denominadas *toolkits*), como Swarm, *Recursive Porous Agent Simulation Toolkit* (Repast) e NetLogo.[8,14]

A modelagem baseada em agentes apresenta quatro objetivos específicos, particularmente no contexto das ciências sociais:[14]

1. Objetivos empíricos: busca de explicações causais baseadas em interações repetidas de agentes atuantes em ambientes específicos.
2. Objetivos normativos: avaliação de viabilidade de projetos propostos para políticas sociais, instituições ou processos, permitindo a otimização do desempenho de um sistema socialmente desejável ao longo do tempo.
3. Objetivos heurísticos: identificação de desfechos coletivos contraintuitivos de interesse em sistemas sociais dinâmicos, a partir de hipóteses simples na construção de simulações.
4. Objetivos metodológicos: desenvolvimento de ferramentas de programação e visualização de dados a partir da exploração de resultados obtidos na análise dos princípios metodológicos aplicados em pesquisas de sistemas sociais.

A partir da flexibilidade e da precisão da modelagem baseada em agentes, é possível conduzir estudos sobre meios para a execução de políticas públicas, uma vez que há possibilidade de simulação de agentes heterogêneos com variados comportamentos e processos de tomada de decisão.[5,8] Ademais, políticas públicas cujos resultados sejam altamente dependentes de engajamento da população alvo apresentam alto risco para ocorrência de problemas focalizados ou falhas sistêmicas, decorrentes de interações entre agentes participantes. A aplicação de simulações computacionais permite antecipar possíveis eventos adversos, a partir de análise rigorosa dos comportamentos e das condições de interação dos agentes envolvidos.[5]

Alguns modelos baseados em agentes recentemente publicados têm aplicações específicas nas áreas de alimentação, saúde pública, sistemas socioecológicos e sustentabilidade, incluindo simulação dos efeitos de auditorias para qualificação de profissionais de saúde no atendimento à população,[5] modelagem de políticas de conservação ambiental em sistemas tradicionais de agricultura itinerante,[16] assim como propostas de modelagem baseada em agentes para políticas públicas de minimização da evasão fiscal.[8] O Quadro 2 exemplifica o uso de modelo baseado em agentes para analisar a agrobiodiversidade em sistemas agrícolas tradicionais.

Este capítulo buscou sintetizar fundamentos básicos sobre sistemas complexos aplicáveis à análise de sistemas alimentares, um campo promissor na investigação de problemas de segurança alimentar e nutricional atualmente vigentes no Brasil e

Quadro 2. Agrobiodiversidade em sistemas agrícolas tradicionais[13]

A agrobiodiversidade é uma das bases dos sistemas agrícolas tradicionais de povos indígenas, populações tradicionais e agricultores familiares, tendo grande importância ambiental, cultural e para a sua soberania alimentar. Além disso, o conjunto da agrobiodiversidade manejada por esses povos é essencial para a segurança alimentar de toda a humanidade, considerando os riscos trazidos pelas mudanças climáticas e pelas novas pragas agrícolas. Apesar disso, desde a segunda metade do século XX, a agrobiodiversidade vem declinando globalmente, principalmente em decorrência da substituição dos sistemas tradicionais por sistemas altamente mecanizados e geradores de grandes impactos.
A elaboração de políticas públicas para conter essa perda e estimular sistemas agrícolas baseados em agrobiodiversidade (*biodiversity-based agriculture*[12]) precisa considerar a dinâmica de geração e manutenção da agrobiodiversidade, o que é muito difícil, dada a diversidade de sistemas agrícolas tradicionais existentes no mundo, ou mesmo no Brasil.
Tendo em vista esse contexto, Sanches[13] utilizou um modelo baseado em agentes para investigar as dinâmicas biológicas, sociais e de seleção de sementes na manutenção e circulação da agrobiodiversidade em sistemas agrícolas tradicionais. O modelo se baseou em artigos de revisão sobre agrobiodiversidade e em estudos de caso, de onde foram extraídos dados quantitativos e qualitativos sobre a diversidade agrícola da mandioca (*Manihot esculenta* Crantz), da batata (*Solanum tuberosum*) e do milho (*Zea mays*). No modelo, a dinâmica biológica foi representada pela heterogeneidade do ambiente, pela proporção de cultivos que vingam a cada ciclo de colheita e pela quantidade de surgimento de novas variedades. A dinâmica social foi estabelecida por meio da rede de troca de sementes, que é a principal forma pela qual os agricultores adquirem novas variedades. Por fim, a dinâmica de seleção de sementes incluiu os critérios utilizados pelos agricultores para a seleção e suas preferências pessoais. Variando esses parâmetros, Sanches[13] analisou o papel dessas três dinâmicas em influenciar, positiva ou negativamente, a geração de agrobiodiversidade (uma propriedade emergente do sistema). O modelo foi capaz de gerar resultados compatíveis com os índices de diversidade obtidos na revisão da literatura e de obter dados sobre fatores como a importância de variedades raras, a forma como a diversidade se distribui na comunidade rural e modelos teóricos preditivos sobre o que pode favorecer a agrobiodiversidade.

no mundo. A teoria da complexidade, aliada às técnicas computacionais disponíveis, permite a exploração de mecanismos de sistemas alimentares potencialmente vinculados ao comportamento de sistemas complexos, possibilitando a construção de cenários, a avaliação de situações reais ou alternativas e o teste de propostas de políticas públicas sem necessidade de exposição de grupos populacionais a potenciais riscos à saúde. Há inúmeras possibilidades de uso das ferramentas em sistemas complexos para avanços na pesquisa em sistemas alimentares.

Referências

1. Mitchell M. Complexity: a guided tour. New York: Oxford University Press; 2009.
2. Pinheiro Filho FP. Falhas de mercado e redes em políticas públicas: Desafios e possibilidades ao Sistema Único de Saúde. [Dissertação – Mestrado em Modelagem de Sistemas Complexos]. São Paulo: Escola de Artes, Ciências e Humanidades da Universidade de São Paulo; 2015. Disponível em: http://www.teses.usp.br/teses/disponiveis/100/100132/tde-14042016-103926/?&lang=pt-br. Acesso em: 22 jan. 2021.

3. Siegenfeld AF, Bar-Yam Y. An introduction to complex systems science and its applications. Complexity. 2020; article ID 6105872. https://doi.org/10.1155/2020/6105872.
4. Silvestrini MM. Análise da rede de comércio mundial de alimentos pela abordagem de sistemas complexos e potenciais efeitos no mercado de trabalho brasileiro. [Dissertação – Mestrado em Modelagem de Sistemas Complexos]. São Paulo: Escola de Artes, Ciências e Humanidades da Universidade de São Paulo; 2020.
5. Simoyama FO. A complex-systems approach to computer modeling and simulation for evidence-based policy. [Dissertação – Mestrado em Modelagem de Sistemas Complexos]. São Paulo: Escola de Artes, Ciências e Humanidades da Universidade de São Paulo; 2018. Disponível em: http://www.teses.usp.br/teses/disponiveis/100/100132/tde-20092018-160704/?&lang=pt-br. Acesso em: 22 jan. 2021.
6. Grauwin S, Beslon G, Fleury E, Franceschelli S, Robardet C, Rouquier J-B et al. Complex systems science: dreams of universality, interdisciplinarity reality. Journal of the American Society for Information Science and Technology. 2012;63(7):1327-1338. https://doi.org/10.1002/asi.22644.
7. Miller JH, Page SE. Complex adaptive systems: an introduction to computational models of social life. Princeton: Princeton University Press; 2007.
8. Magri GLKPMFG. Simulação baseada em agentes para a análise do comportamento do contribuinte quanto à sonegação. [Dissertação – Mestrado em Modelagem de Sistemas Complexos]. São Paulo: Escola de Artes, Ciências e Humanidades da Universidade de São Paulo; 2014. Disponível em: http://www.teses.usp.br/teses/disponiveis/100/100132/tde-05052015-233144/?&lang=pt-br. Acesso em: 22 jan. 2021.
9. Trottmann P. A rede de produção científica em políticas públicas no Brasil: uma análise estrutural sob a ótica de sistemas complexos. [Dissertação – Mestrado em Modelagem de Sistemas Complexos]. São Paulo: Escola de Artes, Ciências e Humanidades da Universidade de São Paulo; 2012. Disponível em: http://www.teses.usp.br/teses/disponiveis/100/100132/tde-06032013-134836/?&lang=pt-br. Acesso em: 22 jan. 2021.
10. Barabási A-L. Network science. Cambridge: Cambridge University Press; 2016. O livro apresenta uma segunda edição disponível para leitura on-line em inglês no link: http://networksciencebook.com/. Acesso em: 17 jan. 2021.
11. Assoni AD. Características do mercado mundial de carnes vermelhas: evolução de redes de comércio bilaterais e associação com indicadores de saúde em nível populacional. [Dissertação – Mestrado em Nutrição em Saúde Pública]. São Paulo: Universidade de São Paulo; 2019.
12. Labeyrie V, Antona M, Baudry J, Bazile D, Bodin Ö, Caillon S et al. Networking agrobiodiversity management to foster biodiversity-based agriculture: a review. Agronomy for Sustainable Development. 2021;41:4. https://doi.org/10.1007/s13593-020-00662-z.
13. Sanches VH. Modelagem baseada em agentes para o estudo da agrobiodiversidade em sistemas agrícolas tradicionais. [Dissertação – Mestrado em Modelagem de Sistemas Complexos]. São Paulo: Escola de Artes, Ciências e Humanidades da Universidade de São Paulo; 2020.
14. Axelrod R, Tesfatsion L. A guide for newcomers to agent-based modeling in the social sciences. Staff General Research Papers Archive 12515, Iowa State University, Department of Economics; 2006. Disponível em: http://www2.econ.iastate.edu/tesfatsi/GuidetoABM.pdf. Acesso em: 17 jan. 2021.
15. Grimm V, Berger U, DeAngelis D, Polhill JG, Giske J, Railsback SF. The ODD protocol: A review and first update. Ecological Modelling. 2010;221(2010):2760-2768. http://dx.doi.org/10.1016/j.ecolmodel.2010.08.019.
16. Assaf C, Adams C, Ferreira FF, França H. Land use and cover modeling as a tool for analyzing nature conservation policies – A case study of Juréia-Itatins. Land Use Policy. 2021; 100:104895. https://doi.org/10.1016/j.landusepol.2020.104895.

3 Sistemas alimentares como sistema complexo

Aline Martins de Carvalho

O que são sistemas alimentares?

Os sistemas alimentares podem ser definidos como um conjunto de atividades e elementos relacionados a produção, processamento, distribuição, preparo, consumo e descarte de alimentos, os quais afetam a saúde e têm impacto em questões socioeconômicas e ambientais. Eles podem ser compartimentados em três subsistemas: cadeias de suprimento de alimentos, ambientes alimentares e comportamento alimentar do consumidor. Esses elementos afetam a capacidade de adotar uma alimentação sustentável.[1]

Essa definição pode ser visualizada na estrutura conceitual mostrada na Figura 1, desenvolvida pelo High Level Panel of Experts – Committee on World Food Security (HLPE), uma interface ciência-política da Organização das Nações Unidas (ONU) sobre segurança alimentar mundial criada em 2009 para facilitar debates sobre políticas, além de fornecer análises e pareceres independentes sobre segurança alimentar.

Nessa estrutura, é possível ver que as cadeias de suprimento são compostas por produção de alimentos, colheita, estoque e processamento de alimentos. Elas são cada vez mais complexas, em virtude da especialização da produção e distribuição. O fluxo normal de atividades abrange desde a produção até o consumo de alimentos, mas os fluxos de pagamento, por exemplo, podem ser diferentes. Os fluxos de *commodities* normalmente se movem no sentido oposto, ao passo que os de investimento fluem para cada estágio das cadeias de suprimento de maneira diferente.[2]

Os ambientes alimentares são compostos pelas condições físicas, socioculturais e financeiras dos alimentos, moldando o acesso à qualidade e à segurança dos alimentos. Eles costumam se sobrepor às cadeias de suprimento e ao comportamento do consumidor, uma vez que o maior acesso a um ou outro alimento impacta na escolha ou falta de escolha do consumidor.[1]

Já o comportamento do consumidor depende também de consciência, informação e decisão sobre onde e quais alimentos comprar, preparar e comer, o que está relacionado a aspectos econômicos, sociais, cognitivos, habilidades culinárias, entre outros. Essas decisões impactam na quantidade, qualidade e diversidade da alimentação.[2]

Essas relações são influenciadas por diversos fatores, como aspectos socioculturais (cultura alimentar), político-econômicos (preço, políticas de incentivo de produção), ambientais (prevalência de chuvas, intensidade de sol), demográficos (acesso a rios), infraestrutura, tecnologia e inovação (acesso a máquinas, sistemas de gestão)[1,2] (Fig. 1). Além disso, essas relações afetam os sistemas de saúde, bem como os ecossistemas e o clima. Assim, formam-se ciclos de *feedback* que impulsionam ou desestimulam ações e políticas do sistema alimentar.

Essa estrutura mostra a complexidade das relações entre as partes do sistema que suportam as cadeias de suprimento de alimentos, os ambientes alimentares e o comportamento alimentar do consumidor. Ademais, o HPLE considerou os Objetivos de Desenvolvimento Sustentável (ODS) como base dessa análise, mostrando que progressos em um ODS têm impactos em outros. O ODS 2, sobre fome e desnutrição, por exemplo, tem relação direta com o progresso no ODS 3, na saúde. O ODS 12, sobre produção e consumo responsável, é necessário para alcançar a segurança alimentar e nutricional de forma sustentável, entre outros. Outras relações entre sistemas alimentares e ODS podem ser vistas no Capítulo 4.

Com base na estrutura publicada pelo HLPE, foi desenvolvida também a plataforma foodsystemdashbord.org, pela Johns Hopkins University e The Global Alliance for Improved Nutrition, com colaboradores da FAO, The Alliance of Bioversity International, universidades como Harvard University, City University London, University of Michigan, Michigan State University, entre outros. Essa plataforma conta com mais de 150 indicadores que medem componentes, impulsionadores e resultados dos sistemas alimentares para cada país. Assim, pode-se ter uma visão aprofundada dos desafios e oportunidades que os países enfrentam com seus sistemas alimentares. Permite-se também comparar os componentes dos sistemas alimentares entre países e regiões, além de ver o progresso de políticas públicas e intervenções.[3] Para o Brasil, por exemplo, é possível avaliar diversos indicadores como gases de efeito estufa, índice de Gini, produção de alimentos, custo dos alimentos, entre diversos outros dados, e compará-los com países da América do Sul e médias mundiais.

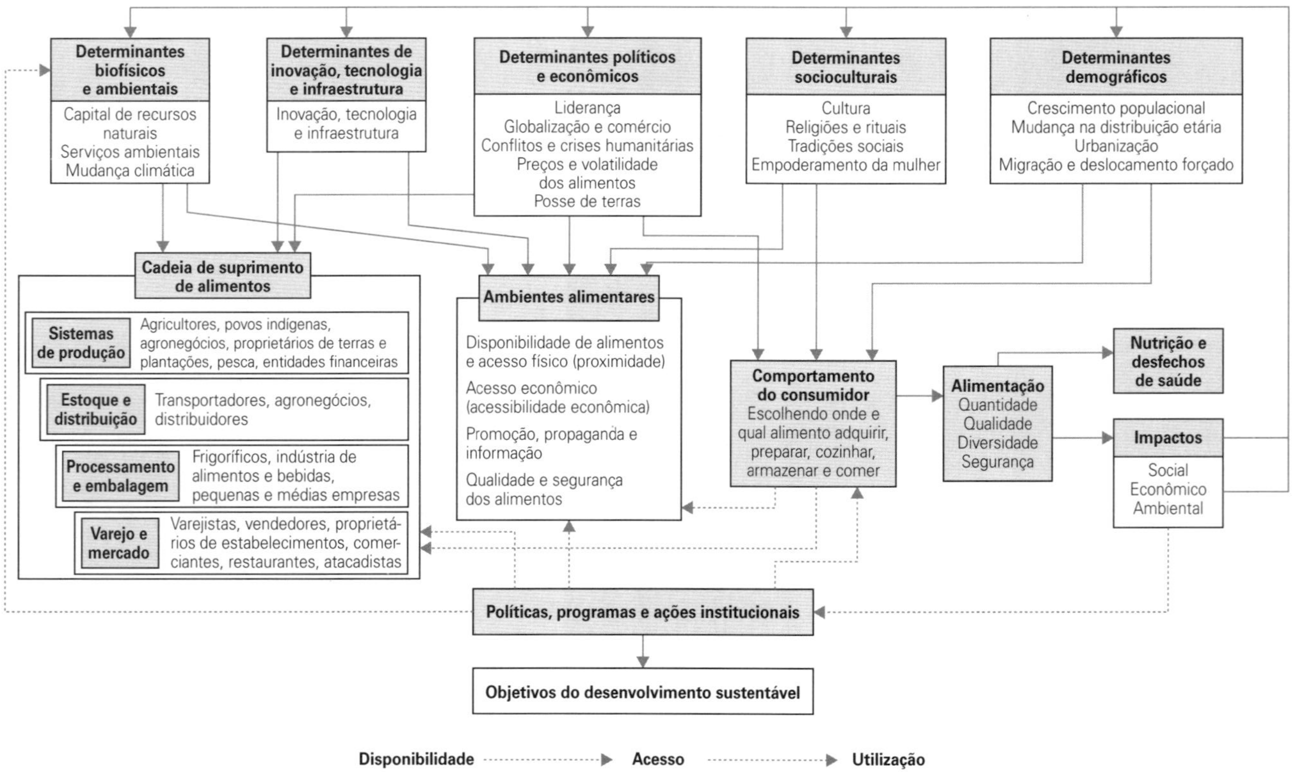

Figura 1. Modelo conceitual dos sistemas alimentares.
Fonte: HLPE.[1]

Apesar de grandes avanços no entendimento e na estruturação dos sistemas alimentares, seus componentes e relações, é fundamental conhecer a história das relações da sociedade para produção, distribuição, processamento, venda e consumo de alimentos ao longo dos séculos, a fim de entender nosso sistema alimentar dominante atual.

A história

Há mais de 400 mil anos, por exemplo, o homem começou a usar o fogo de forma controlada para cozinhar os alimentos. Isso proporcionou o consumo de diversos alimentos, como batata, trigo e arroz, que antes não podiam ser consumidos. A alimentação se baseava em plantas, vegetais, frutas e castanhas, e os grupos de pessoas se mudavam quando as condições ambientais de alimentação não eram mais favoráveis. Quando as savanas e florestas começaram a ficar escassas, provavelmente foi quando o homem começou a aumentar seu consumo de carne, o que pode ter proporcionado a evolução do cérebro humano e aumentado a complexidade das comunidades da época.[4]

Posteriormente, ocorreu a Revolução Agrícola, processo de domesticação de grãos como arroz, trigo e milho, além de animais como ovelhas, que se deu entre 9000 a.C. e 3500 a.C. em diversas regiões do mundo. Nesse processo, as comunidades puderam se fixar em um local e aumentar o número de pessoas em suas comunidades. Com o excedente de alimentos produzidos, era possível negociar e trocá-lo com outras pessoas, organizando-se assim as vilas, as cidades e os sistemas alimentares pré-históricos. Entretanto, apesar de mais alimentos disponíveis, a dieta não tinha melhor qualidade nutricional, pois era mais monótona, o que aumentava o risco de deficiências nutricionais, além de demandar muito trabalho para produzir.[5,6]

A maioria das cidades foi construída perto de rios para ter acesso a água doce e peixes. O acesso aos rios e ao mar era vital para as cidades pré-industriais transportarem grãos, por exemplo. Outros alimentos, no entanto, eram produzidos mais perto de casa: muitas famílias criavam porcos e galinhas, e as cidades eram cercadas por hortas e pomares.[7] Pode-se dizer que as cidades se organizavam em volta da comida. Nos mercados e feiras da época, os produtores vinham com suas carroças e vendiam/trocavam seus produtos, caracterizando o sistema alimentar da época. Entretanto, o advento do vapor e dos trens a vapor possibilitou o transporte rápido de alimentos por grandes distâncias, e os mercados foram sendo substituídos por lojas abastecidas por produtores e distribuidores com alimentos de todos os locais, modificando e tornando mais complexos os sistemas alimentares.[7]

Uma forma de analisar nossos sistemas alimentares é por meio dos regimes alimentares, propostos por Friedmann ainda na década de 1980. Eles tentam explicar períodos na história com base em relações socioeconômicas e geopolíticas que resultaram em mudanças no sistema alimentar global, problematizando as relações entre agricultura, economia, política e aspectos sociais. O conceito de regimes alimentares vem sendo debatido, refletido, traduzido e utilizado em pesquisas em sociologia, geografia, ciência política e antropologia, e pode ser dividido em três partes principais:[8]

- O *primeiro regime alimentar* (1870-1930) aconteceu quando a Inglaterra obtinha alimentos, principalmente grãos e carnes, por meio da exploração e do trabalho escravo das terras coloniais. Nessa época, algumas técnicas, como secagem e acidificação, ajudavam a manter a comida viável por mais tempo. Nesse período, houve uma modesta redução da mortalidade e de algumas carências nutricionais nos países desenvolvidos. Nas colônias, o quadro de fome e deficiências nutricionais era alto, com exportação de café, açúcar e outros alimentos para os Estados Unidos e a Inglaterra.
- No *segundo regime alimentar* (1950-1970), houve um desenvolvimento importante das práticas agrícolas que permitiu um vasto aumento da produção. Esse regime foi caracterizado pela Revolução Verde, com base na intensiva utilização de sementes de alto rendimento, fertilizantes e agrotóxicos, mecanização, produção em massa de produtos homogêneos e diminuição do custo de manejo. Além disso, os governos ofereciam subsídios aos produtores, o que tornou os produtos mais baratos, gerando excedentes de produção. A alta produção de alimentos nos Estados Unidos, por exemplo, redirecionou os fluxos excedentes de alimentos para Estados pós-coloniais em locais estratégicos da Guerra Fria. Essa ajuda alimentar subsidiou os salários, incentivando a industrialização seletiva dos países em desenvolvimento e assegurando a lealdade contra o comunismo e os mercados imperiais. Em longo prazo, essa "ajuda" americana para países pobres aumentou a dependência de compra desses alimentos dos Estados Unidos, pois os alimentos oferecidos por eles eram muito mais baratos que os produzidos localmente, de modo que não era viável para os produtores locais competir. Assim, com o passar do tempo, os países passaram a importar produtos que antes eram produzidos localmente.

- O *terceiro regime alimentar* (final dos anos 1980 em diante) aprofundou o processo de industrialização e globalização, incorporando novas regiões principalmente nas cadeias produtivas de proteínas animais (por exemplo, China e Brasil). Nessa época, aconteceu a chamada Revolução do Supermercado. Houve um rápido aumento na participação dos supermercados no varejo agroalimentar nos países em desenvolvimento. Geralmente, supermercados em países em desenvolvimento primeiro entram na comercialização de alimentos processados e básicos e depois se expandem para alimentos frescos, como frutas e legumes. Nesse regime, os supermercados são colocados acima do Estado, transformando este último em servidor dos primeiros, por meio da governança financeira internacional. Esse fato possibilitou um regime alimentar formado por corporações transnacionais de livre-comércio.

Os sistemas alimentares no século XX não foram bem-sucedidos em alimentar adequadamente a população humana e em melhorar sua saúde e qualidade de vida. Nessa transformação, os sistemas alimentares tornaram-se mais e mais industrializados, globalizados e dominados por agentes capazes de economia de escala e da manutenção de longas cadeias de suprimento. No entanto, esses sistemas alimentares na atualidade se tornaram a causa de fracassos e ameaças à saúde e ao meio ambiente. Esses sistemas agrícolas tendem a favorecer a produção de alimentos básicos (como milho e arroz) ricos em energia, com pouca atenção a alimentos ricos em nutrientes (como frutas e hortaliças). Em muitas localidades, alimentos saudáveis são caros ou pouco acessíveis, resultando em dietas monótonas e de baixa qualidade nutricional. Simultaneamente, a forma como produzimos alimentos atualmente tem causado um dano ambiental importante, contribuindo com cerca de 30% dos gases de efeito estufa antropogênicos e provocando rápido desmatamento, degradação do solo e perda de biodiversidade.[9]

Nesse sentido, a visão de sistemas alimentares sustentáveis fundamenta-se na exigência de que os sistemas respeitem o meio ambiente e impactem positivamente na saúde das pessoas, o que é inseparável da justiça social e do direito humano à alimentação adequada (DHAA).[1] O DHAA está contemplado no artigo 25 da Declaração Universal dos Direitos Humanos de 1948. Sua definição foi ampliada em outros dispositivos do Direito Internacional, como o artigo 11 do Pacto de Direitos Econômicos, Sociais e Culturais e o Comentário Geral n. 12 da ONU. No Brasil, em decorrência de amplo processo de mobilização social, foi aprovada em 2010 a Emenda Constitucional n. 64, que inclui a alimentação no art. 6º da Constituição Federal. Ao afirmar que a alimentação deve ser adequada, entende-se que ela deve ser apropriada ao contexto e às condições culturais, sociais, econômicas, climáticas e ecológicas de cada pessoa, etnia, cultura ou grupo social. Também vale destacar que sistemas alimentares sustentáveis apoiam as seis dimensões da segurança alimentar, as quais são necessárias para realizar o DHAA e para cumprir todos os objetivos da Agenda 2030, especialmente o ODS 2: disponibilidade, acesso (econômico, social e físico), utilização, estabilidade, agência e sustentabilidade.

Percebe-se, assim, que os sistemas alimentares são complexos, resultando em impactos imprevisíveis na saúde e no meio ambiente, mediados por questões políticas, sociais e culturais.

Como os sistemas alimentares se encaixam como sistemas complexos?

Como podemos ver na Figura 1, há diversas relações e conexões entre os atores envolvidos no sistema alimentar, o que gera imprevisibilidade do sistema, com resultados muitas vezes inesperados, caracterizando um sistema complexo e não linear. Em outras palavras, as alterações são muito dinâmicas, e qualquer mudança em cada um dos subsistemas é capaz de alterar significativamente a cadeia de produção de alimentos, o ambiente alimentar e o comportamento alimentar, que por fim impactam na saúde e no meio ambiente. Isso acontece tanto em âmbito local como mundial.

Verificamos que há cruzamentos em vários níveis de escala, desde agricultores individuais e consumidores até os mercados econômicos nacionais e internacionais, empresas multinacionais e cadeias de abastecimento globais, e sua estrutura muda ao longo do desenvolvimento econômico.[10] O sistema agroalimentar abrange uma série de processos inter-relacionados, incluindo a produção de matérias-primas alimentares por meio da agricultura e da criação de gado, processamento e embalagem para consumo, distribuição e utilização pelos consumidores.[11] Além disso, é um motor central da segurança alimentar e nutricional, afetando as oportunidades individuais, a tomada de decisões e os resultados.[10]

Alguns exemplos do sistema alimentar como sistema complexo são descritos a seguir.

Produção de alimentos

Como mencionado anteriormente, a Revolução Verde proporcionou um aumento na produção de alimentos, o que, de certa forma, possibilitou que os grãos ficassem mais baratos, aumentando a disponibilidade e o consumo de alimentos, modificando todo o sistema alimentar e os hábitos da população. Por exemplo, o arroz foi disseminado em diversas culturas, principalmente em países em desenvolvimento, tornando-se um dos grãos mais consumidos no mundo hoje em dia. Com o uso de sementes modificadas, fertilizantes e agrotóxicos, a produção de arroz aumentou cerca de 109% entre 1960 e 2000 nos países em desenvolvimento. A produção de outras variedades de grãos diminuiu para dar lugar ao arroz e outros cereais de alto rendimento, como trigo e milho.[12] Nos anos 2000, cerca de 40% da população mundial, especialmente de países pobres, dependia do arroz como principal fonte de energia. Esse tipo de produção de arroz, teoricamente mais rentável, depende da indústria do petróleo para fertilizantes e pesticidas. Entretanto, nos anos 1970, com o aumento do preço do petróleo, houve grande aumento do custo de fertilizantes, o que dificultou sua compra pelos pequenos produtores, levando muitos a quebrar.[13]

Ainda durante a Revolução Verde, o Brasil e outros países da América Latina e do mundo receberam ajuda dos Estados Unidos com a venda ou doação de alimentos que eles tinham em grande quantidade, como trigo, leite em pó e queijo. Esse tipo de ajuda, apesar de reduzir a fome aguda, pode piorar a vida dos agricultores, uma vez que esses alimentos importados são vendidos por um valor mais barato que a produção local, o que agrava a dependência em relação à comida estrangeira, intensificando a migração rural-urbana e modificando hábitos alimentares.[13]

Pode-se dizer que, apesar do aumento de produção de alimentos e da redução da fome, algumas regiões foram deixadas para trás. Além disso, os programas de ajuda não incentivaram a agricultura local. Assim, os problemas de pobreza, segurança alimentar e nutrição enfrentados pelas sociedades pobres permaneceram vivos.[12]

Ambientes alimentares: supermercados

Os supermercados sugiram no momento de mecanização, que permitiu a produção em massa de alimentos enlatados e congelados, unindo a modernização dos transportes com navios a vapor e ferrovias, que transportavam alimentos para mercados distantes. Esses alimentos eram distribuídos aos consumidores por meio das mercearias, que anteriormente ofereciam apenas especiarias, chá e açúcar, e passaram a assumir o comércio de vários produtos. O supermercado passou a ser o único ator responsável por fornecer todos os bens que antes eram fornecidos por diferentes atores (por exemplo, mercearias, padarias, açougues etc.). Em meados da década de 1950, a expansão da indústria de alimentos e as campanhas de *marketing* de alimentos propiciaram a demanda por produtos industrializados. Os supermercados, para maximizar suas vendas, compravam cada vez mais alimentos industrializados e usavam técnicas para aumentar as vendas, como novos itens exibidos ao nível dos olhos nas prateleiras e nas extremidades dos corredores, induzindo à compra, promoções na compra de mais produtos etc.[13,14]

Os supermercados estão em constante evolução, adaptando-se e modificando-se com novos formatos (grandes e míni), processos (com restaurantes, *buffet* e rotisserias) e canais de distribuição (entrega em casa). Com isso, transformam a cultura do consumidor, oferecendo a conveniência de comprar todos os produtos necessários num só lugar, com promoções e preços relativamente acessíveis. Além disso, o consumidor pode fazer a compra no seu tempo, sem a necessidade de vendedores que pegam os produtos para ele.[14]

Na América Latina e no Brasil, isso se deu no início e em meados da década de 1990, quando a participação média dos supermercados no varejo passou de 10 para 20%. No início de 2000, a participação aumentou de 50 para 60%. Eles começaram em grandes cidades e depois se espalharam para médias e pequenas cidades. A ascensão dos supermercados nos países em desenvolvimento trouxe oportunidades e desafios para os pequenos agricultores, com implicações na diversificação agrícola e no desenvolvimento rural, programas e políticas. No entanto, as vendas nos supermercados excluíram pequenos agricultores que não conseguem lidar com requisitos rigorosos de qualidade, quantidade, consistência e segurança.[15]

Pode-se dizer que a cultura do supermercado favorece um afastamento dos alimentos, de suas origens e seus significados. Não há mais o contato com o produtor que conhece o alimento, que sabe como usá-lo e identifica qual receita pode incorporar aquele novo sabor. Nesse processo, há o favorecimento de compra e consumo de alimentos convenientes, prontos para o consumo, com alto prazo de validade, alto teor de açúcar e/ou gordura.[16]

Pode-se dizer que os supermercados aumentaram o acesso a alimentos, incluindo os ultraprocessados, o que contribuiu para o maior volume desses alimentos, a redução das mercearias e a exclusão de pequenos produtores.

Comportamento alimentar: covid-19

As transformações nos sistemas alimentares mostradas nas seções anteriores mostram como o ambiente alimentar se modificou ao longo do tempo. De maneira geral, houve aumento do acesso a alimentos e alteração do comportamento dos consumidores, com maior consumo de alimentos de origem animal e ultraprocessados. Isso retroalimentou a produção e o processamento de alimentos, o *marketing* nutricional, aumentando o lucro de empresas e supermercados e satisfazendo o desejo dos consumidores por esses alimentos.[16]

Com a pandemia de covid-19, as relações de produção, consumo e alimentação se modificaram radicalmente. As cidades tiveram de se adaptar para promover o acesso a alimentos, especialmente aos mais vulneráveis. Os governantes tiveram de oferecer suporte à população por meio de políticas públicas de proteção social, como entrega de cestas básicas, marmitas e auxílio emergencial.[17]

Com o avanço da pandemia e as restrições de movimentação de trabalhadores, o fechamento de instalações de produção de alimentos, as políticas restritivas de comércio de alimentos e as pressões financeiras na cadeia de abastecimento, houve escassez de mão de obra, causando graves interrupções na cadeia de produção de alimentos, como pecuária, agricultura, embalagens etc. Nesse contexto, estima-se que, em 2020, 2.400 trabalhadores tenham sido identificados com covid-19 em 24 frigoríficos de 18 municípios brasileiros.[18]

Além disso, o consumidor interrompeu sua rotina diária e modificou seus hábitos, já que estava em casa e teria de cozinhar ou pedir comida para entregar. Com o fechamento dos restaurantes, as compras nos supermercados aumentaram e a procura por alguns produtos também. A farinha de trigo, por exemplo, ficou em falta em alguns supermercados em razão do maior interesse em panificação. Os consumidores também se concentraram em produtos com longa vida de prateleira, como enlatados, massas, leite longa vida, leite em pó e alimentos congelados.[18]

Em relação ao hábito alimentar, alguns estudos mostram que houve aumento do consumo calórico e de alimentos energeticamente densos, como doces e bebidas alcoólicas,[19,20] provavelmente em decorrência do estresse que a pandemia causou. Outros estudos mostram que algumas pessoas tentaram melhorar a qualidade da alimentação a fim de se manterem saudáveis para enfrentar a doença.[18,21]

Ao mesmo tempo, a crise econômica causada pela pandemia aumentou a desigualdade, a fome e a insegurança alimentar no país. De acordo com a pesquisa VigiSAN de 2021, observou-se que a pandemia afetou negativamente as condições de renda e trabalho e, consequentemente, a segurança alimentar em todo o Brasil. Cerca de 50% da população brasileira enfrenta algum grau de insegurança alimentar. Em domicílios nos quais algum morador havia perdido o emprego, a insegurança alimentar grave aumentou 19%.[22]

A covid-19 deixou explícita a complexidade e a integração dos sistemas alimentares, mostrando que mudanças em uma parte do sistema causam impactos importantes em todo o resto, atingindo a saúde, o meio ambiente e as características socioeconômicas da sociedade.

Considerações finais

Pudemos observar que as mudanças no sistema alimentar impactam no acesso e no consumo de uma alimentação saudável, justa e sustentável pelas populações. Apesar do aumento da produção e disponibilidade de alimentos nos últimos séculos, muitas pessoas ainda passam fome. Além disso, há um grande uso de recursos naturais e degradação do meio ambiente, como discutido nos Capítulos 11 e 12.

Percebeu-se, ainda, que os sistemas alimentares são extremamente complexos e que ações podem ter consequências não intencionais, em virtude das interações e dos diversos condicionantes do sistema. Algumas estruturas de entendimento e análise do sistema alimentar vêm sendo desenvolvidas, mas avanços nas análises e intervenções em âmbito local são fundamentais para a busca e a concretude de sistemas alimentares mais sustentáveis.

Referências

1. HLPE. Nutrition and Food Systems. A report by the high level panel of experts on food security and nutrition of the Committee on World Food Security [Internet]. 2017. Disponível em: http://www.fao.org/3/a-i7846e.pdf. Acesso em: 6 jan. 2022.
2. HLPE. Food security and nutrition: Building a global narrative towards 2030. A report by the high level panel of experts on food security and nutrition of the Committee on World Food Security. 2020.
3. Global Alliance for Improved Nutrition (GAIN), Johns Hopkins University. The food systems dashboard. Global Alliance for Improved Nutrition (GAIN) and Johns Hopkins University; 2020.
4. Ungar PS, Grine FE, Teaford MF. Diet in early homo: a review of the evidence and a new model of adaptive versatility. Annu Rev Anthropol. 2006;35(1):209-228.
5. Carneiro H. Comida e sociedade: uma história da alimentação. São Paulo: Elsevier; 2003.
6. Harari YN. Sapiens: uma breve história da humanidade. Porto Alegre: LP&M; 2017.
7. Steel C. Sitopia: How food can save the world. Chatto & Windus; 2020.
8. McMichael P. A food regime genealogy. The Journal of Peasant Studies. 2009;36(1):139-169.
9. Swinburn BA, Kraak VI, Allender S, Atkins VJ, Baker PI, Bogard JR et al. The global syndemic of obesity, undernutrition, and climate change: The Lancet Commission Report. The Lancet. 2019;393(10173):791-846.
10. Hammond RA, Dubé L. A systems science perspective and transdisciplinary models for food and nutrition security. Proc Natl Acad Sci USA. 2012;109(31):12356-12363.
11. Ericksen PJ. Conceptualizing food systems for global environmental change research. Global Environmental Change. 2008;18(1):234-245.
12. Pingali PL. Green Revolution: Impacts, limits, and the path ahead. Proceedings of the National Academy of Sciences. 2012;109(31):12302-12308.

13. Kiple KF, Ornelas KC. The Cambridge World History of Food [Internet]. 2007. Disponível em: http://find.galegroup.com/gvrl/infomark.do?type=aboutBook&prodId=GVRL&eisbn=9780511074134&userGroupName=Loc_ID&version=1.0. Acesso em: 6 jan. 2022.
14. Pereira LM, Drimie S, Maciejewski K, Tonissen PB, Biggs R (Oonsie). Food system transformation: integrating a political-economy and social-ecological approach to regime shifts. IJERPH. 2020;17(4):1313.
15. Matioli V, Peres J. Donos do mercado como os grandes supermercados exploram trabalhadores, fornecedores e a sociedade. São Paulo: Elefante; 2020.
16. Popkin BM, Reardon T. Obesity and the food system transformation in Latin America: Obesity and food system transformation. Obesity Reviews. 2018;19(8):1028-1064.
17. Sipioni ME, Riquieri MRL, Barbosa JPM, Biscotto DB, Sarti TD, Andrade MAC. Máscaras cobrem o rosto, a fome desmascara o resto: covid-19 e o enfrentamento à fome no Brasil. Scielo Preprints; 2020.
18. Aday S, Aday MS. Impact of covid-19 on the food supply chain. Food Quality and Safety. 2020;4(4):167-180.
19. Mota IA, Oliveira Sobrinho GD, Morais IPS, Dantas TF. Impact of covid-19 on eating habits, physical activity and sleep in Brazilian healthcare professionals. Arq Neuro-Psiquiatr. 2021;79(5):429-436.
20. Malta DC, Szwarcwald CL, Barros MBA, Gomes CS, Machado IE, Souza Júnior PRB et al. A pandemia da COVID-19 e as mudanças no estilo de vida dos brasileiros adultos: um estudo transversal. Epidemiol Serv Saúde. 2020;29(4):e2020407.
21. Steele EM, Rauber F, Costa CS, Leite MA, Gabe KT, Louzada MLC et al. Mudanças alimentares na coorte NutriNet Brasil durante a pandemia de covid-19. Rev Saúde Pública. 2020;54:91.
22. Maluf RS. Inquérito nacional sobre insegurança alimentar no contexto da pandemia da covid-19 no Brasil. Rede Penssan; 2021.

4 Objetivos de Desenvolvimento Sustentável e sistemas alimentares

Alisson Diego Machado
Diana Estevez

O desenvolvimento sustentável

O desenvolvimento sustentável pode ser definido como aquele que respeita as capacidades dos sistemas naturais e envolve princípios organizadores para atingir os objetivos do progresso humano, promovendo a preservação dos recursos naturais, dos ecossistemas e, ao mesmo tempo, o desenvolvimento da economia e da sociedade para esta e as futuras gerações. Esses princípios vêm sendo discutidos há décadas, não somente nas agências da Organização das Nações Unidas (ONU), mas também pela sociedade civil, governos e organizações não governamentais, em busca de um estado de prosperidade para todas as pessoas.

Um produto dessas discussões foi a definição dos oito Objetivos de Desenvolvimento do Milênio (ODM), assinados em 2000. Os Estados-membros da ONU se comprometeram com a redução da mortalidade infantil, a erradicação da extrema pobreza e da fome, maior igualdade de gênero, acesso à educação e melhoria de condições de saúde até 2015.[1] Assim, muitos países passaram a fortalecer políticas de proteção social e a investir em programas que integrassem educação, saúde, equidade e trabalho.

Em busca do desenvolvimento sustentável global, um feito importante ocorreu em 2015, com a declaração dos Objetivos de Desenvolvimento Sustentável (ODS), que concretizam acordos e compromissos entre todos os Estados-membros da ONU na construção de um mundo mais justo e solidário e declaram 2030 como marco para que as metas estabelecidas sejam alcançadas.[2] Os ODS foram idealizados para todos os países e estão alinhados ao conceito de saúde planetária,[3] pois se entende que o desenvolvimento sustentável transpassa fronteiras geopolíticas e só pode ser atingido por meio de um esforço universal.

Os 17 ODS foram construídos priorizando áreas de progresso global, possuem caráter transdisciplinar e podem ser atingidos com o esforço colaborativo de vários setores, cujo desenvolvimento influencia a evolução do conjunto (Fig. 1). Os ODS são integrados e indivisíveis, e levam em consideração as três dimensões do desenvolvimento sustentável: social, econômica e ambiental.[2]

Objetivos de Desenvolvimento Sustentável e sistemas alimentares

Como mencionado anteriormente, os ODS são um conjunto de 17 objetivos, com 169 metas que visam ao monitoramento de indicadores concretos para a construção de um mundo mais justo e sustentável até 2030, englobando diversos setores e áreas do conhecimento.[2]

A segurança alimentar e nutricional sempre foi reconhecida como um propósito a ser alcançado no contexto do desenvolvimento sustentável. Antes mesmo do estabelecimento dos ODM, ocorreu em Roma, em 1992, a primeira Conferência Internacional em Nutrição (ICN), que encorajava os Estados-membros da ONU a incluírem a nutrição como parte dos planos socioeconômicos para o desenvolvimento por meio de estratégias que reduzissem a desnutrição e a fome.[4] A segunda ICN ocorreu em 2014, alinhando ações efetivas para melhorar a nutrição por meio de políticas nacionais, cooperação internacional e participação da sociedade civil.[5]

O ODS 2 aborda especificamente a segurança alimentar e nutricional e a erradicação da fome, sendo o desenvolvimento de sistemas alimentares sustentáveis

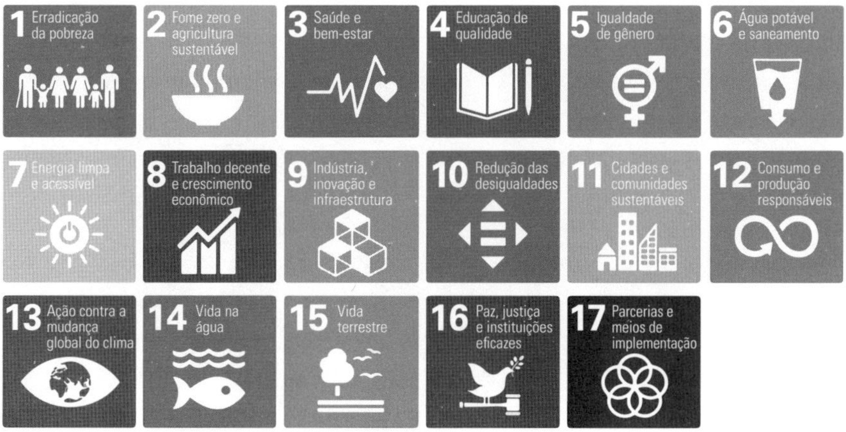
1 Erradicação da pobreza
2 Fome zero e agricultura sustentável
3 Saúde e bem-estar
4 Educação de qualidade
5 Igualdade de gênero
6 Água potável e saneamento
7 Energia limpa e acessível
8 Trabalho decente e crescimento econômico
9 Indústria, inovação e infraestrutura
10 Redução das desigualdades
11 Cidades e comunidades sustentáveis
12 Consumo e produção responsáveis
13 Ação contra a mudança global do clima
14 Vida na água
15 Vida terrestre
16 Paz, justiça e instituições eficazes
17 Parcerias e meios de implementação

Figura 1. Objetivos de Desenvolvimento Sustentável.
Fonte: Nações Unidas Brasil.[2]

fundamental para que esse objetivo possa ser atingido. Contudo, todos os ODS estão relacionados à promoção de sistemas alimentares mais sustentáveis, justos e resilientes, e englobam ações do governo, da indústria de alimentos e da sociedade civil[6] (Fig. 2).

Em relação ao governo, essas metas estão relacionadas sobretudo ao estabelecimento de políticas públicas, que incluem a distribuição justa de terras, a segurança alimentar e nutricional, o incentivo à agricultura familiar, o controle do uso de água, terra e produtos químicos e um monitoramento rigoroso do desmatamento.

Para a indústria de alimentos, as principais ações incluem o uso correto da água, com controle de seu desperdício e poluição por agrotóxicos e resíduos sólidos, controle do uso de agrotóxicos, implementação de tecnologias de baixo impacto ambiental em todas as etapas da cadeia produtiva e garantia de um ambiente de tra-

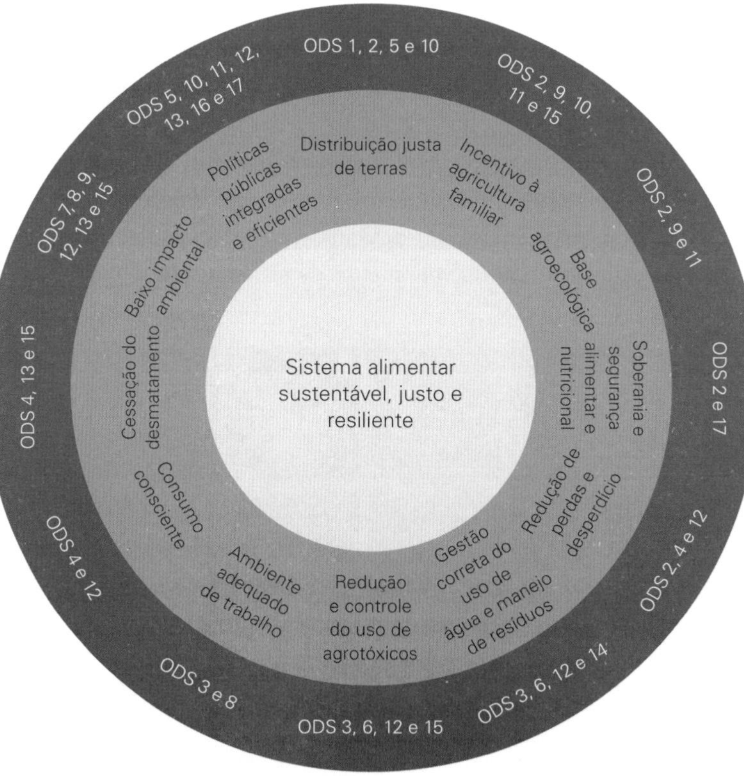

Figura 2. Pilares de sistemas alimentares sustentáveis e Objetivos de Desenvolvimento Sustentável relacionados.
Fonte: elaboração dos autores.

balho adequado. Além disso, a indústria pode ter um papel importante na garantia da segurança alimentar, sobretudo reduzindo perdas e desperdício na produção e no transporte de mantimentos, bem como no beneficiamento de alimentos.[7] Também são essenciais o cumprimento das regulações estabelecidas pelo governo e o respeito aos acordos internacionais de produção e comercialização de alimentos.

Os distribuidores de mantimentos, como feiras, supermercados e atacadistas, também podem ser agentes relevantes na garantia da segurança alimentar e nutricional ao darem oportunidade a produtores locais, reduzirem o desperdício e apoiarem bancos de alimentos, por exemplo.

As ações da sociedade civil também são indispensáveis para a promoção de um sistema alimentar mais sustentável. Incluem a participação cidadã, a proposição de projetos locais e internacionais, com impacto nas comunidades, e mudanças no estilo de vida.

A seguir estão apresentados os pilares para o desenvolvimento de sistemas alimentares mais sustentáveis e os ODS relacionados.

Distribuição justa de terras (ODS 1, 2, 5 e 10)

A distribuição justa de terras é um importante pilar para o desenvolvimento de um sistema alimentar mais sustentável, sobretudo considerando que essa distribuição é desigual em todo o mundo. Além disso, a propriedade de terra é um dos pontos estabelecidos para a garantia do Direito Humano à Alimentação Adequada. Esse ponto se relaciona estritamente ao ODS 2, já que a terra pode ser utilizada para a produção de alimentos. Além disso, é importante destacar que uma parcela muito pequena de mulheres tem propriedades em seus nomes. Logo, a distribuição de terra também precisa ser vista sob uma perspectiva de gênero, considerando a independência financeira das mulheres.

Incentivo à agricultura familiar (ODS 2, 9, 10, 11 e 15)

A agricultura familiar é aquela realizada por pequenos produtores, geralmente do mesmo núcleo familiar, e tem como pontos positivos a utilização extensiva de terra e o emprego de policultura. Contudo, o acesso desses agricultores às tecnologias, ao crédito financeiro e ao mercado ainda é limitado, suscitando a necessidade de incentivo a esses produtores. Outro ponto importante é o acesso igualitário de mulheres agricultoras a esses recursos. O incentivo à agricultura familiar ainda tem como benefícios a possibilidade de expansão da agricultura urbana (intraurbana e periurbana), o que contribui para o desenvolvimento de circuitos mais curtos de consumo de alimentos, e também a manutenção da biodiversidade, pelo fato de geralmente não haver desmatamento de grande quantidade de terra. No mais, na agricultura familiar, o uso de agrotóxicos e fertilizantes não é frequente, o que é um ponto importante para a preservação dos ecossistemas terrestres.

Base agroecológica (ODS 2, 9 e 11)

A agricultura de base agroecológica é fundamentada na diversidade biológica e parte da manutenção das funções ecológicas e sociais da produção sustentável de alimentos: preservação da terra, maior possibilidade de preservação da biodiversidade e ausência do uso de agrotóxicos e fertilizantes. Logo, são fundamentais políticas que incluam o acesso dos produtores agroecológicos aos serviços financeiros, a tecnologias ambientalmente limpas e à assistência técnica adequada. Além disso, o fomento à agricultura urbana e periurbana, que é a atividade agrícola realizada no espaço intraurbano ou na periferia, entre a mancha urbana e a área rural, também é uma medida importante, pois pode estimular a agricultura de base agroecológica em pequenas propriedades de terra e circuitos mais curtos de comercialização de alimentos.

Soberania e segurança alimentar e nutricional (ODS 2 e 17)

O desenvolvimento de políticas públicas é fundamental para que a soberania e a segurança alimentar e nutricional possam ser alcançadas. Considerando que cada país possui o direito de definir as estratégias para garantir o acesso contínuo da população a alimentos adequados, tais políticas devem ser elaboradas considerando a realidade socioeconômica e o contexto cultural da população em questão. Além disso, é importante haver intersecção entre as políticas e o desenvolvimento sustentável. Isso inclui investimento em pesquisa agrícola, aumento da produtividade sem prejuízo ao meio ambiente, preservação da biodiversidade local e incentivo à agricultura familiar.

Redução de perdas e desperdício (ODS 2, 4 e 12)

Embora a atual produção de gêneros alimentícios seja suficiente para alimentar toda a população, a perda e o desperdício de alimentos podem comprometer a segurança alimentar e nutricional. Dados da Organização das Nações Unidas para a Alimentação e a Agricultura apontam que entre um quarto e um terço dos alimentos produzidos em todo o mundo são perdidos ou desperdiçados.[8] Logo, a redução de perdas pós-colheita, ao longo da cadeia de produção e na distribuição, bem como a diminuição do desperdício em âmbito individual, são importantes medidas para o desenvolvimento de sistemas alimentares mais sustentáveis e o cumprimento da erradicação da fome. Além dos alimentos em si, perdem-se também os recursos naturais que foram utilizados na produção desses alimentos, como água e terra, o uso de combustíveis e as emissões de gases de efeito estufa derivadas desses processos. Para tanto, além de medidas que visem à redução das perdas ao longo da cadeia de produção, distribuição e consumo de alimentos, a educação em sustentabilidade é fundamental para que hábitos de vida mais sustentáveis sejam estimulados, incluindo a diminuição do desperdício e a economia circular.

Gestão correta do uso de água e manejo de resíduos (ODS 3, 6, 12 e 14)

Uma das desvantagens do uso intensivo de agrotóxicos na agricultura convencional é a contaminação de lençóis freáticos. A poluição da água provoca a perda da flora e da fauna circundantes aos locais contaminados e aumenta o risco de doenças transmitidas pelo seu consumo indevido. O próprio uso de água na agricultura convencional é um ponto que deve ser regulamentado, pois a quantidade de água doce utilizada em seus processos é muito elevada. Portanto, a gestão correta do uso de água deve ser estimulada, tanto por meio de políticas públicas quanto pela fiscalização dessas políticas, seja em relação ao uso ou ao manejo correto de agrotóxicos e de resíduos sólidos.

Redução e controle do uso de agrotóxicos (ODS 3, 6, 12 e 15)

O uso intensivo de agrotóxicos não polui apenas a água, mas também o ar e o solo, contribuindo para a redução da biodiversidade local. Os agricultores também podem ser contaminados pelo uso de produtos químicos, o que indica não apenas a necessidade de melhor preparo e proteção para o manuseio desses produtos, mas também a implementação de políticas que limitem o uso indiscriminado de agrotóxicos e que fiscalizem rigorosamente a sua utilização.

Ambiente adequado de trabalho (ODS 3 e 8)

A criação de um ambiente adequado de trabalho para os atores do sistema alimentar também é importante para o desenvolvimento sustentável. Isso inclui os produtores de alimentos; os trabalhadores envolvidos em transporte, distribuição e comercialização de alimentos, como motoristas, carregadores e descarregadores de mercadorias e comerciantes de todos os níveis; e os empregadores dos serviços de alimentação. Esse ambiente deve ser adequado sob diversos aspectos, incluindo remuneração justa, ergonomia, respeito à identidade e qualidade de vida.

Consumo consciente (ODS 4 e 12)

O consumo consciente é fundamental para o desenvolvimento de sistemas alimentares mais sustentáveis e pode ser alcançado por meio da educação para o desenvolvimento sustentável. Isso implica um estilo de vida mais sustentável, perpassando as escolhas alimentares individuais, e inclui o aumento do consumo de alimentos cuja produção cause menor impacto ambiental, como os de origem vegetal (frutas, legumes, verduras, grãos e oleaginosas), além da redução do consumo de mercadorias cuja produção e distribuição tenham alto impacto ambiental, como alimentos ultraprocessados e aqueles de origem animal, sobretudo a carne vermelha e processada, que estão ligados a um maior desmatamento e às mudanças climáticas.[9,10] Além disso, a redução do desperdício e o incentivo à compra de alimentos produzidos pela agricultura familiar são medidas que podem ser estimuladas.

Cessação do desmatamento (ODS 4, 13 e 15)

A agropecuária é uma das principais causas de desmatamento, o qual ocorre sobretudo para a criação de gado e a produção de alimentos destinados a esses animais. O desmatamento está associado às mudanças climáticas, principalmente em virtude da emissão de gases de efeito estufa. Está também relacionado à perda de biodiversidade. Assim, políticas públicas eficientes que visem à cessação do desmatamento e seu monitoramento são essenciais. No mais, mudanças no estilo de vida também se configuram como importante medida relacionada à cessação do desmatamento. Como mencionado, a redução do consumo de carne vermelha e processada é uma ação que deve ser encorajada. Para tanto, a educação para o desenvolvimento sustentável deve ser estimulada, incluindo os sistemas alimentares e o impacto ambiental do consumo de alimentos, visando a hábitos de vida mais conscientes.

Baixo impacto ambiental (ODS 7, 8, 9, 12, 13 e 15)

Os sistemas alimentares atuais, baseados na agropecuária, na agricultura intensiva e na monocultura, não são sustentáveis e estão associados às mudanças climáticas em curso. O elevado impacto ambiental é decorrente do uso de agrotóxicos e fertilizantes, que contaminam o ar, a água e o solo, e da agropecuária, que está associada ao desmatamento, à redução da biodiversidade local e à emissão de gases de efeito estufa. Assim, ações que gerem baixo impacto ambiental são urgentes para conter as mudanças climáticas. Isso inclui a regulação do uso de agrotóxicos e a redução de sua utilização, a cessação do desmatamento, o uso de matriz energética renovável e a adoção de tecnologias ambientalmente adequadas em todos os processos envolvidos na produção, transporte, distribuição e comercialização de alimentos.

Políticas públicas integradas e eficientes (ODS 5, 10, 11, 12, 13, 16 e 17)

O estabelecimento de políticas eficientes que engajem todos os atores dos sistemas alimentares é fundamental. Essas políticas devem envolver a equidade de acesso à terra e recursos socioeconômicos aos pequenos produtores, sobretudo às mulheres, minorias e àqueles com menores recursos financeiros. Também englobam o incentivo às relações positivas entre áreas urbanas, periurbanas e rurais; práticas de compras públicas sustentáveis, incluindo alimentos; medidas que controlem as mudanças climáticas, incluindo a regulação do uso de agrotóxicos, o desmatamento e o modo de produção de alimentos; e a garantia de que essas políticas sejam cumpridas e que seu monitoramento seja transparente.

Panorama brasileiro

Como pode ser observado, os pilares para o desenvolvimento de sistemas alimentares mais sustentáveis são complexos e interligados entre si, e apresentam importante conexão entre os ODS. Por isso, ações específicas em um setor terão influência no desenvolvimento de outros setores.

De acordo com dados do Instituto Brasileiro de Geografia e Estatística, disponibilizados no canal oficial *ODS Brasil*, o país tem avançado no monitoramento dos ODS, principalmente nos objetivos relacionados à segurança alimentar e nutricional e ao uso da água. Contudo, a maioria das metas relacionadas aos sistemas alimentares apresenta análises em construção ou mesmo ausência de dados, sobretudo aquelas relacionadas a consumo consciente, mudanças climáticas, vida na água e vida na terra.[11] A limitação desses dados sinaliza um importante alerta, ainda mais quando se leva em consideração que essas são as metas intimamente associadas às mudanças climáticas e a alterações nos padrões de consumo e hábitos alimentares.

Outro agravante é que pesquisas apontam que o Brasil tem retrocedido no cumprimento dos ODS. Dados recentes mostram que o desmatamento no país tem crescido substancialmente; em 2020, o aumento da taxa de desmatamento da Amazônia Legal Brasileira foi de 9,5% em relação ao ano anterior.[12] Além disso, dados da Pesquisa de Orçamentos Familiares 2017-2018 apontaram que 36,7% dos domicílios brasileiros apresentavam algum grau de insegurança alimentar, sendo 8,1% em insegurança alimentar moderada e 4,6% em insegurança alimentar grave. Comparativamente, em 2013, a insegurança alimentar esteve presente em 22,6% dos domicílios.[13]

De acordo com o Relatório dos Objetivos de Desenvolvimento Sustentável 2020, a prevalência de insegurança alimentar moderada e grave na América Latina é maior que no Brasil, correspondendo a 31,7% (dados de 2019), e também tem aumentado nos últimos anos. Contudo, em relação aos países desenvolvidos (7,9%), a prevalência de insegurança alimentar moderada e grave no país é quase duas vezes maior,[14] indicando a necessidade de ações efetivas para a promoção da segurança alimentar e nutricional.

No percurso para os Objetivos de Desenvolvimento Sustentável

Os ODS podem ser alcançados por meio de ações intersetoriais que envolvem todo o sistema alimentar, relacionadas principalmente às mudanças nos padrões de produção e consumo alimentar.

Além de ações individuais relacionadas ao consumo consciente, os governos têm maior influência, responsabilidade e impacto na regulação dos sistemas alimentares, sobretudo no desenvolvimento de políticas públicas eficazes que incentivem a agricultura familiar e no acesso de toda a população aos alimentos produzidos, assim como na legislação e implementação de ações que promovam a saúde; no monitoramento e fiscalização do cumprimento das normas de proteção ao meio ambiente; e, finalmente, na coleta de dados, análise, consolidação e regulação dos indicadores dos ODS.

Já a indústria de alimentos tem o papel de cumprir os regulamentos estabelecidos e de contribuir para o desenvolvimento de práticas agrícolas não invasivas e sustentáveis, não utilizando matéria-prima e insumos provenientes de áreas desmatadas ilegalmente, por exemplo.

Década de Ação pela Nutrição

Em âmbito internacional, a aprovação da Década de Ação pela Nutrição, de 2016 a 2025, consolidou-se como um importante marco para o desenvolvimento de sistemas alimentares mais sustentáveis. A Década de Ação pela Nutrição está alinhada aos ODS e prevê que os governos estabeleçam metas que visem à redução da prevalência de desnutrição, obesidade e doenças crônicas não transmissíveis associadas à alimentação.[15]

Como signatário, o Brasil assumiu 38 compromissos, dentro das seis áreas de ação da década, para implementar políticas intersetoriais visando à diminuição da prevalência de obesidade na população adulta, à redução de 30% do consumo de bebidas açucaradas entre adultos e ao aumento de pelo menos 17,8% na proporção de adultos que consomem frutas, legumes e verduras regularmente.[16]

Como visto neste capítulo, são necessárias ações de todos os atores do sistema alimentar para que a segurança alimentar e nutricional, a disponibilidade e o acesso a alimentos seguros e nutritivos possa ser efetivada. Essas ações estão interconectadas aos ODS e contribuem não apenas para uma alimentação adequada, mas também para a mitigação das mudanças climáticas e para o desenvolvimento de um mundo mais sustentável, justo e igualitário.

Referências

1. United Nations. The Millennium Development Goals 2015. New York: UN; 2015. 72 p.
2. United Nations. Transforming our world: the 2030 Agenda for Sustainable Development. New York: UN; 2015. 39 p.
3. Whitmee S, Haines A, Beyrer C, Boltz F, Capon AG, Dias BFS et al. Safeguarding human health in the Anthropocene epoch: report of The Rockefeller Foundation - Lancet Commission on planetary health. Lancet. 2015;386(10007):1973-2028.
4. Food and Agriculture Organization of the United Nations. The International Conference on Nutrition. Rome: FAO; 2021.
5. Food and Agriculture Organization of the United Nations. ICN2 Second International Conference on Nutrition. Rome: FAO; 2021.
6. Caron P, Ferrero y de Loma-Osorio G, Nabarro D, Hainzelin E, Guillou M, Andersen I et al. Food systems for sustainable development: proposals for a profound four-part transformation. Agron Sustain Dev. 2018;38(4):41.

7. Ministério da Saúde. Guia Alimentar para a População Brasileira. 2.ed. Brasília: Ministério da Saúde; 2014. 156 p.
8. Benítez RO. Perdas e desperdício de alimentos na América Latina e no Caribe. Santiago: FAO; 2021.
9. Willett W, Rockström J, Loken B, Springmann M, Lang T, Vermeulen S et al. Food in the Anthropocene: the EAT-Lancet Commission on health diets from sustainable food systems. Lancet. 2019;393(10170):447-492.
10. Vermeulen SJ, Park T, Khoury CK, Béné C. Changing diets and the transformation of the global food system. Ann N Y Acad Sci. 2020;1478(1):3-17.
11. Indicadores Brasileiros para os Objetivos de Desenvolvimento Sustentável. Rio de Janeiro: IBGE; 2021.
12. Instituto Nacional de Pesquisas Espaciais. Nota técnica: estimativa do Prodes 2020. São José dos Campos: Inpe; 2020.
13. Instituto Brasileiro de Geografia e Estatística. Pesquisa de Orçamentos Familiares 2017-2018: análise da segurança alimentar no Brasil. Rio de Janeiro: IBGE; 2020. 65 p.
14. United Nations. The Sustainable Development Goals Report 2020. New York: UN; 2020.
15. United Nations. United Nations Decade of Action on Nutrition (2016-2025). New York: UN; 2016.
16. Organização das Nações Unidas para a Alimentação e a Agricultura; Ministério do Desenvolvimento Social. Década de ação em Nutrição: compromissos do Brasil. Brasília; 2018.

PARTE II

Sistemas alimentares: onde estamos e como chegamos até aqui?

5 Produção sustentável de alimentos e alimentação saudável

Suellen Secchi Martinelli
Suzi Barletto Cavalli

Introdução

A alimentação é um paradoxo para grande parte da população mundial e para a ciência, já que duas faces contraditórias da má nutrição coexistem e crescem: a obesidade e a desnutrição. Em conjunto com as mudanças climáticas, o cenário atual representa um dos grandes desafios contemporâneos[1] e é, em grande parte, determinado pelo sistema alimentar hegemônico.[2]

Os sistemas alimentares passaram por modificações ao longo dos anos, tanto em relação às formas de produção, processamento e comercialização quanto aos padrões de consumo. Sistemas alimentares englobam elementos individuais, ambientais, insumos, processos, infraestrutura e atividades relacionadas à produção, processamento, distribuição, preparo e consumo de alimentos, bem como os resultados socioeconômicos e ambientais dessas atividades. São profundamente influenciados pelas condições naturais do clima e do solo, pela história, pela cultura e pelas políticas e práticas econômicas e comerciais, fatores estes que afetam a saúde de todos.[3]

O sistema alimentar precisa mudar em todos os níveis, pois atualmente não é saudável nem sustentável.[4] Impactos negativos no ambiente e na sociedade surgiram em decorrência de práticas da agricultura moderna. O aumento dos níveis de processamento dos alimentos produzidos por grandes indústrias impacta particularmente na composição nutricional desses produtos e em aspectos culturais, sociais e ambientais.[5] A comercialização é caracterizada pelo distanciamento entre produtores e consumidores, ocasionando perda da identidade cultural e uniformização do consumo. A alimentação contemporânea é composta por alimentos que utilizam mais energia para sua produção, que têm maior impacto ambiental e necessitam de maior extensão de terra para sua produção, podendo exacerbar outros problemas relacionados à produção e ao suprimento de alimentos.[4]

Um sistema alimentar insustentável não é capaz de produzir alimentos saudáveis para o consumo. Parte-se do princípio de que a alimentação só pode ser considerada saudável se ultrapassarmos a perspectiva nutricional, agregando elementos simbólicos, sensoriais e sustentáveis.[6] Assim, o consumo de alimentos amplamente recomendados por sua qualidade nutricional, como verduras, frutas e legumes, só será saudável se a produção, o processamento e a comercialização derivarem de um sistema ambiental sustentável do ponto de vista econômico, cultural e social.

Portanto, a alimentação saudável e sustentável deve estar relacionada à produção de alimentos que proteja a biodiversidade e promova o consumo variado, resgatando alimentos, preparações e hábitos culturais tradicionais. Deve ser acessível e disponível a todos, em quantidade e qualidade, baseada em alimentos produzidos e processados na região, por agricultores familiares, de maneira agroecológica, fundamentada na comercialização justa, aproximando a produção do consumo. Além disso, deve ser isenta de contaminantes físicos, biológicos ou químicos que causem malefícios a todos os envolvidos, de maneira aguda ou crônica.[7]

Na abordagem de sistemas alimentares, é necessário considerar todos os determinantes do consumo alimentar a partir das relações estabelecidas entre os diferentes agentes participantes da cadeia: produtores, distribuidores e consumidores. Este capítulo foi construído a partir de projetos de pesquisa e extensão desenvolvidos pelo Observatório de Estudos em Alimentação Saudável e Sustentável (ObASS). Não se pretende aqui esgotar o tema, mas sim realizar algumas reflexões consideradas importantes para a alimentação e a nutrição, especialmente tendo em vista a sinergia entre a produção sustentável de alimentos e a alimentação saudável.

A insustentável produção de alimentos no Brasil

Profundas modificações nas formas de produção de alimentos foram observadas ao longo dos anos. Após a Revolução Verde, implementada na década de 1950 sob a justificativa de aumentar a produção de alimentos e acabar com a fome, os modos de produção modificaram-se. Iniciou-se uma produção de larga escala com alta tecnologia, buscando a maior produtividade.[8] A agricultura moderna é caracterizada por concentração de terras, uso intensivo do solo, monocultura, irrigação, aplicação de fertilizantes inorgânicos, controle químico de pragas e manipulação genética de plantas.[4]

As tecnologias implantadas com a promessa de modernização do campo e de aumento da produtividade foram voltadas ao agronegócio e resultaram no empobrecimento da população rural e no aumento do impacto ambiental. Acentuaram-se o êxodo rural, o empobrecimento do solo e a contaminação da água, além da pobreza rural e das dificuldades de acesso a mercados para os pequenos agricultores. Um dos grandes fatores também decorrentes dessa modernização e que contribui para a insustentabilidade do sistema alimentar no Brasil é a concentração de terras. De acordo com dados do Censo Agropecuário,[9] quase metade de toda a área agrícola do país é ocupada por apenas 1% das propriedades.

Grandes áreas no país são destinadas à criação bovina e de soja, milho e cana-de-açúcar. Aproximadamente 45% da área dos estabelecimentos rurais brasileiros é destinada à pastagem.[9] A safra brasileira de cereais, leguminosas e oleaginosas deve alcançar 261,5 milhões toneladas em 2022, de acordo com a estimativa de abril do Levantamento Sistemático da Produção Agrícola (LSPA).[10] Os processos agrícolas e o intenso desmatamento de áreas dos países em desenvolvimento para a produção de grãos destinada à indústria de alimentos agravam problemas globais relacionados à saúde e ao ambiente.[11]

A criação animal está associada a elevado impacto ambiental, contribuindo para alterações climáticas, degradação do solo, emissão de gases, perda da biodiversidade, uso elevado e contaminação da água. Alimentos cárneos e laticínios podem conter agrotóxicos, visto que os animais consomem ração produzida com esses produtos. Além de agrotóxicos, a carne consumida também pode conter grande quantidade de antibióticos utilizados principalmente nos sistemas de produção intensiva. Muitas dessas moléculas não são totalmente metabolizadas no organismo animal, e seus resíduos têm sido detectados em amostras de solo, água superficial e subterrânea. O uso excessivo dessas drogas pode aumentar o desenvolvimento de cepas resistentes a medicamentos, que podem ser transmitidas aos seres humanos por meio do consumo de alimentos e água.[12]

A pesca predatória ou sobrepesca resulta na redução dos estoques de espécies. A aquicultura é baseada no cultivo de organismos aquáticos, geralmente em um espaço confinado e controlado, e apresenta elevado impacto ambiental.[13] Nesse sentido, recomendar o consumo de pescados em detrimento da carne vermelha também não parece ser uma solução viável. Se a população atendesse às recomendações de especialistas para o consumo de pescados, possivelmente teríamos graves problemas ambientais. A criação animal nos sistemas intensivos também gera grande impacto pelo fato de a alimentação ser baseada em cereais como milho e soja, o que exige grandes áreas para o cultivo e utiliza elevadas quantidades de agrotóxicos e sementes transgênicas.

O Brasil é um grande fornecedor mundial de alimentos e produtos agrícolas. Como consequência, os impactos da produção de alimentos em grande escala permanecem no país, impactos esses que podem ser ambientais e também afetar a saúde dos produtores e moradores das regiões mais próximas à produção. A elevada produção de transgênicos, a utilização de agrotóxicos proibidos em outros países, a entrada ilegal de produtos e a possibilidade de pulverização aérea contribuíram para que o Brasil ocupasse a primeira posição no uso de agrotóxicos em todo o mundo desde 2008.[14]

No governo do presidente Jair Bolsonaro foram aprovados 967 registros de agrotóxicos em dois anos (2019-2020), o maior número de aprovações da história do país. Destaca-se que a Agência Nacional de Vigilância Sanitária (Anvisa), o Ministério da Agricultura e o Instituto Brasileiro do Meio Ambiente e dos Recursos Naturais Renováveis (Ibama), órgãos reguladores responsáveis pela avaliação e liberação dos agrotóxicos no mercado brasileiro, realizaram 90% das liberações durante a pandemia da covid-19. Outra questão considerada séria e relevante é a mudança na classificação toxicológica, que dificulta a identificação da toxicidade dos produtos. Segundo a nova regra da Anvisa, metade dos agrotóxicos aprovados no ano de 2020 foi classificada como "improvável de causar dano agudo" (categoria criada em julho de 2019). Essa classificação agrupa produtos que não provocam a morte do indivíduo ao tocar, inalar ou ingerir; assim, o rótulo desses produtos não apresenta o aviso de perigo, mesmo que possam causar cegueira e corrosão da pele.[15]

A utilização de agrotóxicos está relacionada ao aumento da incidência de várias doenças, como câncer, malformações congênitas, distúrbios endócrinos, neurológicos e mentais.[14,16] A exposição do ser humano aos agrotóxicos se dá pela alimentação, pela água, pelo ar, pelo solo e pelas condições de trabalho.

A redução do uso de agrotóxicos e, por conseguinte, do custo de produção era uma das promessas da transgenia. Por isso, muitos produtores brasileiros optaram pelo cultivo de sementes transgênicas. Outra promessa era a segurança alimentar e nutricional, com a erradicação da fome no mundo.[8] No entanto, as justificativas não se sustentaram. As maiores concentrações de utilização de agrotóxicos coincidem com as regiões de maior produção de monoculturas transgênicas de soja, milho, cana-de-açúcar e algodão.[14] A inserção de genes nas plantas transgênicas (soja, milho, cana-de-açúcar e algodão) tem como atributo fundamental conferir resistência a insetos e tolerância a determinados agrotóxicos. Contudo, tem-se observado o aumento da resistência de pragas e ervas daninhas, implicando o uso de maior quantidade de agrotóxicos e, assim, provocando maior desequilíbrio nos ecossistemas.[8,14]

Estão autorizados no Brasil, pela Comissão Técnica Nacional de Biossegurança (CTNBIO), o cultivo e a liberação comercial das culturas de soja, milho, algodão, cana-de-açúcar e feijão transgênico. Este último, com tecnologia da Empresa Brasileira de Pesquisa Agropecuária (Embrapa), ainda não está sendo comercializado.

O estudo de Cortese et al.[17] identificou 101 nomenclaturas distintas de produtos e subprodutos derivados de culturas transgênicas em rótulos de alimentos comercializados em supermercado. A rotulagem, que é a única maneira de o consumidor realizar a escolha de não consumir alimentos transgênicos, está em processo de desregulamentação. Já obteve aprovação na Câmara Federal, e o Projeto de Lei da Câmara n. 34, de 2015, encontra-se à espera de votação no Senado Federal.[18]

Os problemas de insegurança dos alimentos perpassam a produção, o processamento, a industrialização e decaem no consumo. Nesses eixos, podemos observar fraudes recorrentes nos elos da cadeia de alimentos. Como exemplos, temos a mistura de óleo de soja e azeite lampante (extraído de azeitonas deterioradas ou fermentadas), o leite por inúmeras ocorrências de adição de substâncias impróprias para o consumo, o bicarbonato de sódio em produtos vencidos, carnes e embutidos com adulteração e a ausência de fiscalização no abate e no descarte comercializado. Também ocorrem fraudes na produção de vinhos, com adição da substância natamicina, um agente antifúngico que prolonga a conservação do produto. Na comercialização de produção orgânica, observa-se fraude por utilização de produtos com agrotóxicos, com denúncias de produtores certificados de alimentos orgânicos. Outro exemplo, mas de fraude no comércio, é realizado pelo método do DNA do peixe, em que um peixe do tipo Polaca do Alasca era comercializado em um grande supermercado como se fosse Côngrio-rosa. Da mesma forma, um restaurante vendia Peixe-panga como se fosse linguado. Essas fraudes são mais corriqueiras e bem menos fiscalizadas.[19]

Produção sustentável de alimentos no Brasil: avanços e desafios

Os Objetivos de Desenvolvimento Sustentável da Organização das Nações Unidas tratam sobre erradicar a pobreza, acabar com a fome, alcançar a segurança e a soberania alimentar, melhorar a nutrição e promover a agricultura sustentável. Entre as metas, fica clara a necessidade de apoio a pequenos agricultores; conservação da biodiversidade e dos ecossistemas; redução do desperdício; uso eficiente e sustentável dos recursos naturais e marinhos; garantia de padrões de consumo e produção sustentáveis; e promoção de informações para que a população faça escolhas mais sustentáveis.[20]

Torna-se fundamental discutir a forma de produção dos alimentos para as recomendações alimentares. É preciso considerar a possibilidade de uma dieta onívora baseada em produtos orgânicos, locais e produzidos pela agricultura familiar ter menor impacto ambiental que uma dieta vegetariana composta por alimentos produzidos com elevado uso de agrotóxicos e provenientes de longas cadeias de comercialização. Uma das grandes dificuldades é que os estudos de análise do ciclo de vida dos alimentos possuem enfoque ambiental e dificilmente consideram a forma de produção agroecológica como variável.[7] Além disso, os custos sociais e econômicos de todo o sistema alimentar não são considerados e ponderados para as recomendações alimentares.

Os desafios na produção sustentável de alimentos no Brasil são evidentes. Contudo, é preciso destacar alguns avanços. A criação do Programa Fome Zero, em 2003, representou uma estratégia para assegurar o Direito Humano à Alimentação Adequada (DHAA), a promoção da segurança alimentar e nutricional e a inclusão social da população economicamente mais vulnerável. O incentivo ao fortalecimento da agricultura familiar possibilitou mudanças importantes no cenário de produção e consumo de alimentos.

O desenvolvimento de uma agricultura ambientalmente sustentável e socialmente justa deve vir combinado à agricultura familiar em função de suas características de pequena produção e menor escala, possibilidade e integração de atividades vegetais e animais. A agricultura familiar possui grande protagonismo na estrutura agrária brasileira, respondendo por 77% do total de estabelecimentos agrícolas e com mais de 12 milhões de pessoas envolvidas na produção de alimentos.[9] Esse setor é responsável pela produção da maioria dos alimentos básicos, como arroz, feijão, mandioca, batata e vários tipos de legumes, verduras e frutas. O fortalecimento da agricultura familiar é vital para proporcionar uma oferta adequada de alimentos para toda a população, produzidos de forma socialmente justa e mais respeitosa com o meio ambiente, sobretudo em momentos de crise, como a pandemia da covid-19.[21]

A agroecologia se destaca como um caminho para a produção sustentável envolvendo, simultaneamente, diversos aspectos da sustentabilidade. Apresenta grande potencial de renda, trabalho e acesso aos mercados pelos pequenos agricultores (aspecto econômico), garante a manutenção ou melhoria da qualidade dos recursos naturais (aspecto ambiental), possibilita a inclusão das populações mais vulneráveis e garante a segurança alimentar e nutricional (aspecto social), proporciona o respeito às culturas e tradições (aspecto cultural), viabiliza organização e movimentos para mudanças (aspecto político) e gera mudanças direcionadas a valores moralmente aceitos (aspecto ético).[22]

É importante destacar também a superioridade da qualidade nutricional dos alimentos orgânicos quando comparados aos alimentos convencionais. Alimentos produzidos de maneira orgânica contêm níveis mais altos de polifenóis, ácidos fenólicos, isoflavonas, estilbeno e antocianinas, além de menor nível de cádmio e metal pesado tóxico.[23]

Observam-se algumas ações para incentivo à produção orgânica e controle do uso de agrotóxicos no Brasil, como a Política Nacional de Agroecologia e Produção Orgânica (Pnapo), a Política Nacional de Redução de Agrotóxicos (PNaRA), o Programa Nacional de Redução de Agrotóxicos (Pronara) e o Plano Nacional de Agroecologia e Produção Orgânica (Planapo). Contudo, essas ações carecem de continuidade e de ampliação. Também é preponderante que, na égide da não existência do Ministério do Desenvolvimento Agrário (MDA), no qual as políticas públicas para a agricultura familiar e agroecologia eram pautadas e implementadas, bem como do Conselho Segurança Alimentar e Nutricional (Consea), que abarcava as questões referentes a alimentação e nutrição, é quimérico imaginar que, sem essas instituições organizativas e operacionais, as políticas públicas aconteçam.

Todos os envolvidos no sistema alimentar, desde a produção, industrialização e comercialização, além das agências regulatórias e governamentais, são responsáveis pelo fornecimento de alimentos seguros. É necessário o estabelecimento de normas, programas e sistemas de controle de qualidade em âmbito nacional e local.[24]

Uma dieta sustentável não requer somente a diminuição do desperdício alimentar e a redução do consumo de carnes e laticínios. Em termos gerais, essas ações não resolverão os problemas decorrentes do sistema alimentar hegemônico. Elas fazem parte de um processo de transição e devem compor um conjunto de ações articuladas para terem efeitos positivos. A redução do consumo de carne deve ser associada ao aumento do consumo de alimentos orgânicos, locais e sazonais. Mais do que a eliminação de um grupo alimentar da dieta, a alimentação deve contemplar o consumo de alimentos agroecológicos e produzidos pela agricultura familiar local.

A aproximação dos eixos de produção e consumo e o desenvolvimento de habilidades culinárias são fatores importantes para a sustentabilidade do sistema alimentar. Consumir alimentos agroecológicos requer aceitar a produção local, sazonal e diversificada. Modificar padrões e escolhas alimentares da população parece ser o grande desafio da alimentação saudável e sustentável. Contudo, talvez o maior desafio seja democratizar o acesso a alimentos agroecológicos. Isso só será possível com ações, principalmente governamentais, direcionadas à produção do alimento e ao fortalecimento da agricultura familiar e da soberania alimentar. Essas ações podem resultar no aumento da disponibilidade e diversidade de alimentos frescos, da região e menos dependentes de importações, garantindo o abastecimento diante de desastres naturais, de crises econômicas e de saúde pública.

A discussão se sustenta na visão de que a sustentabilidade ou insustentabilidade de uma dieta é um processo de todos os produtos que todos comemos.[25] Portanto, existe uma relação simbiótica entre agroecologia, alimentação saudável, sistemas alimentares sustentáveis e saúde. Não é possível ter uma alimentação saudável sem agroecologia.

Considerações finais

A sinergia entre a produção sustentável de alimentos e a alimentação saudável fica demonstrada nos benefícios sociais, econômicos, ambientais e de saúde quando do consumo de alimentos produzidos de maneira sustentável. Consideramos um contrassenso que as recomendações para uma alimentação promotora de saúde não sejam sempre acompanhadas da forma de produção orgânica/agroecológica. Da mesma forma, incentivar o consumo de legumes, verduras e frutas que não sejam sazonais, produzidos na região e por pequenos agricultores perpetua a insustentabilidade da produção de alimentos no Brasil. Apesar dos claros benefícios ambientais da redução da criação animal, as ações de redução do consumo devem vir acompanhadas de mudanças nas práticas alimentares para viabilizar a produção local e familiar, os circuitos curtos e a agroecologia.

Referências

1. Swinburn BA, Kraak VI, Allender S, Atkins VJ, Baker PI, Bogard JR et al. The global syndemic of obesity, undernutrition, and climate change: The Lancet Commission report. Lancet (London, England). 2019;393:791-846.
2. HLPE. Nutrition and food systems. A report by the High Level Panel of Experts on Food Security and Nutrition of the Committee on World Food Security. Rome: High Level Panel of Experts [Internet]; 2017. Disponível em: http://www.fao.org/3/a-i7846e.pdf. Acesso em: 6 jan. 2022.
3. FAO. The future of food and agriculture – Trends and challenges. Rome: FAO; 2017. p.180.
4. Gliessman SR. Agroecology: the ecology of sustainable food systems. Boca Raton: CRC Press; 2014.
5. Brasil. Ministério da Saúde. Guia Alimentar para a População Brasileira. Brasília: Ministério da Saúde, 2014. 156 p.
6. Fabri RK, Martinelli SS, Perito MA, Fantini A, Cavalli SB. Absence of symbolic and sustainable aspects in recommendations for healthy eating: a qualitative analysis of food-based dietary guidelines. Revista de Nutrição. 2021;34:e200120.
7. Martinelli SS, Cavalli SB. Alimentação saudável e sustentável: uma revisão narrativa sobre desafios e perspectivas. Cien Saude Colet. 2019;24:4251-62.
8. Cavalli SB. Segurança alimentar: a abordagem dos alimentos transgênicos. Rev Nutr. 2001;14:41-6.

9. Brasil. Censo Agropecuário 2017. Resultados Definitivos IBGE [Internet]. 2017. Disponível em: https://sidra.ibge.gov.br/pesquisa/censo-agropecuario/censo-agropecuario-2017. Acesso em: 6 jan. 2022.
10. Brasil. Estimativa de abril aponta safra recorde de 261,5 milhões de toneladas em 2022 [internet]. Disponível em: https://agenciadenoticias.ibge.gov.br/agencia-noticias/2012-agencia-de-noticias/noticias/33718-estimativa-de-abril-aponta-safra-recorde-de-261-5-milhoes-de-toneladas-em-2022. Acesso em: 15 maio 2022.
11. FAO. The state of food and agriculture: climate change, agriculture and food security. Rome: FAO; 2016. p.172.
12. Regitano JB, Leal RMP. Comportamento e impacto ambiental de antibióticos usados na produção animal brasileira. Revista Brasileira de Ciência do Solo. 2010;34:601-16.
13. IPES-Food. Unravelling the Food-Health Nexus: Addressing practices, political economy, and power relations to build healthier food systems. Brussels: International Panel of Experts on Sustainable Food Systems – IPES-Food; 2017.
14. Carneiro FF, Augusto LGdS, Rigotto RM, Friedrich K, Búrigo AC. Dossiê Abrasco: um alerta sobre os impactos dos agrotóxicos na saúde. Rio de Janeiro: EPSJV; 2015.
15. Grigori P. Bolsonaro bate o próprio recorde: 2020 é o ano com maior aprovação de agrotóxicos da história [Internet]. 2021. Disponível em: https://apublica.org/2021/01/bolsonaro-bate-o-proprio-recorde-2020-e-o-ano-com-maior-aprovacao-de-agrotoxicos-da-historia/. Acesso em: 6 jan. 2022.
16. Inca – Instituto Nacional de Câncer. Ministério da Saúde. Posicionamento do Instituto Nacional de Câncer José Alencar Gomes da Silva acerca dos agrotóxicos [Internet]. 2015. Disponível em: https://www.inca.gov.br/sites/ufu.sti.inca.local/files//media/document//posicionamento-do-inca-sobre-os-agrotoxicos-06-abr-15.pdf. Acesso em: 6 jan. 2022.
17. Cortese RDM, Martinelli SS, Fabri RK, Proença RPdC, Cavalli SB. A label survey to identify ingredients potentially containing GM organisms to estimate intake exposure in Brazil. Public Health Nutr. 2018;21:2698-713.
18. Cortese RDM, Martinelli SS, Fabri RK, Melgarejo L, Nodari RO, Cavalli SB. Reflexões sobre a proposta de modificação da regulamentação de rotulagem de alimentos transgênicos no Brasil. Cien Saude Colet [Internet]. 2020. Disponível em: http://www.cienciaesaudecoletiva.com.br/artigos/reflexoes-sobre-a-proposta-de-modificacao-da-regulamentacao-de-rotulagem-de-alimentos-transgenicos-no-brasil/17835?id=17835. Acesso em: 6 jan. 2022.
19. Cavalli, SB. Sustentabilidade do campo à mesa [Palestra]. In: XXVI Congresso Brasileiro de Nutrição [online], 2020.
20. UN. 2030 Agenda for Sustainable Development. In: United Nations, editor. 2015.
21. Cavalli SB, Soares P, Martinelli SS, Schneider S. Family farming in times of Covid-19. Revista de Nutrição. 2020;33.
22. Empresa Brasileira de Pesquisa Agropecuária. Marco Referencial em Agroecologia. Brasília: Embrapa Informação Tecnológica; 2016.
23. Barański M, Średnicka-Tober D, Volakakis N, Seal C, Sanderson R, Stewart GB et al. Higher antioxidant and lower cadmium concentrations and lower incidence of pesticide residues in organically grown crops: A systematic literature review and meta-analyses. British Journal of Nutrition. 2014;112:794-811.
24. FAO. FAO's strategy for a food chain approach to food safety and quality: A framework document for the development of future strategic direction. In: Agriculture Co, editor. Rome: Food and Agriculture Organization of The United Nations; 2003.
25. Lang T. Re-fashioning food systems with sustainable diet guidelines: Towards a SDG 2 strategy. Oxford: Food Climate Research Network; 2017.

6 Ambientes alimentares e o avanço da alimentação fora de casa

Bartira Mendes Gorgulho
Patrícia Simone Nogueira

Introdução

O sistema alimentar envolve elementos ambientais, individuais, processuais, estruturais e institucionais, reunindo-os às atividades de produção, processamento, distribuição, preparo e consumo de alimentos. Assim, é possível identificar ao menos três elementos constitutivos que apresentam interface com a nutrição: as cadeias de abastecimento de alimentos, os ambientes alimentares e o comportamento do consumidor.[1] Neste capítulo, abordaremos os ambientes alimentares e sua relação com a alimentação fora de casa.

O ambiente alimentar consiste nos espaços físicos onde os alimentos podem ser adquiridos, somados aos determinantes pessoais das escolhas alimentares (incluindo renda, educação, valores, habilidades, entre outros) e às normas políticas, sociais e culturais que fundamentam essas interações. O acesso físico e econômico aos alimentos (proximidade e acessibilidade), além da promoção, publicidade e informação, também é importante para a caracterização do ambiente.[1]

Podemos compreender os ambientes alimentares como coletivos de condições que influenciam as práticas alimentares e o estado nutricional dos indivíduos. Nos últimos anos, a promoção de ambientes alimentares saudáveis tem recebido atenção nas políticas estratégicas, incluindo políticas econômicas de subsídios e tributação de alimentos, restrições à comercialização de alimentos não saudáveis e rotulagem alimentar, entre outros.

Como será descrito aqui, alguns ambientes alimentares têm sido associados ao adoecimento das populações, com destaque à alimentação fora de casa, resultando em dietas inadequadas, ganho de peso e evolução de doenças crônicas não transmissíveis (DCNT).

Ambiente e interação com a saúde

Desde a primeira Conferência Internacional sobre Promoção de Saúde, em 1986, identifica-se a necessidade de haver ambientes favoráveis para garantir a saúde da população, considerando que "a saúde é um estado de completo bem-estar físico, mental e social e não apenas a ausência de doença ou enfermidade".[2]

Visando compreender o aumento da prevalência mundial de obesidade e a relação com o ambiente, Egger e Swinburn identificaram que o meio, fatores genéticos e comportamentais influenciam na obesidade, atuando em sinergia. Nesse sentido, reconheceram que as práticas alimentares e a atividade física são influenciadas pelos macro e microambientes.[3] A dimensão do macroambiente, a mais ampla, influencia a população por meio de sistemas governamentais de saúde e educação, indústrias de alimentos, políticas agrícolas e sistemas de transporte, interferindo nas configurações do microambiente, composto por casas, escolas, universidades, locais de trabalho, restaurantes e bairros.[4]

Ao analisar aspectos do macro e microambiente e os tipos físico, econômico, político e sociocultural, os autores introduziram o termo *obesogênico* para determinar o ambiente que favorece o desenvolvimento da obesidade, ou seja, o "conjunto das influências que os arredores, as oportunidades ou as condições de vida têm na promoção da obesidade em indivíduos ou populações". Em contraposição ao ambiente obesogênico, instituíram o conceito de ambiente *leptogênico*, definido como aquele que promove escolhas saudáveis em relação à alimentação e incentiva a atividade física.

Dessa forma, ambientes com características leptogênicas podem ser promotores de saúde. Tanto a alimentação como a atividade física são subcategorias importantes dos tipos de ambiente e podem ser consideradas parte de um ambiente obesogênico ou leptogênico, dependendo das circunstâncias locais.[4]

Ambiente alimentar e o comportamento do consumidor

Uma forma de compreender os fatores que interferem nas práticas alimentares é o modelo conceitual denominado *Model of Community Nutrition Environments* (Fig. 1), que identifica os componentes políticos (políticas governamentais e indústria), ambientais (ambiente nutricional da comunidade, organizacional e do consumidor, e ambiente informativo) e individuais (sociodemográficos, psicossociais e ambiente percebido) que influenciam as tomadas de decisão.[5]

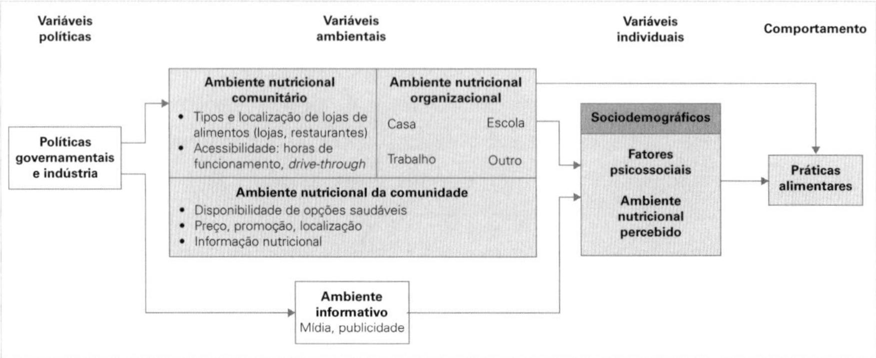

Figura 1. Modelo de ambiente nutricional comunitário.
Fonte: Glanz et al.[5]

No que tange aos componentes ambientais, o comunitário caracteriza-se por tipo, localização e acesso aos estabelecimentos que comercializam alimentos. O componente organizacional se refere a lugares específicos, como casas, escolas, locais de trabalho, igrejas e estabelecimentos de saúde, entre outros. Já o ambiente nutricional do consumidor é determinado pela disponibilidade de opções saudáveis, qualidades nutricionais, preços, promoções, localização, variedade de opções, tamanho da porção e rotulagem nutricional. Por fim, o ambiente informativo inclui a mídia e a publicidade de alimentos inseridos em diferentes ambientes.[5]

Outra estrutura ecológica (Fig. 2) que demonstra que o comportamento alimentar é resultado da interação de múltiplas influências em diferentes níveis é apresentada por Story et al. De acordo com esses autores, quatro níveis de influência (individual, ambiente social, ambiente físico e macroambiente) interagem, direta e indiretamente, impactando nas escolhas e nos comportamentos alimentares.[6]

Enquanto o ambiente macro engloba políticas e sistemas de produção e distribuição de alimentos, valores e normas culturais e sociais, mídia e *marketing* de alimentos, o ambiente físico envolve os locais de consumo e compra de alimentos, como casas, locais de trabalho, escolas, restaurantes, lanchonetes e supermercados, que determinam o acesso e a disponibilidade dos alimentos. O ambiente social é caracterizado pela interação de família, amigos e comunidade por meio de apoio e normas sociais. Em conjunto com os demais, encontram-se os fatores de nível individual, sejam eles cognitivos, comportamentais, de estilo de vida, biológicos e demográficos, que interferem nos comportamentos alimentares, considerando resultados esperados, motivação, autoeficácia e capacidade comportamental.[6]

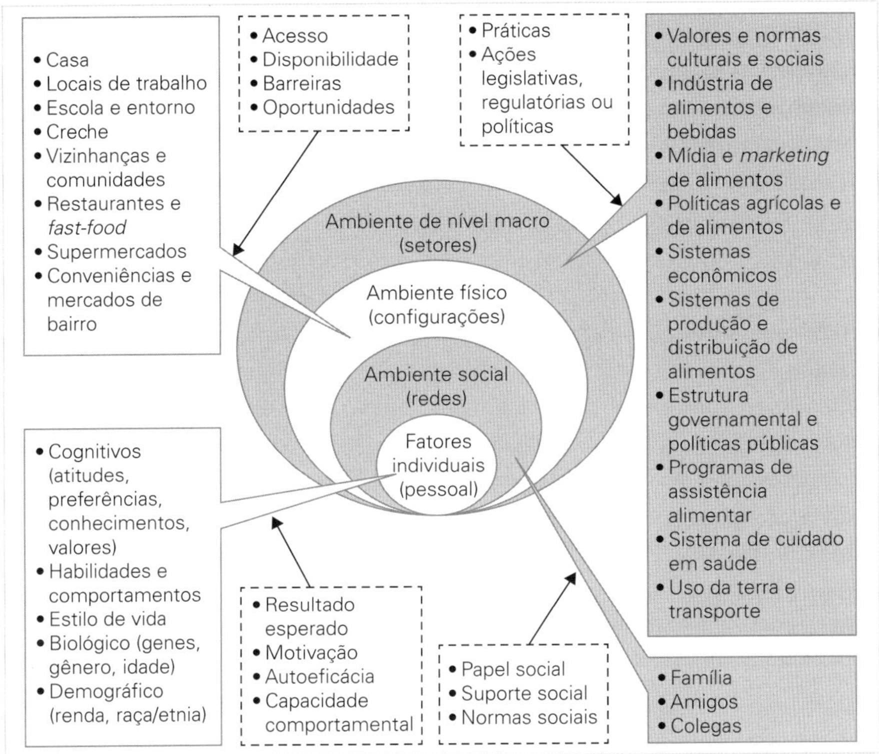

Figura 2. Estrutura ecológica que desenvolve as múltiplas influências sobre o que as pessoas comem.
Fonte: Story et al.[6]

Por fim, com base nos modelos conceituais apresentados anteriormente,[4-6] a rede internacional Informas (International Network for Food and Obesity/non-communicable diseases Research, Monitoring and Action Support) definiu o ambiente alimentar como um conjunto dos meios físicos, econômicos, políticos e socioculturais, oportunidades e condições que influenciam as escolhas alimentares e o estado nutricional das pessoas.[7] Os pesquisadores retificam o modelo apresentado anteriormente[4] e reafirmam as influências:

- da indústria de alimentos, que determina os produtos, a disponibilidade, a qualidade e os preços;
- dos governos, que definem regulamentos e leis, além de políticas fiscais e de promoção de saúde;
- da sociedade, que possui práticas tradicionais, culturais e religiosas.

Ademais, para além dos componentes físicos, econômicos, políticos e socioculturais, o modelo considera a interação dos fatores individuais (preferências, hábitos, escolaridade e renda) com o ambiente, influenciando as escolhas e práticas alimentares (Fig. 3).

Oásis, desertos e pântanos alimentares

É reconhecida a importância de se avaliar a qualidade de estruturas de distribuição e comercialização de alimentos urbanos para verificar a disponibilidade de locais que permitam o acesso à alimentação, considerando que a redução da oferta local de alimentos saudáveis é uma causa importante de alimentação não saudável, inclusive fora de casa.

Estudos mostram que áreas socialmente vulneráveis têm menor disponibilidade de alimentos, principalmente saudáveis, com oferta de frutas, verduras e legumes. Sendo assim, pode-se descrever as áreas urbanas populosas como oásis, desertos ou pântanos alimentares, a depender dos alimentos comercializados na região.[8]

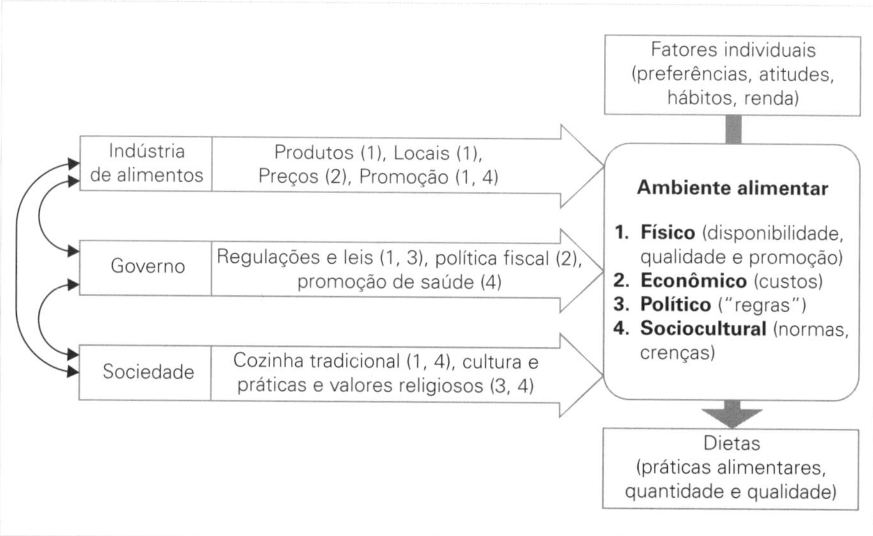

Figura 3. Ambientes alimentares e seus quatro componentes principais; as principais influências da indústria de alimentos, governos e sociedade em ambientes familiares (e suas interações); e a interação entre os fatores individuais e os ambientes alimentares na modulação das dietas.
Fonte: Informas.[7]

- Oásis alimentares: áreas onde os residentes têm bom acesso, caminhando, até supermercados, sacolões, feiras e mercearias. Há boa disponibilidade de alimentos saudáveis.
- Desertos alimentares: áreas que apresentam baixa disponibilidade ou ausência de condições econômicas para adquirir alimentos saudáveis. Regiões que não têm acesso físico a frutas, legumes, cereais integrais e outros alimentos representativos de uma alimentação saudável.
- Pântanos alimentares: áreas com alta densidade de estabelecimentos de comida barata e hipercalórica, como redes de *fast-food*, lojas de conveniência e pequenos mercados. Vizinhanças com predominância de estabelecimentos que comercializam alimentos ultraprocessados em relação aos estabelecimentos que comercializam opções saudáveis.

Na tentativa de mapear e entender melhor o contexto do comércio varejista de alimentos no Brasil, a Câmara Interministerial de Segurança Alimentar e Nutricional (Caisan) realizou o "Estudo técnico: mapeamento dos desertos alimentares no Brasil". Os resultados do estudo podem ser utilizados para qualificar e focalizar políticas públicas relacionadas ao abastecimento alimentar no país. É possível consultá-los no Portal da Segurança Alimentar e Nutricional do Ministério da Cidadania.[8]

No Brasil, a principal fonte de dados oficiais de consumo alimentar advém das Pesquisas de Orçamento Familiar (POF), realizadas periodicamente pelo Instituto Brasileiro de Geografia e Estatística (IBGE), que disponibiliza informações sobre a composição orçamentária doméstica e as condições de vida da população. No estudo técnico da Caisan, os estabelecimentos que comercializam alimentos foram classificados de acordo com a Caderneta de Aquisição Coletiva utilizada na POF de 2008/09, na qual as famílias relataram todos os alimentos e bebidas adquiridos para consumo familiar, bem como os respectivos locais de aquisição.

Dados da Caderneta de Aquisição Coletiva, quando comparados com outras edições da POF, indicam que, de 2002/03 a 2008/09, a participação urbana da alimentação fora do domicílio nos gastos com alimentação subiu de um quarto (25,7%) para um terço (31,01%), chegando a 33,9% em 2017/18, sugerindo um aumento no consumo alimentar fora de casa. Para a situação rural, esse aumento foi de 13,1% em 2002/03 para 17,5% em 2008/09 e 24,0% em 2017/18.[9] Considerando as classes extremas de rendimento familiar mensal, em 2017/18, para as famílias com renda de até dois salários-mínimos, os gastos com alimentação fora do domicílio foram equivalentes a 20,6% do total de gastos com alimentação. Para as famílias com renda superior a seis salários-mínimos mensais, esse valor ultrapassou 50%.[9]

Evolução da alimentação fora de casa no Brasil

Não há consenso na literatura sobre a melhor definição para "alimentação fora de casa". Estudos sobre o tema apresentam variações sobre essa prática.[10] Contudo, Da Cunha Galindo, em estudo qualitativo, reconheceu, nas narrativas dos responsáveis pela alimentação da casa, que a alimentação domiciliar traz práticas que envolvem adquirir, aprovisionar, preparar, consumir e descartar os alimentos transformados em uma ou mais refeições.[11] Assim, apesar de não definir um conceito operacional para o fenômeno de "comer fora de casa", pode-se compreender a alimentação fora de casa como um tipo de consumo que suprime algumas dessas etapas do ambiente domiciliar.

Dados da Associação Brasileira das Empresas de Refeições Coletivas (Aberc) indicam o crescimento do mercado. Embora venha apresentando queda gradual nos últimos anos para a modalidade autogestão, o mercado apresenta crescimento nas modalidades de refeições coletivas ofertadas por empresas prestadoras de serviço e de refeições convênio (tíquetes, cupons ou vale-refeição). Entre os anos de 2012 e 2019, o número de refeições servidas por dia passou de 17,41 para 21,84 milhões.

Comparando os resultados da POF 2008/09 com 2017/18, referente à contribuição média do consumo alimentar fora de casa para a ingestão diária de energia, considerando como alimentação fora de casa os alimentos, bebidas e preparações culinárias adquiridos e consumidos fora do domicílio, observa-se:

- redução em todas as regiões, sendo mais significativas para o Norte (34%), o Sudeste (30%) e o Sul (18%) e mais discretas para o Centro-Oeste (10%) e o Nordeste (7%);
- diminuição para as três faixas etárias, sendo mais pronunciada em adultos (21%) e menos pronunciada em adolescentes e em idosos (cerca de 18 e 14%, respectivamente);
- redução de 24% entre os homens e de 19% entre as mulheres;
- diminuição na área urbana de 3,9%, com variação insignificante na área rural (0,8%);
- redução mais pronunciada no 1º quarto (29,6%) do que no quarto de maior renda (10,7%). Dessa forma, em 2017/18, a contribuição do consumo fora de casa para a ingestão diária de energia no 1º quarto (8,8%) era menos da metade do estimado para o 4º quarto de renda (18,4%).[12]

Na Figura 4 são apresentados os alimentos e produtos alimentícios com percentual de consumo fora do domicílio igual ou superior a 35% em pelo menos uma das cinco macrorregiões brasileiras.

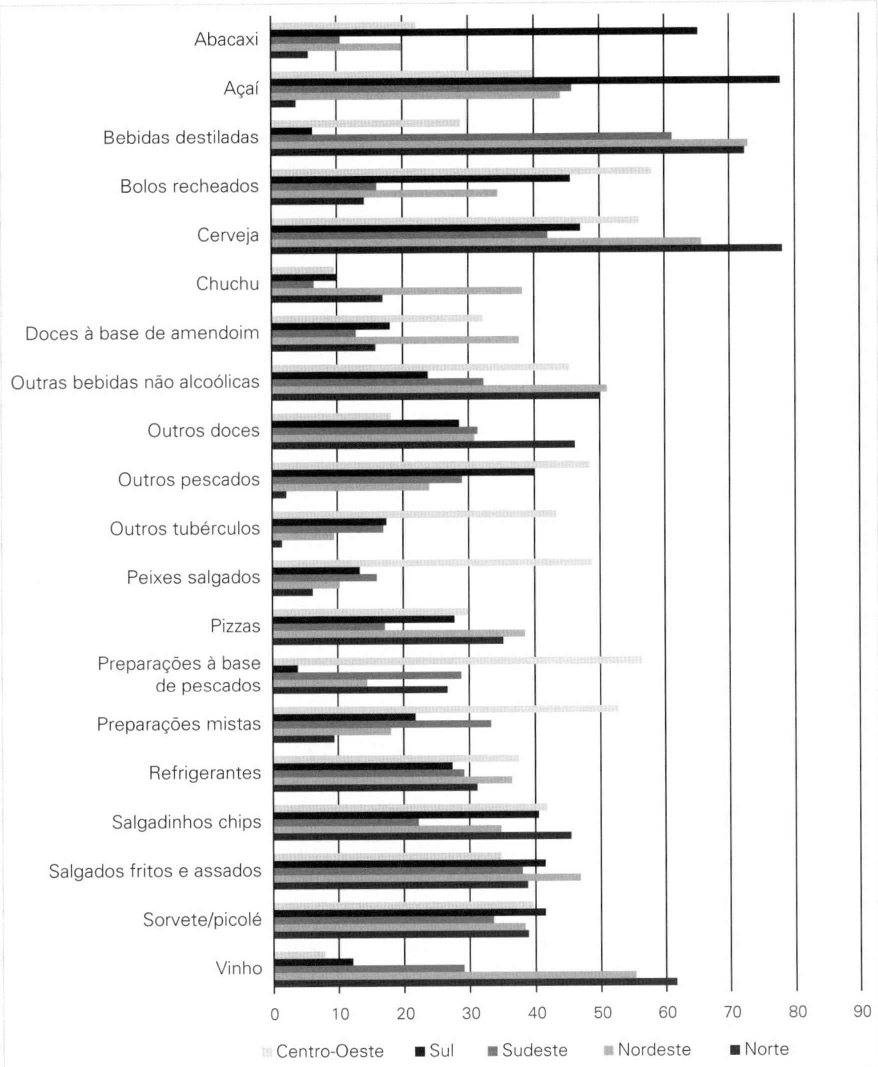

Figura 4. Percentual de consumo fora do domicílio de alimentos e preparações, por grandes regiões. Fonte: IBGE.[12]

Nota: foram incluídos apenas os alimentos e produtos alimentícios com percentual de consumo fora do domicílio igual ou superior a 25% em pelo menos uma das cinco macrorregiões brasileiras.

É reconhecido na literatura que o ambiente alimentar construído – que inclui as construções disponíveis no ambiente, como estabelecimentos comerciais de alimentos, restaurantes, lanchonetes e redes *fast-food* – pode propiciar oportunidades ou barreiras para uma alimentação adequada e saudável. Áreas socioeconomicamente desfavoráveis geralmente contam com acesso reduzido aos alimentos saudáveis, que são menos disponíveis e, quando existem, apresentam baixa qualidade e maiores preços, além de contarem com maior exposição a alimentos não saudáveis.[13]

No entanto, cabe ressaltar que, no Bloco de Consumo Alimentar Pessoal da POF, os alimentos que em algum momento passaram pelo estoque domiciliar são considerados alimentação dentro de casa. Nesse contexto, é importante observar que, embora consumidos em domicílio, os alimentos adquiridos por meio de serviços de entrega de alimentos e bebidas prontos para consumo (*delivery*) e serviços de retirada no local para consumo em outro ambiente (*take away*) também dispensam etapas do ambiente domiciliar de preparo e consumo de alimentos.

Ambiente alimentar digital

Nos últimos anos, o desenvolvimento de plataformas digitais facilitou a encomenda e entrega *online* de alimentos, fornecendo um modo alternativo de pedido. O aumento do poder aquisitivo das classes C e D, associado às facilidades de acesso à internet, comodidade e outras mudanças nas condições de vida das populações urbanas, permitiu o rápido e exponencial crescimento desse novo modelo.[14]

Caracterizados pela oferta de serviços de pedido, pagamento e acompanhamento do processo, os aplicativos funcionam como intermediários entre os clientes, os estabelecimentos de alimentação e os entregadores. Os clientes fazem os pedidos na plataforma digital, que são imediatamente encaminhados para os estabelecimentos onde a refeição será preparada. Uma vez pronta, a refeição será enviada ao cliente por um entregador.

Assim, a disponibilidade do serviço de entrega aumentou, possibilitando ao consumidor comparar as opções disponíveis de forma rápida e fácil, a fim de escolher o tipo de comida e o restaurante que melhor atende à sua demanda, como em uma praça de alimentação.[14]

Logo, os aplicativos de entrega de alimentos, somados às intervenções digitais de promoção da saúde, ao *marketing* digital de alimentos e a outros componentes digitais, passam a compor o chamado ambiente alimentar digital. Como em outros ambientes, aqui o consumidor interage com o sistema alimentar, que envolve disponibilidade, acessibilidade, conveniência e desejo pelos alimentos.[15]

Até o momento, são escassos os dados sobre a contribuição nutricional dos alimentos comercializados por meio de serviços *online* de entrega na dieta dos brasileiros. No entanto, estudo conduzido em Belo Horizonte, analisando os aplicativos mais utilizados de comercialização de alimentos *online*, revelou que 78% dos estabelecimentos cadastrados ofertam bebidas ultraprocessadas, enquanto 39, 17 e 14%, respectivamente, vendem sanduíches, salgados fritos e pizza, e 43% disponibilizam sorvetes, doces e salgados embalados. Em contrapartida, comercializam refeições compostas por arroz e feijão, com predominância de legumes, verduras e frutas, apenas 20, 17 e 5% dos estabelecimentos cadastrados, nessa ordem.[15]

Muitos dos estabelecimentos cadastrados nessas plataformas também atuam como lanchonetes e restaurantes para consumo *in loco*. Como tal, acredita-se que o perfil nutricional das refeições adquiridas *online* seja semelhante ao dos alimentos preparados e consumidos fora de casa, podendo contribuir para a ingestão excessiva de calorias, obesidade e demais comorbidades associadas.[16]

Considerações finais

O comportamento do consumidor pode ser observado como um reflexo das escolhas feitas nos âmbitos familiar e individual, impactado direta e indiretamente por disponibilidade, acesso físico e econômico aos diferentes alimentos. O ambiente alimentar, somado às preferências pessoais, determinadas por gosto, conveniência, cultura e crenças (entre outros), influencia as práticas alimentares, moldando os modos de adquirir, armazenar, preparar e comer os alimentos, dentro e fora de casa. Essa reflexão também remete à necessidade de incluir o ambiente alimentar digital nos modelos teóricos de ambiente alimentar, compreendendo que este atende uma parte da população, com possível tendência de aumento.

Referências

1. High Level Panel of Experts on Food Security and Nutrition (HLPE). Nutrition and food systems. A report by the High Level Panel of Experts on Food Security and Nutrition of the Committee on World Food Security. Rome; 2017.
2. OMS. The Ottawa charter for health promotion. Geneva: OMS; 1986.
3. Egger G, Swinburn B. An ecological approach to the obesity pandemic. BMJ: British Medical Journal. 1997;315(7106):477.
4. Swinburn B, Egger G, Raza F. Dissecting obesogenic environments: the development and application of a framework for identifying and prioritizing environmental interventions for obesity. Preventive Medicine. 1999;29:563-570.
5. Glanz K, Sallis JF, Saelens BE, Frank LD. Healthy nutrition environments: concepts and measures. American Journal of Health Promotion. 2005;19(5):330-333.

6. Story M, Kaphingst KM, Robinson-O'Brien R, Glanz K. Creating healthy food and eating environments: policy and environmental approaches. Annual Review of Public Health. 2008;29:253-272.
7. Swinburn B, Sacks G, Vandevijvere S, Kumanyika S, Lobstein T, Neal B et al. Informas (International Network for Food and Obesity/non-communicable diseases Research, Monitoring and Action Support): overview and key principles. Obesity Reviews. 2013;14(1):1-12.
8. Caisan. Estudo técnico: mapeamento dos desertos alimentares no Brasil. Secretaria-Executiva da Câmara Interministerial de Segurança Alimentar e Nutricional – Ministério do Desenvolvimento Social; 2018. Disponível em: https://aplicacoes.mds.gov.br/sagirmps/noticias/arquivos/files/Estudo_tecnico_mapeamento_desertos_alimentares.pdf. Acesso em: 15 maio 2022.
9. IBGE. Pesquisa de orçamentos familiares 2017-2018: primeiros resultados. Coordenação de Trabalho e Rendimento. Rio de Janeiro: IBGE; 2019.
10. Schubert MN, Schneider S, Díaz-Méndez C. O "comer fora de casa" no Brasil, Reino Unido e na Espanha: uma revisão das bases de dados estatísticos oficiais e perspectivas para comparação. Estudos: Sociedade e Agricultura. 2017;25(2):276-304.
11. Da Cunha Galindo FLO, Portilho MDFF. O consumo alimentar e o ciclo de vida das famílias urbanas na perspectiva dos tipos ideais. Augustus. 2015;20(39):106-118.
12. IBGE. Pesquisa de orçamentos familiares 2017-2018: análise do consumo alimentar pessoal no Brasil. Coordenação de Trabalho e Rendimento. Rio de Janeiro: IBGE; 2020.
13. Lopes ACS, Menezes MCD, Araújo MLD. O ambiente alimentar e o acesso a frutas e hortaliças: "Uma metrópole em perspectiva". Saúde e Sociedade. 2017;26:764-773.
14. Pigatto G, Machado JGCF, Negreti AS, Machado LM. Have you chosen your request? Analysis of online food delivery companies in Brazil. Br Food J. 2017;119:639-657.
15. Horta PM, Souza JPM, Rocha LL, Mendes LL. Digital food environment of a Brazilian metropolis: food availability and marketing strategies used by delivery apps. Public Health Nutr. 2020;24(3):544-548.
16. Bezerra IN, Cavalcante JB, Moreira TMV, Da Costa Mota C, Sicheiri R. Alimentação fora de casa e excesso de peso: uma análise dos mecanismos explicativos. Revista Brasileira em Promoção da Saúde. 2016;29(3):455-461.

7 Sistemas alimentares, mudanças climáticas e saúde pública

Dirce Maria Lobo Marchioni
Aline Martins de Carvalho

Introdução

Neste momento histórico, finalmente se percebeu que os caminhos que estamos trilhando estão nos levando a uma situação alarmante e a um grave risco global. No início do século XX, a desnutrição, a fome e as doenças infecciosas alarmavam a humanidade; contudo, de forma otimista, pensamos que a desnutrição e a fome seriam reduzidas contando com a agricultura industrial e com a indústria de alimentos, produzindo alimentos palatáveis, baratos, de longa duração e facilmente estocáveis, vendidos em um mercado globalizado. Mas as consequências, não consideradas inicialmente, foram no mínimo desastrosas. Chegamos ao século XXI com uma sindemia global, que sintetiza o quadro que nos desafia: uma imbricada teia que une as dietas que consumimos, os sistemas alimentares que as produzem e os efeitos climáticos desses modos de produção: má nutrição, em todas as suas formas (desnutrição, deficiência de nutrientes, sobrepeso e obesidade), e ultrapassagem dos limites do planeta, colocando em risco a humanidade.

No entanto, os conceitos de "saúde única", bem como o compromisso de que "ninguém será deixado para trás", se impõem, exigindo um novo modo de pensar, sistêmico, que integre equipes transdisciplinares – mais que isso: que engaje todos os atores envolvidos para a mudança desse cenário. Neste capítulo, vamos abordar a relação entre sistemas alimentares, mudanças climáticas, saúde pública e ações para mudanças.

A sindemia global

Em 2019, a revista *The Lancet* comissionou um grupo de cientistas para produzir um relatório sobre a obesidade. No entanto, embora o mandato da comissão fosse para abordar a obesidade, um processo deliberativo levou à reformulação do problema e à expansão do mandato para oferecer recomendações no que foi chamado de *sindemia global*, constituída pelas pandemias de obesidade, má nutrição em todas as suas formas e alterações climáticas.

As mudanças climáticas foram consideradas uma pandemia por causa de sua natureza dinâmica, seu rápido aumento e seu impacto catastrófico previsto na saúde humana. As interações entre essas três pandemias ocorrem tanto em âmbito individual quanto populacional, acontecem simultaneamente no tempo e no espaço, interagem umas com as outras, compartilham causas subjacentes comuns, além de afetar as pessoas em todos os países e regiões do mundo.

De acordo com essa comissão, vincular a obesidade com a desnutrição e as mudanças climáticas em uma única estrutura sindêmica global concentra a atenção na escala e na urgência de abordar esses desafios de forma combinada, além de enfatizar a necessidade de soluções comuns.[1]

Ainda, a Comissão produziu um modelo teórico que, além de colocar os sistemas naturais no centro, quando comumente a centralidade é colocada no indivíduo, tem como desfechos quatro resultados alinhados com os Objetivos de Desenvolvimento Sustentável (ODS), que estão entre as maiores preocupações da humanidade (Fig. 1):

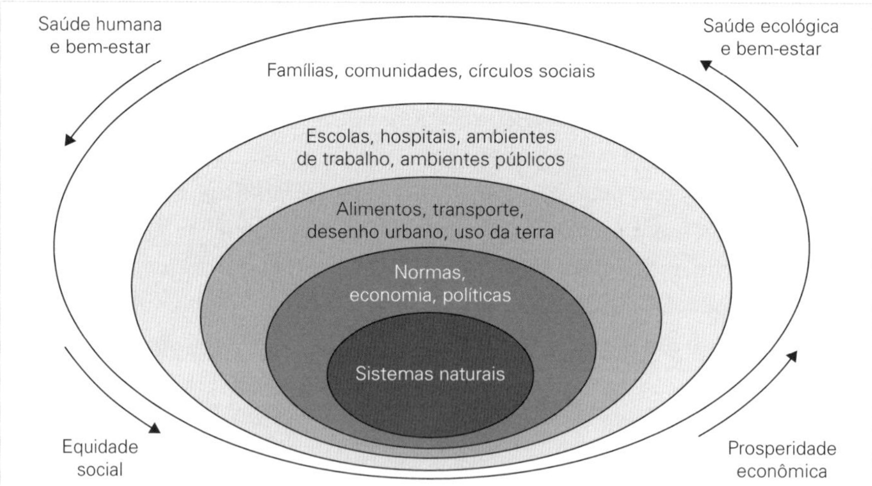

Figura 1. Modelo teórico da interação dos motores da sindemia global de obesidade, desnutrição e mudanças climáticas.
Fonte: Adaptada de Swinburn et al.[1]

- saúde humana e bem-estar;
- saúde ecológica e bem-estar;
- prosperidade econômica
- equidade social.

Má nutrição em todas as suas formas

O termo *má nutrição* não se refere mais apenas a desnutrição ou deficiências de vitaminas ou minerais. A má nutrição, em todas as suas formas, é agora entendida como incluindo a obesidade, bem como fatores dietéticos que aumentam o risco de doenças crônicas não transmissíveis (DCNT), como doenças cardíacas, doenças cardiovasculares, diabetes e certos tipos de câncer.[2]

A fome crônica, ao lado de todas as formas de má nutrição, incluindo excesso de peso, obesidade e deficiências de micronutrientes, afeta uma grande e crescente proporção de humanidade. Um terço da população mundial está experimentando uma ou mais formas de fome ou desnutrição. Após anos de declínio constante, o número de pessoas famintas começou a subir novamente em 2015.[3] Além da fome, é crescente o número de pessoas que são forçadas a comprometer a qualidade e/ou quantidade dos alimentos que consomem, como refletido no aumento moderado ou grave da insegurança alimentar desde 2014 no mundo. Projeções para 2030, mesmo sem considerar o impacto potencial da covid-19, servem como um alerta de que o atual nível de esforço não é suficiente para alcançar o ODS 2 – Fome Zero – daqui a dez anos.

Ao mesmo tempo, a obesidade em todo o mundo quase triplicou desde 1975. Em 2016, mais de 1,9 bilhão de adultos estavam com sobrepeso; destes, mais de 650 milhões eram obesos. Ainda, 38 milhões de crianças com menos de 5 anos estavam com sobrepeso ou obesas em 2019.[3] Mais de 340 milhões de crianças e adolescentes com idade entre 5 e 19 anos estavam com sobrepeso ou obesos em 2016. De acordo com o relatório *The State of Food Security and Nutrition in the World 2020*,[4] o mundo está fora do caminho para atingir as metas dos ODS para fome e desnutrição até 2030.[4]

Nesse sentido, a obesidade, a desnutrição e as mudanças climáticas têm múltiplas causas comuns e ações atenuantes, e necessitam ser enfrentadas com uma abordagem sistêmica, que promova mudanças significativas na vida das pessoas.

Obesidade

Os dados do estudo *Global Burden of Disease* (GBD) sugerem que, em 2025, quase 268 milhões de crianças e adolescentes em 200 países estarão acima do peso, 124 milhões terão obesidade e quase três quartos (72,3%) das doenças e mortes relacionadas às DCNT ocorrerão em países de baixa e média renda.[5] A obesidade torna-se, assim, um dos principais problemas de saúde pública em âmbito global.

No entanto, na maioria das culturas ocidentais, a obesidade é vista como uma falha pessoal em vez de uma consequência previsível da interação de pessoas com ambientes obesogênicos. Pessoas com obesidade são frequentemente culpadas por sua doença e são julgadas como estúpidas, feias, infelizes, menos competentes, desleixadas, preguiçosas e sem autodisciplina, motivação e controle pessoal.[6] O preconceito também pode ser responsável pela falta de reconhecimento da obesidade como um problema médico sério que merece atenção. Considerar as pessoas responsáveis por sua obesidade desvia a atenção dos sistemas obesogênicos que a produzem.[1]

A pandemia de obesidade requer uma perspectiva mais ampla porque é um sintoma de problemas sistêmicos subjacentes mais profundos que requerem ações sistêmicas. Apesar do esforço de décadas no combate à obesidade, nenhum país reverteu sua epidemia de obesidade. É notório que tem havido um aumento ininterrupto na prevalência de obesidade em todos os países nas últimas quatro décadas, apesar dos enormes custos econômicos e de saúde e das abundantes histórias da mídia sobre obesidade e diabetes nas últimas décadas.

As políticas públicas têm sido lentas e inadequadas. Há forte *lobby* das indústrias de alimentos, que se opõem à regulamentação das atividades comerciais, alteração de políticas fiscais (como impostos sobre bebidas açucaradas) e/ou alterações de subsídios agrícolas.[1,7] No entanto, a prevenção eficaz da obesidade requer uma combinação sinérgica de intervenções no âmbito da população, incluindo um papel importante para o governo e a regulamentação da comercialização, rotulagem, conteúdo e preço de alimentos e bebidas com alto teor de energia.[7] Em especial, a obesidade costuma ser considerada isoladamente, e não em conjunto com outros grandes desafios globais.

Desnutrição, deficiência de nutrientes e insegurança alimentar

Na última edição do Estado da Segurança Alimentar e Nutrição no Mundo (Sofi),[8] estimou-se que quase 690 milhões de pessoas no mundo (8,9% da população mundial) estavam desnutridas em 2019, 10 milhões a mais que em 2018 e um aumento de quase 60 milhões em cinco anos. O número de pessoas afetadas pela fome no mundo continua aumentando lentamente, em tendência que se iniciou em 2014. Os custos elevados e a baixa acessibilidade também significam que bilhões não podem comer de forma saudável ou nutritiva. Projeções combinadas de tendências recentes sobre o tamanho e a composição da população permitiram estimar que o número global de pessoas desnutridas em 2030 ultrapassaria 840 milhões. A situação da segurança alimentar piorou em partes da África e Ásia e também na América Latina, que, apesar de ainda estar abaixo da prevalência mundial, tem visto um aumento da fome nos últimos anos, com o número de pessoas desnutridas aumentando em 9 milhões entre 2015 e 2019. É digno de nota que, nesse relatório, a estimativa de custo de uma dieta saudável foi 60% mais alta do que o custo de uma dieta adequada em nutrientes e quase cinco vezes superior ao custo de uma dieta com energia suficiente.[4]

Pereira et al.,[8] usando dados nacionalmente representativos da pesquisa *Gallup World Poll* (GWP) em 2014-15, relataram que, em 147 países e quatro territórios, 41% das famílias com crianças menores de 15 anos sofrem de insegurança alimentar moderada ou grave, 19% de insegurança alimentar grave e 45% relataram não ter dinheiro suficiente para comprar alimentos nos últimos 12 meses. Demonstraram ainda que a relação entre insegurança alimentar, pobreza e bem-estar varia por região, de modo que as definições de insegurança alimentar dependem do contexto regional e abrangem mais do que apenas pobreza monetária. Ainda, a Organização das Nações Unidas para a Alimentação e a Agricultura (FAO) estimou que, em decorrência da pandemia de covid-19, mais de 130 milhões de pessoas poderiam vir a sofrer de fome crônica até o final de 2020.

No Brasil, segundo a Pesquisa de Orçamentos Familiares (POF) 2017-2018, a insegurança alimentar grave esteve presente no lar de 10,3 milhões de pessoas (4,9% da população), ou seja, faltavam alimentos entre todos os moradores, incluindo as crianças,[9] situação agravada pela pandemia de covid-19.[8] De acordo com o relatório "Olhe para a fome",[10] a partir de pesquisa conduzida com amostra nacional sobre insegurança alimentar durante a pandemia de covid, do total de 211,7 milhões de brasileiros, 116,8 milhões conviviam com algum grau de insegurança alimentar (55,2%); destes, 43,4 milhões não tinham alimentos em quantidade suficiente e 19 milhões enfrentavam a fome. Domicílios com rendimentos de até um quarto do salário-mínimo *per capita* tinham insegurança alimentar 2,5 vezes superior à média nacional dos domicílios. Esses dados mostram importante agravamento da situação pré-pandemia, que já mostrava uma piora em relação a anos anteriores. Os autores ressaltam que a superposição da emergência da pandemia de covid-19 com as crises econômica e política dos últimos anos impactou, de forma negativa e relevante, o direito humano à alimentação adequada e saudável do povo brasileiro.

Estima-se que o número global de pessoas afetadas pela deficiência de micronutrientes provavelmente ultrapasse os 2 bilhões. Podem existir deficiências de micronutrientes mesmo nas populações em que o suprimento de alimentos é adequado em termos de atendimento às necessidades de energia. Além disso, as deficiências subclínicas muitas vezes passam despercebidas na comunidade, apesar de seus efeitos insidiosos no funcionamento do sistema imunológico, no crescimento e no desenvolvimento cognitivo. Por essas razões, as deficiências de micronutrientes têm sido chamadas de "fome oculta".

As deficiências de micronutrientes são mais prevalentes em áreas onde a dieta tem pouca variedade, como é o caso de muitos indivíduos nos países em desenvolvimento. Quando as pessoas não podem diversificar suas dietas com quantidades adequadas de frutas, vegetais e alimentos que contenham grandes quantidades de micronutrientes, as deficiências são inevitáveis. Além disso, uma quantidade mínima de gordura ou óleo vegetal é necessária na dieta para a absorção adequada das vitaminas solúveis em gordura A, D, E e K. As consequências da deficiência de micronutrientes são múltiplas e graves, incluindo perda contínua e sustentada de produtividade, déficits de cognição, função do sistema imunológico deprimida e aumento da mortalidade infantil e materna.[11]

Mudanças climáticas e saúde

Projeta-se que as temperaturas médias globais aumentem entre 1,4 e 5,8°C até o final deste século e que extremos do ciclo hidrológico (como enchentes e secas) aumentem em decorrência das temperaturas ambientais mais elevadas. As mudanças climáticas representam uma série de ameaças à saúde humana e à sobrevivência de várias maneiras interativas (Fig. 2).[12] Os impactos podem ser diretos (por exemplo, ondas de calor e eventos climáticos extremos, como tempestades, incêndios florestais, inundações e secas) ou indiretamente mediados pelos efeitos das mudanças climáticas nos ecossistemas (por exemplo, perdas agrícolas e mudanças nos padrões de doenças), economias e estrutura social (por exemplo, migração e conflito).[13,14] As implicações das mudanças climáticas para uma população global de 9 bilhões de pessoas ameaçam minar o último meio século de ganhos em desenvolvimento e saúde global.[14]

Os principais caminhos que ligam as mudanças climáticas aos resultados de saúde são mostrados na Figura 2, categorizados como os mecanismos diretos e indiretos citados anteriormente, os quais interagem com a dinâmica social para produzir resultados de saúde, em um modelo teórico produzido por Watts et al.[13]

Nenhuma região do planeta está imune aos impactos negativos das mudanças climáticas, que afetarão o mundo natural, as atividades econômicas, a saúde e o

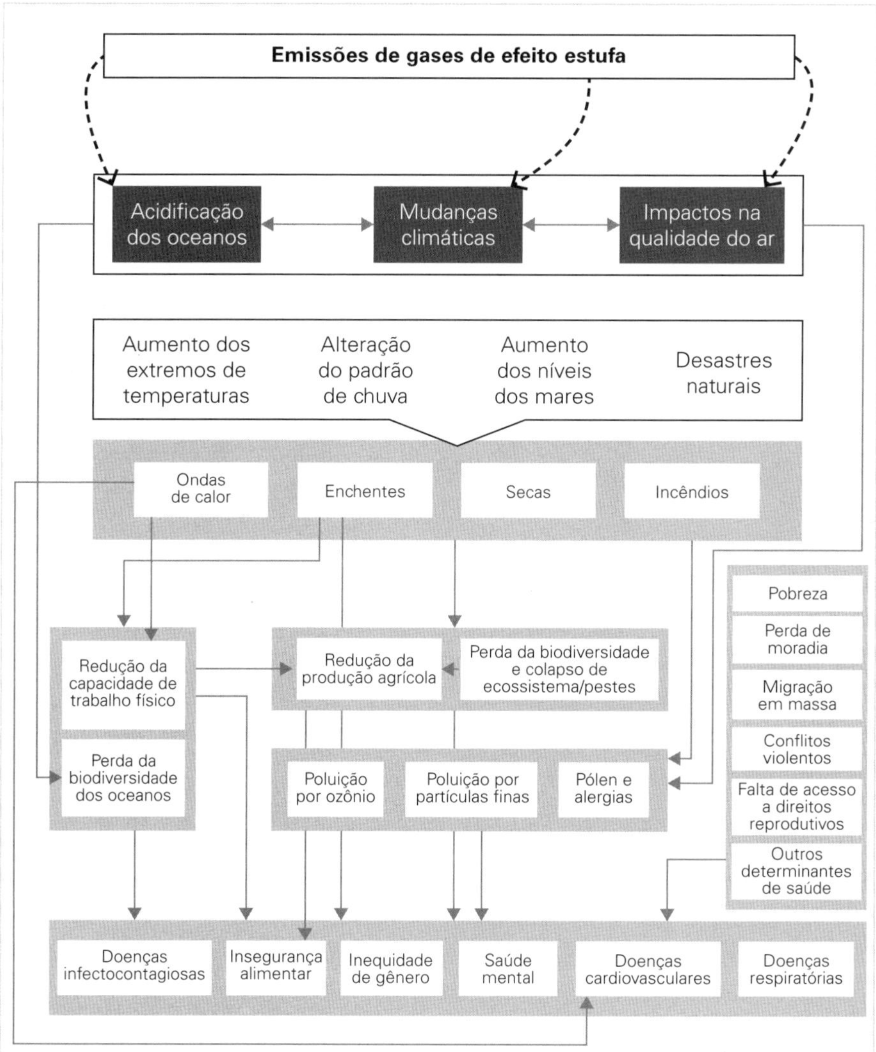

Figura 2. Mudanças climáticas e efeitos na saúde.
Fonte: Adaptada de Watts et al.[13]

bem-estar dos seres humanos em todas as partes do mundo. Já foram observados impactos das mudanças climáticas na saúde, tanto por meio de condições climáticas extremas quanto por mudanças no uso da terra e na nutrição.[14] A maioria dos impactos na saúde relacionados ao clima é mediada por complexos processos ecológicos e sociais. A mudança dos padrões climáticos também pode afetar a incidência de doenças transmitidas por fontes de água infectadas, seja pela contaminação da água potável, seja pela existência de condições necessárias para o crescimento bacteriano. Com efeito, todos os resultados de saúde vinculados às variáveis climáticas são moldados por estruturas econômicas, tecnológicas, demográficas e de governança.[13,14]

A produção de alimentos é um dos maiores contribuintes para as mudanças climáticas. Diante da mudança climática, os sistemas agrícolas precisam adaptar medidas não apenas para aumentar o suprimento de alimentos para atender à crescente população mundial com mudanças nos padrões de dieta, mas também para mitigar os impactos ambientais negativos na Terra.[15]

Além disso, há mudanças na composição nutricional das culturas agrícolas. Os níveis crescentes de dióxido de carbono (CO_2) provenientes da atividade humana estão tornando culturas básicas, como arroz e trigo, menos nutritivas, e podem resultar em 175 milhões de pessoas tornando-se deficientes em zinco e 122 milhões em proteínas em 2050, de acordo com Myers et al.[16]

Um dos grandes desafios humanitários do século XXI é acompanhar as crescentes necessidades nutricionais humanas nesse contexto de restrições de recursos naturais e nossa rápida transformação dos sistemas naturais da Terra, incluindo o sistema climático. Há uma perspectiva preocupante quanto à nossa capacidade de manter um suprimento adequado de alimentos nutritivos.[17]

Impacto da alimentação no cenário epidemiológico: dietas saudáveis e sustentáveis

A saúde pública diz respeito à saúde das populações. As dietas são determinantes fundamentais de saúde pública, diretamente por seu impacto na nutrição e indiretamente por seu impacto no meio ambiente.

Dietas e sistemas alimentares estão intimamente ligados. Uma dieta é uma seleção de alimentos ingeridos por um indivíduo, escolhidos dentre os disponibilizados pelo sistema alimentar. Por outro lado, a soma das dietas cria a demanda geral de alimentos que dirige os sistemas alimentares. As dietas são, portanto, um resultado e um impulsionador dos sistemas alimentares.[18] É importante ressaltar que o estudo *Global Burden of Disease* estimou que o risco atribuído a fatores dietéticos é de 14% da mortalidade.[18]

Uma dieta sustentável é o fio condutor para abordar os fatores de risco dietéticos para a nutrição e problemas voltados ao ambiente e ao enfrentamento de questões de saúde pública.[19] O termo *dieta sustentável* foi introduzido em 1986 por Gussow e Clancy,[20] mas recebeu pouca atenção como resultado do enfoque mais amplo, naquele momento, em lidar com a fome e a desnutrição internacional. A definição de consenso atual para dietas sustentáveis é da FAO,[21] que consta em documentos atuais,[22] como segue:

> Dietas sustentáveis são aquelas dietas com baixo impacto ambiental que contribuem para a segurança alimentar e nutricional e à vida saudável para as gerações presentes e futuras. As dietas sustentáveis devem proteger e respeitar a biodiversidade e ecossistemas, ser culturalmente aceitável e acessível, economicamente justas e acessível; nutricionalmente adequada, segura e saudável; além de otimizar recursos naturais e humanos.

Os principais componentes, determinantes, fatores e processos de uma dieta sustentável incluem (Quadro 1):

- bem-estar, saúde;
- biodiversidade, meio ambiente, clima;
- equidade, comércio justo;
- alimentos ecológicos, locais, sazonais;
- patrimônio cultural, habilidades;
- necessidades de alimentos e nutrientes, segurança alimentar e acessibilidade.

Cada componente se relaciona e influencia um ao outro, bem como a sustentabilidade das dietas.[23]

Assim, as dietas de baixa qualidade nutricional formam o denominador comum a todas as formas de má nutrição. Embora as dietas saudáveis e sustentáveis variem em qualidade e quantidade ao redor do mundo, suas características são conhecidas e consensuais: são largamente baseadas em alimentos de origem vegetal, com poucas quantidades de produtos de origem animal, com alimentos *in natura* e integrais, e pouca participação de alimentos processados e ultraprocessados.

Quadro 1 Componentes e fatores de uma dieta sustentável

Componentes	Fatores e processos
Bem-estar, saúde	▪ Carga de doenças ▪ Estilo de vida ▪ Padrão de consumo e de dieta ▪ Idade
Biodiversidade, meio ambiente, clima	▪ Emissão de gases de efeito estufa ▪ Serviços ecossistêmicos ▪ Urbano *versus* rural ▪ *Marketing* de alimentos ▪ Uso de combustíveis fósseis para o cultivo, processamento e transporte
Equidade, comércio justo	▪ Níveis de renda da população e nacionais ▪ Acesso a alimentos (*affordability*) ▪ Globalização e comércio ▪ Políticas públicas de alimentos, incluindo subsídios
Alimentos ecológicos, locais, sazonais	▪ Água para irrigação ▪ Uso da terra ▪ Materiais para embalagem ▪ Solo ▪ Diversidade de plantações
Patrimônio cultural, habilidades	▪ Padrões alimentares ▪ Diversidade da dieta ▪ Gênero ▪ Religião ▪ Classe social e renda ▪ Nível educacional ▪ Tradições culinárias
Necessidades de alimentos e nutrientes, segurança alimentar e acessibilidade	▪ Quantidade de nutrientes consumidos ▪ Quantidade de calorias, açúcar e gordura consumidos ▪ Quantidade e qualidade de alimentos consumidos

Fonte: Adaptado de Johnston et al.[23]

Ações para mudanças nos sistemas alimentares e para adesão a dietas saudáveis e sustentáveis

O imperativo de que os sistemas alimentares forneçam a base para dietas saudáveis deve ser articulado em todas as políticas que os configuram, desde a produção agrícola até o varejo.[1] Estratégias para aumentar a demanda por alimentos saudáveis, como educação, *marketing* social, compras governamentais, impostos e subsídios, podem alavancar as mudanças. O fortalecimento da governança, a gestão de conflitos de interesse e a criação de demanda social por transformações são estratégias importantes para conter a atual influência prejudicial de interesses de grupos específicos nas políticas públicas de alimentação. Além disso, novos modelos de negócios são necessários para reduzir as externalidades negativas criadas por incentivos na economia atual.

Os esforços de responsabilidade social corporativa, que muitas vezes são exercícios de *marketing*, precisam evoluir para um modelo de responsabilidade mais forte, em que as metas e os critérios de desempenho são especificados, monitorados e compartilhados publicamente de forma independente. Mudanças em valores fundamentais, filosofias orientadoras e princípios (por exemplo, direitos humanos, poluidor-pagador, agricultura para melhor nutrição e infraestrutura aprimorada para transporte público e modais sustentáveis) terão efeitos sistêmicos mais poderosos do que mudanças mais visíveis (por exemplo, programas de alimentação escolar, rotulagem de alimentos e políticas de preços), porque os valores que permeiam todo o sistema criam mudanças mais fundamentais e sustentadas.[1]

De acordo com a FAO,[24] para tornar as dietas saudáveis sustentáveis disponíveis, acessíveis, seguras e desejáveis, as necessárias mudanças no sistema alimentar podem ser orientadas pelas ações visualizadas na Figura 3.

Criar um ambiente propício	Assegurar coerência das políticas	Estabelecer uma linha de base representativa da população local
• mecanismos governamentais; estruturas legais; instrumentos regulatórios	• alinhar políticas em todos os setores (local, nacional, internacional) e discussão com todos os atores da sociedade	• para identificar quais mudanças na dieta teriam o maior impacto positivo na saúde e no meio ambiente
Identificar quais alimentos estão disponíveis e acessíveis	**Analisar os sistema alimentares existentes**	**Qualificar e equilibrar os potenciais obstáculos**
• em cada contexto, onde e por que há desencontros em oferta e demanda	• para identificar mudanças necessárias	• para tornar as dietas saudáveis e sustentáveis disponíveis, acessíveis, seguras e atraentes para todos
Garantir que alimentos de preço acessível e desejáveis	**Desenvolver guias alimentares**	**Promover estratégias de desenvolvimento**
• estejam disponíveis para os mais vulneráveis para uma dieta saudável e sustentável	• que definam dietas saudáveis e sustentáveis específicas para cada contexto	• da capacidade para mudança de comportamento (capacitação e educação alimentar e nutricional)

Figura 3. Ações propostas pela FAO para implementação de dietas saudáveis e sustentáveis.
Fonte: Adaptada de FAO e WHO.[24]

Considerações finais

Correntemente, estamos vivenciando uma nova transição de paradigma, com o aumento da consciência em relação à sustentabilidade, no que se cunhou como a "era dos sistemas alimentares sustentáveis". Nesse sentido, há o reconhecimento de que:

- A má nutrição e a obesidade são manifestações generalizadas da insegurança alimentar e nutricional, e seus determinantes são complexos.
- O impulsionador primordial da segurança/insegurança alimentar é o sistema alimentar, com seus processos inter-relacionados.
- O sistema alimentar é um dos impulsionadores tanto da saúde quanto da degradação ambiental.

Os desafios atuais envolvendo alimentação global e sistemas agrícolas são complexos e inter-relacionados. Soluções que atenuem o impacto das mudanças climáticas são, com frequência, aquelas que fazem o cultivo mais eficiente, melhorando os meios de sustento e estimulando a segurança alimentar. Uma visão holística de como tornar os sistemas agrícolas e alimentares mais sustentáveis é aquela que também protege o meio ambiente e os recursos naturais para as gerações futuras. Para as mudanças ocorrerem, é necessária a participação de todos, indivíduos, instituições, organizações e academia, guiados por um pensamento sistêmico, pois todos enfrentam os desafios da época do Antropoceno, em que a atividade humana é o principal motor das mudanças ambientais globais.

Referências

1. Swinburn BA, Kraak VI, Allender S, Atkins VJ, Baker PI et al. The Global syndemic of obesity, undernutrition, and climate change: The Lancet Commission report. Lancet. 2019;393(10173):791-846. Erratum in: Lancet. 2019;393(10173):746.
2. WHO 2020. Malnutrition. Key facts. Disponível em: https://www.who.int/news-room/fact-sheets/detail/malnutrition. Acesso em: abr. 2021
3. 2020 Global Nutrition Report: Action on equity to end malnutrition. Bristol, UK: Development Initiatives. Disponível em: https://globalnutritionreport.org/reports/2020-global-nutrition-report/. Acesso em: 30 abr. 2021.
4. FAO, IFAD, UNICEF, WFP, WHO. The State of Food Security and Nutrition in the World 2020. Transforming food systems for affordable healthy diets. Rome: FAO; 2020. https://doi.org/10.4060/ca9692en.
5. Afshin A, Forouzanfar MH, Reitsma MB, Sur P, Estep K, Lee A et al. Health effects of overweight and obesity in 195 countries over 25 years. N Engl J Med. 2017;377(1):13-27.

6. Puhl RM, Brownell KD. Confronting and coping with weight stigma: an investigation of overweight and obese adults. Obesity (Silver Spring). 2006;14(10):1802-15.
7. Baker P, Gill T, Friel S, Carey G, Kay A. Generating political priority for regulatory interventions targeting obesity prevention: an Australian case study. Soc Sci Med. 2017;177:141-149.
8. Pereira A, Handa S, Holmqvist G. Estimating the prevalence of food insecurity of households with children under 15 years, across the globe. Global Food Security. 2021;28:100482.
9. IBGE. Pesquisa de orçamentos familiares 2017-2018: análise da segurança alimentar no Brasil/IBGE, Coordenação de Trabalho e Rendimento. Rio de Janeiro: IBGE; 2020.
10. Vigisan. Inquérito Nacional sobre Insegurança Alimentar no Contexto da Pandemia da Covid-19 no Brasil. 2021. Disponível em: http://olheparaafome.com.br/VIGISAN_Inseguranca_alimentar.pdf. Acesso em: 30 abr. 2021.
11. Kennedy G, Nantel G, Shetty P. The scourge of "hidden hunger": global dimensions of micronutrient deficiencies. Food, Nutrition and Agriculture Rome. Disponível em: http://www.fao.org/3/Y8346M/y8346m02.htm. Acesso em: 30 abr. 2021.
12. Patz J, Campbell-Lendrum D, Holloway T. Impact of regional climate change on human health. Nature. 2005;438(7066):310-317.
13. Watts N, Adger WN, Agnolucci P, Blackstock J, Byass P, Cai W et al. Health and climate change: policy responses to protect public health. Lancet. 2015;386(10006):1861-914.
14. Kumar M. Impact of climate change on crop yield and role of model for achieving food security. Environ Monit Assess. 2016;188:465. https://doi.org/10.1007/s10661-016-5472-3.
15. Myers SS, Smith MR, Guth S, Golden CD, Vaitla B, Mueller ND et al. Climate change and global food systems: potential impacts on food security and undernutrition. Annu Rev Public Health. 2017;38:259-277.
16. Myers SS, Wessells KR, Kloog I, Zanobetti A, Schwartz J. Effect of increased concentrations of atmospheric carbon dioxide on the global threat of zinc deficiency: a modelling study. Lancet Glob Health. 3(10):e639-45.
17. Meybeck A, Gitz V. Sustainable diets within sustainable food systems. Proceedings of the Nutrition Society. 2017;76(1):1-11.
18. Institute for Health Metrics and Evaluation. GBD Compare | Viz Hub GBD. Disponível em: http://ihmeuw.org/5foi. Acesso em: 30 abr. 2021.
19. Tilman D, Clark M. Global diets link environmental sustainability and human health. Nature. 2014;515:518-522.
20. Gussow JD, Clancy K. Dietary guidelines for sustainability. J Nutr Educ. 1986;18:1-5.
21. Burlingame B, Dernini S, editors. Sustainable diets and biodiversity: directions and solutions for policy, research and action. Rome: FAO; 2012.
22. HLPE. Food security and nutrition: building a global narrative towards 2030. A report by the High Level Panel of Experts on Food Security and Nutrition of the Committee on World Food Security. Rome; 2020
23. Johnston JL, Fanzo JC, Cogill B. Understanding sustainable diets: a descriptive analysis of the determinants and processes that influence diets and their impact on health, food security, and environmental sustainability. Adv Nutr. 2014;5(4):418-29.
24. FAO and WHO. Sustainable healthy diets – Guiding principles. Rome; 2019.

8 Impacto dos sistemas alimentares na biodiversidade

Raquel de Andrade Cardoso Santiago

Introdução

A biodiversidade descreve a variabilidade entre os organismos vivos de todas as fontes, incluindo, entre outros, ecossistemas terrestres, marinhos e outros ecossistemas aquáticos, bem como os complexos ecológicos dos quais fazem parte. Isso inclui a diversidade dentro das espécies, entre espécies e dos ecossistemas. Nesse contexto, abriga as paisagens rurais do solo e dos organismos que ali habitam, e que inclui todo o espectro da fauna e flora. Além disso, considerando os elevados índices de urbanização, ainda compõem esse conjunto os corredores azuis ou verdes ou hábitats naturais em espaços urbanos e periurbanos.[1,2]

Entretanto, globalmente, a diversidade biológica de variedades e raças de plantas e animais tem reduzido drasticamente, em associação tanto ao cultivo de alimentos e criação de animais quanto às formas de comercialização de ambos. Com esse panorama devastador, acordos sobre uma nova estrutura de uso da biodiversidade global têm sido incentivados, buscando alternativas mais sustentáveis e que assegurem a equidade nos seus benefícios.[3]

Diretamente associada ao estado alarmante de perda de biodiversidade está a forma de produção agrícola – focada na uniformidade das culturas e da criação animal, aliada a limitada diversidade genética –, que motiva uma baixa qualidade das dietas consumidas e consequente perda da garantia ao direito humano à alimentação adequada e à segurança alimentar e nutricional.[4]

Todo esse panorama favorece a promoção de novas formas de produção de alimentos e do uso da biodiversidade, corroborada pela evolução dos sistemas alimentares descritos na década de 1960, os quais priorizavam a produção e a distribuição de alimentos, sem considerar o consumo e as questões orientadas ou direcionadas à economia de industrialização.[5]

Recentemente, um conceito mais holístico de sistema alimentar vem ganhando força tanto em meios acadêmicos quanto nas esferas governamentais. Esse novo olhar envolve e integra vários elementos, como os ambientais, os recursos disponíveis, as pessoas, os processos, a infraestrutura e instituições, sempre atento aos mais variados atores. É importante ressaltar que esse acompanhamento mais ampliado das interações entre sistemas alimentares e perda de biodiversidade coloca em destaque a precariedade dos dados oferecidos sobre o tema, tanto em quantidade quanto em qualidade.[6-8]

Este capítulo pretende apresentar uma série de desafios e possibilidades que se estendem desde a nutrição até temas relacionados a questões ambientais e de sustentabilidade, bem como as interações dinâmicas da biodiversidade dos sistemas alimentares, no contexto rural e urbano. Ambos são importantes para a conservação da diversidade biológica, que tem sofrido danos irreparáveis.

Biodiversidade para alimentação e nutrição

A compreensão da relação entre biodiversidade, alimentação e nutrição, associada aos sistemas alimentares atuais, é essencial para que haja uma mudança nos padrões de agricultura e produção de alimentos, a fim de garantir melhor sustentabilidade e o fornecimento de alimentos mais saudáveis e nutritivos. Para tanto, ações que envolvem o aumento do uso da biodiversidade para alimentação e agricultura têm sido impulsionadas.[2,7,9]

A biodiversidade para alimentação e agricultura inclui todos os componentes da diversidade biológica, importantes para dietas e produção de alimentos, além dos componentes da diversidade biológica que constituem os agroecossistemas, os quais são compostos pela variedade e variabilidade de animais, plantas e microrganismos, em nível genético de espécies e de ecossistemas, que sustentam as funções, as estruturas e os processos desse mesmo sistema.[2]

Entretanto, mudanças climáticas, poluição atmosférica, uso do solo e água são desafios encontrados em todo o mundo para a implementação de sistemas que contemplem a alimentação e a agricultura. Tais barreiras se dão pela falta de abordagem interdisciplinar, de governança e do envolvimento de múltiplos setores. Uma política ambiental eficaz, nesse contexto, é essencial para minimizar os impactos tanto do uso do solo quanto da mudança climática sobre a biodiversidade, os serviços ecossistêmicos e o bem-estar humano.[2,10]

Considerando o panorama e a postura atual em relação à produção de alimentos, se não houver mudança de atitude em escala global, tanto a produção quanto a segurança alimentar correm um grave risco, visto que podem promover um agravamento mediante o quadro de elevação das temperaturas globais e consequente risco para os estoques de alimentos.[2,4]

Ainda examinando as interferências das mudanças climáticas sobre os ecossistemas, sabe-se que influenciam de forma significativa os padrões de precipitação de chuvas, favorecem de forma extrema mudanças metrológicas e, gradativamente, alteram o rendimento da produção agrícola e pecuária. Em consequência, contribuem para redução na renda, maior custo e menor acesso a alimentos com melhor qualidade nutricional, agravamento do estado nutricional da população e, por fim, insegurança econômica e social para os agricultores.[11] Segundo a FAO,[10] o aumento da temperatura em determinadas regiões geográficas, especialmente em áreas tropicais, pode inviabilizar a produção futura de alguns alimentos, bem como interferir na qualidade nutricional, visto o estresse gerado no solo e o consumo e contaminação de água nas regiões produtoras.

Assim, mudanças quanto à situação climática são iminentes. Ações em todos os níveis do sistema têm sido articuladas na perspectiva de modificar os tipos de alimentos que são cultivados e produzidos, o modo de produção, a composição alimentar de dietas. Dentre as estratégias traçadas, o uso da biodiversidade como parte de sistemas agrícolas tem sido amplamente discutido, incluindo propostas como:[2,4,10]

- diversificar as espécies e a forma de produção de alimentos;
- resgatar, junto a comunidades indígenas, tradicionais e agricultores, detentores de saberes importantes sobre a biodiversidade há milênios, estratégias de conservação e propagação de alimentos nativos;
- reconhecer e identificar alimentos da biodiversidade como componentes de alimentação diária;
- ampliar ações para conhecimento do perfil nutricional e tecnológico dos alimentos nativos;
- capacitar os atores envolvidos no processo como multiplicadores para inclusão da biodiversidade nas diferentes etapas do sistema alimentar;
- fomentar, a partir do conhecimento gerado, políticas públicas para biodiversidade, alimentação e nutrição.

Considerando a importância do uso sustentável da biodiversidade para alimentação e agricultura e o papel crítico da biodiversidade dos ecossistemas na sua intensificação sustentável, é essencial a adoção de medidas práticas e efetivas. Assim, identificar ambientes agrícolas propícios, que permitam a promoção, a conservação e o uso adequado da biodiversidade, tem sido parte das estratégias, ações, condutas e abordagens para o desenvolvimento de sistemas alimentares sustentáveis.

Sistemas alimentares e segurança alimentar e nutricional

Os sistemas alimentares, segundo a Organização para Agricultura e Alimentação (FAO), abrangem toda a gama de atores e suas atividades de valor agregado interligadas e envolvidas na produção, agregação, processamento, distribuição, consumo e descarte de produtos alimentícios oriundos da agricultura florestal ou pesqueira, além de parte dos ambientes econômicos, sociais e naturais mais amplos, nos quais eles estão inseridos. Ainda nesse contexto, sistemas alimentares sustentáveis pressupõem a garantia de sustentabilidade econômica, social e ambiental, além de facilitar a segurança alimentar e nutricional para todos, e contemplam três elementos centrais: (1) cadeias de abastecimento de alimentos; (2) ambientes alimentares; e (3) comportamento do consumidor.[2,8,9]

As maiores responsáveis pelo esgotamento dos recursos naturais (cerca de 60%) e pela mudança no padrão de uso da terra são as produções de culturas e as criações de animais. Nas últimas décadas, a área de cultivo mundial cresceu cerca de 5 milhões de hectares, sendo a América Latina responsável por aproximadamente um terço dessa área. Embora a FAO estime que a maioria dos ganhos na produção será alcançada por meio do aumento de produtividade, rendimento e intensificação de cultivo, ainda é previsto um aumento importante, cerca de 70 milhões de hectares, nas áreas de terra arada no planeta.[3,12]

Desde a Revolução Verde da agricultura, após a Segunda Guerra Mundial, o sistema alimentar e agrícola baseia-se em lavouras intensivas, sementes melhoradas, uso excessivo de agroquímicos e combustíveis fósseis, monocultura ou culturas pouco diversificadas. Esse tipo de produção tem biodiversidade agrícola muito reduzida e não apresenta sustentabilidade ecológica, além de emitir grande quantidade de gases de efeito estufa, que contribuem para a perda da biodiversidade.[4]

Com a atual forma de uso da terra, estima-se que a agricultura seja responsável, anualmente, por parte significativa (20 a 35%) da emissão de gases de efeito estufa, por perda de leitos de água doce e poluição de água (70%). Até 2025, estima-se 1,8 bilhão de pessoas em absoluta escassez de água e dois terços da população mundial sob condições de estresse hídrico. Esse cenário está intimamente relacionado com o tamanho e a natureza da demanda da sociedade por alimentos e a forma como são produzidos, processados, distribuídos, utilizados e desperdiçados, nacional e internacionalmente.[13-15]

Diante do exposto, fica evidente a ineficiência no atual modelo de sistema alimentar, especialmente levando em consideração as projeções de uma população de 10 bilhões de pessoas por volta de 2050. Além dos desafios ambientais, os atuais sistemas de produção de alimentos, apesar de fornecerem a energia básica, adequada para a manutenção da vida, não conseguem atender aos requisitos nutricionais para prevenção de doenças não transmissíveis, bem como a erradicação da desnutrição. Isso demonstra que a incompetência dos sistemas supera as questões de sustentabilidade ambiental e incorpora as de natureza alimentar. Portanto, uma ação eficaz prevê um conjunto de decisões tratadas simultaneamente, em uma perspectiva de sistema, com foco nos impactos (tanto positivos como negativos) das práticas de manejo agrícola, a fim de garantir a segurança alimentar, ao mesmo tempo que mantém ou melhora a função geral do ecossistema (Fig. 1).[16,17]

Integração agricultura e biodiversidade

As interferências humanas, descritas com a chegada do Antropoceno e a velocidade sem precedentes de perda de biodiversidade, conforme relatado pelo Intergovernmental Science-Policy Platform on Biodiversity and Ecosystem Services (IPBES),[3] trouxeram grandes preocupações sobre a capacidade do planeta Terra de sustentar os hábitos alimentares e de estilo de vida. É preciso rever a sustentabilidade das práticas de produção de alimentos (p. ex., abordagens agroecológicas e

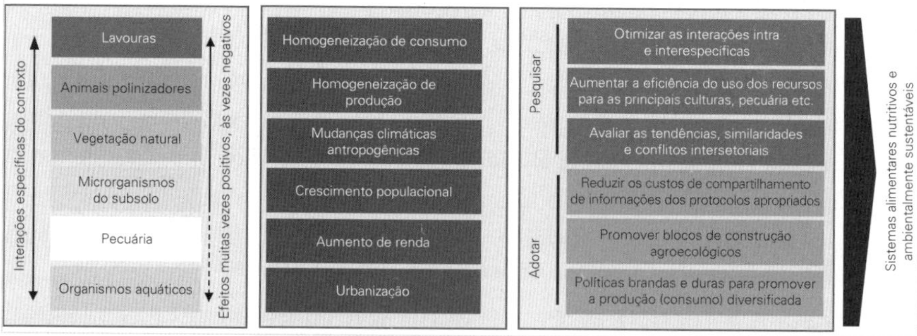

Figura 1. Resumo esquemático do contexto específico dos papéis da biodiversidade na produção de alimentos, das tendências relacionadas com os sistemas alimentares e da implementação de opções de produção de alimentos com base na biodiversidade, para sistemas alimentares mais nutritivos e ambientalmente sustentáveis.
Fonte: Adaptada de Dawson et al.[16]

climáticas resilientes) e ampliar para uma produção de alimentos mais saudáveis e nutritivos, que podem ser obtidos com a melhora da diversidade e do número de espécies oferecido na dieta usual.[18]

Para o desenvolvimento de sistemas agrícolas e alimentícios sustentáveis e considerando a população mundial ainda em crescimento, é imperativo ponderar outros aspectos além das questões de produção quantitativa. O êxito na transição deve considerar a adaptação das práticas agrícolas, a conservação da biodiversidade e dos recursos naturais.

Mudanças na disponibilidade e na distribuição dos diversos componentes da biodiversidade associados com alimentos e agricultura afetarão o fornecimento local de matérias-primas essenciais para aumentar a produtividade e os serviços ecossistêmicos.

Mudanças na distribuição de polinizadores, culturas e organismos benéficos e prejudiciais ao solo podem exercer um efeito profundo na produção e produtividade. Ao mesmo tempo, a perda esperada de terras cultivadas em decorrência do aumento da salinização e da elevação do nível do mar imporá a necessidade de uma produção mais eficiente.[2,4]

Estratégias como mudanças no uso da água (irrigação), desenvolvimento e utilização de variedades de culturas melhoradas e raças de gado mais adaptadas, alterações nas rotações de culturas e diversificação da produção se tornam essenciais para a mitigação dos efeitos das mudanças climáticas. Para além desses ajustes, o uso de variedades tradicionais e a adaptação das práticas tradicionais de agricultura podem melhorar a capacidade de enfrentar riscos[9,12]. Levantamentos demonstram uma ampla e variada gama de práticas agrícolas que podem melhorar a produção do sistema de forma sustentável, utilizando abordagens de base biológica.

A melhoria do uso da biodiversidade para alimentos e agricultura, combinando diversidade inter e intraespecífica a fim de aumentar a produção, a resiliência e o ecossistema, proporciona melhores retornos para os agricultores, melhores serviços ecossistêmicos e, muitas vezes, o aumento da produção de alimentos de maior qualidade.[2,9]

A expressão *serviços ecossistêmicos ou ambientais* pode ser definida como todos os benefícios gerados, gratuitamente, pelos recursos naturais, incluindo bens e serviços. São provenientes da função das florestas. Seus serviços são categorizados em fornecimento (alimentos, água, madeira), culturais (recreação, ecologia da paisagem), apoio (formação do solo, permeabilização adequada, fotossíntese) e regulatórios (regulação climática, da qualidade do ar, dos recursos hídricos, purificação da água, controle da erosão, de doenças, de pragas, polinização e proteção de tempestades).[3,19]

Tanto a biodiversidade quanto os serviços ecossistêmicos são conceitos complexos e interligados. Em muitas situações, a gestão adequada de um pode melhorar automaticamente o outro. Na prática, essas duas abordagens podem ser apresentadas como uma "perspectiva de serviços ambientais" (biodiversidade e serviços ambientais são a mesma coisa) e uma "perspectiva de conservação" (a biodiversidade é um serviço ecossistêmico).[3,19]

Vale ressaltar que a biodiversidade tem múltiplos papéis na prestação de serviços ecossistêmicos, como regulador de processos, como um serviço em si mesmo e como um bem. Biólogos, gestores de ecossistemas e recursos naturais, ecólogos e economistas, ao avaliar os processos de maneira transversal, podem garantir que múltiplos objetivos sejam identificados e abordados para implementar uma ciência mais forte para estoques e fluxos, bem como para projetar os ecossistemas como grupamentos acoplados humano-ambientais.[10,19]

Referências

1. Egal F, Forster T. Biodiversity, food system foods and urban rural linkages. In: Hunter D, Borelli T, Gee E, editors. Biodiversity, food and nutrition: a new agenda for sustainable food system. New York: Routledge; 2020. p.189-205.
2. FAO. The State of the World's Biodiversity for Food and Agriculture, Bélanger J, Pilling D, editors. FAO Commission on Genetic Resources for Food and Agriculture Assessments, Rome. 2019. 572 p. Disponível em: www.fao.org/3/CA3129EN/CA3129EN.pdf. Acesso em: 5 jan. 2022.
3. Diaz S, Settele J, Brondízio E, Ngo H, Guèze M, Agard J et al. Summary for Policymakers of the Global Assessment Report on Biodiversity and Ecosystem Services of the Intergovernmental Science: Policy Platform on Biodiversity and Ecosystem Services. 2019. Disponível em: www.ipbes.net/news/ipbes-global-assessment-summary-policymakers-pdf. Acesso em: 5 jan. 2022.
4. Hunter D, Gee E, Borelli T. Nourishing people, nurturing the environment. In: Hunter D, Borelli T, Gee E, editors. Biodiversity, food and nutrition: a new agenda for sustainable food system. New York: Routledge; 2020. p.3-20. 296p.
5. IPCC. IPCC Special Report on Climate Change, Desertification, Land Degradation, Sustainable Land Management, Food Security, and Greenhouse gas fluxes in Terrestrial Ecosystems Summary for Policymakers, Intergovernmental Panel on Climate Change. 2019. Disponível em: www.ipcc.ch/site/assets/uploads/2019/08/Edited-SPM_Approved_Microsite_FINAL.pdf. Acesso em: 5 jan. 2022.
6. Béné O, Pragera SD, Achicanoy HAE, Toro PA, Lamotte L, Cedrez CB et al. Understanding food systems drivers: A critical review of the literature. Global Food Security. 2019;23:149-159.
7. Lachat C, Raneria JE, Smitha KW, Kolsterena P, Van Dammec P, Verzelenc K et al Dietary species richness as a measure of food biodiversity and nutritional quality of diets. PNAS. 2018;115(1):127-132.

8. HLPE. Nutrition and Food Systems. A Report by the High Level Panel of Experts on Food Security and Nutrition, High Level Panel of Experts on Food Security and Nutrition. Rome; 2017.
9. FAO. Sustainable food systems. Concept and framework. 2018. Disponível em: http://www.fao.org/3/ca2079en/CA2079EN.pdf. Acesso em: 5 jan. 2022.
10. FAO. The impact of disasters and crises on agriculture and food security: 2021. Rome; 2021. doi: https://doi.org/10.4060/cb3673en.
11. Hunter D, Borelli T, Beltrame DMO, Oliveira CNS, Coradin L, Wasike VW et al. The potential of neglected and underutilized species for improving diets and nutrition. Planta. 2019;250(3):709-729. doi: 10.1007/s00425-019-03169-4.
12. FAO. Biodiversity for Food and Agriculture: contributing to food security and sustainability in a changing world. Platform for Agrobiodiversity Research. 2011. 66p.
13. Fischer G, van Velthuizen H, Shah M, Nachtergaele F. Global agro-ecological assessment for agriculture in the 21st century: Methodology and results. International Institute for Applied Systems Analysis, Laxenburg, Austria, and Food and Agriculture Organization of the United Nations. Rome; 2002. Disponível em: http://www.iiasa.ac.at/Research/LUC/SAEZ/pdf/. Acesso em: 5 jan. 2022.
14. UN-Water: UN-Water Policy Brief on the United Nations global water conventions: Fostering sustainable development and peace. Geneva; 2020.
15. UN-Water. Coping with water scarcity, a strategic issue and priority for system-wide action. UNWater Thematic Initiatives. 2006. Disponível em: http://www.unwater.org/downloads/waterscarcity.pdf. Acesso em: 25 abr. 2022.
16. Dawson IK, Park SE, Attwood, SJ, JamnadasJas R, Powel W, Sunderland T et al Contributions of biodiversity to the sustainable intensification of food production. Global Food Security. 2019;21:23-37.
17. Stockdale EA, Griffiths BS, Hargreaves PR, Bhogal A, Crotty FV, Watson CA. Conceptual framework underpinning management of soil health – supporting site-specific delivery of sustainable agroecosystems. Food Energy Secur. 2019. doi: 10.1002/fes3.158.
18. Loconto A. Enabling sustainable food systems: Innovators' handbook. FAO; 2020, 262p.
19. Mace GM, Norris K, Fitter HA. Biodiversity and ecosystem services: a multilayered relationship. Trends in Ecology and Evolution. 2012;27(1).

PARTE III

O que alimentação tem a ver com sustentabilidade?

9 Evolução da alimentação sustentável no Brasil e no mundo

Aline Martins de Carvalho
Dirce Maria Lobo Marchioni
Jacqueline Tereza da Silva

Introdução

O conceito de alimentação sustentável nasce a partir do reconhecimento de que as atividades humanas ameaçam os recursos naturais do planeta Terra. Os sistemas alimentares (produção, distribuição, preparo, consumo e descarte de alimentos) fazem parte das atividades humanas que mais degradam o meio ambiente, sendo responsáveis por um terço das emissões de gases de efeito estufa do planeta,[1] além de comprometerem mais de metade das terras, consumirem 70% da retirada de água fresca,[2] entre outros impactos ambientais.

No Brasil, o sistema alimentar é responsável por cerca de 70% dos gases de efeito estufa gerados no país, considerando o uso de terra, desmatamento e produção de alimentos.[3] Além disso, esse setor também é responsável pela utilização de grandes quantidades de água, poluição e redução da biodiversidade.[4]

A alimentação, além de ser um importante fator na degradação do meio ambiente, é um dos principais fatores de risco para doenças crônicas. No Brasil, a alimentação inadequada foi identificada como o segundo maior fator de risco comportamental para mortes, sendo associada a mais de 150 milhões de mortes em 2019.[5] Os principais fatores da dieta associados ao aumento de mortes por doenças cardiovasculares, câncer, diabetes e doenças renais foram dietas ricas em carne vermelha e sódio, bem como dietas com baixo teor de cereais integrais, vegetais e fibras.[6]

Além disso, é importante considerar que os sistemas alimentares brasileiros e internacionais são predominantemente desiguais, com concentração de terras e recursos, provocando desigualdade e má nutrição. No Brasil, temos ainda cerca de 10 milhões de pessoas com insegurança alimentar grave, isto é, com privação severa de alimentos e/ou fome.[7] Esse número é 43% maior que a prevalência de insegurança alimentar grave medida em 2013 pelo Instituto Brasileiro de Geografia e Estatística (IBGE).[8]

Como podemos ver, o sistema alimentar tem impactos importantes na saúde, no meio ambiente e na economia dos países. Além disso, aspectos culturais, como hábitos alimentares, acesso à alimentação e formas de produção, também impactam e se relacionam com o que as pessoas comem. Entretanto, de acordo com uma revisão sistemática sobre dietas sustentáveis,[9] aspectos ambientais (gases de efeito estufa e uso de terra) são os principais fatores abordados em artigos científicos sobre alimentação sustentável publicados até 2016, reforçando a necessidade de mais estudos explorando as relações entre os aspectos socioculturais dos sistemas alimentares. Além disso, 92% dos artigos publicados nessa área são de países europeus, e apenas dois eram brasileiros.

A relação entre os sistemas alimentares e a estabilidade dos ecossistemas é complexa e, de certa forma, se retroalimenta. Se, por um lado, todas as atividades relacionadas com a alimentação podem afetar o meio ambiente, mudanças no meio ambiente também afetam vários aspectos da alimentação, como produção, disponibilidade e preços (Fig. 1). Nesse sentido, a estabilidade dos ecossistemas, com acesso regular a água e terra, clima adequado, entre outros fatores, é fundamental para garantir a segurança alimentar e nutricional, assim como o alcance dos objetivos de desenvolvimento sustentável.

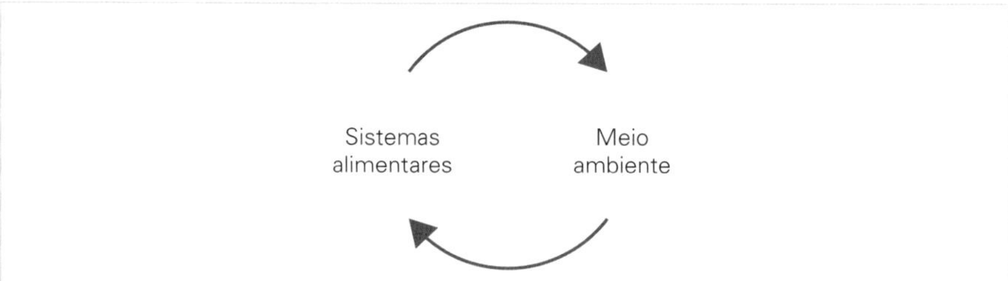

Figura 1. Representação gráfica da relação entre sistemas alimentares e mudanças climáticas.
Fonte: elaboração das autoras.

Nesta parte do livro, trataremos de forma mais aprofundada desses vários aspectos da alimentação sustentável. Especificamente neste capítulo, apresentaremos como surgiu o conceito de alimentação sustentável, abordando também o seu histórico e evolução. Além disso, apontaremos para os grandes marcos relativos à alimentação sustentável.

Histórico, conceito e evolução da alimentação sustentável

Como surge o conceito de alimentação sustentável

As primeiras discussões sobre alimentação sustentável se deram em meados de 1970, com o termo "ecologia nutricional", o qual traz uma abordagem holística e considera inter-relações entre alimentação, saúde, meio ambiente, sociedade e economia. Nessa mesma época, surgiu a ideia de que os recursos naturais deveriam ser usados somente à medida que pudessem ser regenerados, dando início às primeiras discussões sobre sustentabilidade.[2]

Foi na década de 1980 que a ideia de "alimentação sustentável" começou a ser tratada, com a conotação de que tanto a saúde humana quanto a saúde do planeta deveriam ser levadas em consideração na recomendação dietética e na educação nutricional da população.[10] Já nessa época, propôs-se que a alimentação sustentável fosse baseada em frutas, verduras e legumes. O momento histórico, porém, marcado pela fome e pelas carências nutricionais, direcionou a atenção da comunidade científica e das autoridades para os problemas emergentes da época, ficando as discussões sobre alimentação sustentável paralisadas.

A fim de reduzir os problemas de fome, especialmente nos países em desenvolvimento, houve um esforço para avançar com métodos e técnicas de produção de alimentos em larga escala e de forma globalizada. Nesse processo, houve aumento do consumo de alimentos de origem animal por países desenvolvidos e em desenvolvimento, resultando em desmatamento, uso de grandes quantidades de água e terra. Apesar disso, grande parte da população ainda sofre de má nutrição, seja obesidade ou carências nutricionais.[11]

Diante do reconhecimento do impacto ambiental, social e na saúde da produção e consumo de alimentos, no início do século XXI, a ciência da Nutrição passou a ganhar uma abordagem mais holística, que considera não somente nutrientes, mas a interação de sistemas alimentares com sistemas biológicos, sociais e ambientais. Nesse momento, surgiu a primeira definição formal de alimentação sustentável, desenvolvida durante um evento científico realizado pela Food and Agriculture Organization (FAO) em novembro de 2010:[12]

> Alimentação sustentável é aquela com baixo impacto ambiental, que contribui para a segurança alimentar e nutricional e para a saúde das gerações presentes e futuras. É protetora e respeitosa com a biodiversidade e os ecossistemas, culturalmente acei-

tável, acessível, economicamente justa e com preços acessíveis; nutricionalmente adequada, segura e saudável; enquanto otimiza recursos humanos e naturais.

Essa definição, hoje aceita internacionalmente, reconhece a interdependência entre a produção de alimentos, a necessidade de consumo de alimentos e as recomendações nutricionais, ao mesmo tempo que reafirma a noção de que a saúde humana não pode ser isolada da saúde dos ecossistemas.[11]

Após essa definição formal, outros documentos importantes aprimoraram nosso entendimento sobre o alcance da alimentação sustentável. A seguir, discutiremos brevemente os grandes marcos de publicações relacionadas com a alimentação sustentável, a saber:

- Objetivos de Desenvolvimento Sustentável (2014);
- Guia Alimentar para a População Brasileira (2014);
- Alimentação no Antropoceno: Comissão EAT-Lancet sobre dietas saudáveis a partir de sistemas alimentares sustentáveis (2019);
- Obesidade, desnutrição e mudanças climáticas: uma sindemia global (2019);
- Dietas saudáveis e sustentáveis: princípios norteadores (2019);
- Segurança alimentar e nutricional: construindo perspectivas globais para 2030 (2020);
- Diretrizes Voluntárias em Sistemas Alimentares e Nutrição (2021).

Objetivos de Desenvolvimento Sustentável (2014)

Em 2014, a Organização das Nações Unidas (ONU) deu início a discussões sobre um conjunto de objetivos globais que deveriam ser alcançados para acabar com a pobreza, proteger o planeta e garantir a prosperidade para a humanidade até 2030.[13] Esses objetivos são popularmente conhecidos como Objetivos de Desenvolvimento Sustentável (ODS) e substituíram os Objetivos do Milênio de 2000 (ver Cap. 4).

Os ODS são um marco muito importante para a alimentação sustentável mundialmente, pois os 17 objetivos e as 169 metas promovem a produção e o consumo sustentável de alimentos, a fim de garantir a proteção e o gerenciamento dos recursos naturais por meio do desenvolvimento de políticas integradas de alimentação e nutrição.

Dentre os 17 ODS, o número 2 é totalmente dedicado à alimentação sustentável: "Fome zero e agricultura sustentável: acabar com a fome, alcançar a segurança alimentar e melhoria da nutrição e promover a agricultura sustentável". Entretanto, a alimentação sustentável pode ser associada a quase todos os outros ODS, pois desempenha um papel crucial numa transformação para sociedades mais sustentáveis.

Guia Alimentar para a População Brasileira (2014)

Na última década, a incorporação de aspectos da sustentabilidade às diretrizes dietéticas tem sido cada vez mais discutida. No entanto, esses debates não são isentos de polêmicas, e muitas vezes há recuos. Por exemplo, em 2009, o relatório da Comissão de Desenvolvimento Sustentável para aconselhar o Governo do Reino Unido sobre elementos prioritários de dietas sustentáveis não teve nenhum acompanhamento no Governo que se seguiu. A proposta feita em 2015 pelo Comitê Consultivo de Diretrizes Alimentares do US Department of Agriculture (USDA) para incluir questões de sustentabilidade, em particular impactos ambientais e econômicos, nas Diretrizes Dietéticas para Americanos de 2015 criou um debate vigoroso, amplamente político, e acabou rejeitado.[14] Nesse ínterim, vários países, como Catar, Brasil, Suécia e Holanda, incorporaram a sustentabilidade a suas recomendações dietéticas nacionais. Na Alemanha, uma "cesta de compras sustentável" foi desenvolvida para orientar os consumidores a comprar alimentos de forma mais sustentável.[11]

Em 2014, observamos outro marco importante para a alimentação sustentável, dessa vez no âmbito nacional. Nesse ano, o Ministério da Saúde publicou a atualização do Guia Alimentar para a População Brasileira,[15] reconhecido mundialmente como um dos primeiros a incorporar questões de sustentabilidade ambiental em suas recomendações.

O documento inicia declarando os cinco princípios que nortearam todas as orientações para a escolha de alimentos que compõem uma dieta sustentável:

- alimentação é mais que ingestão de nutrientes;
- recomendações sobre alimentação devem estar em sintonia com seu tempo;
- alimentação adequada e saudável deriva de sistema alimentar social e ambientalmente sustentável;
- diferentes saberes geram o conhecimento para a formulação de Guias Alimentares;
- Guias Alimentares ampliam a autonomia nas escolhas alimentares.

Todos os princípios do Guia Alimentar brasileiro dialogam de alguma forma com o conceito de alimentação sustentável. Por exemplo, ao reconhecer que a alimentação vai muito além da ingestão de nutrientes (princípio 1) e que os guias alimentares devem ser elaborados a partir de diversos saberes, ou seja, de forma multi, inter e transdisciplinar (princípio 3), abre-se espaço para pensar na alimentação além dos limites do prato e da saúde humana. Tem-se, portanto, o entendimento de que a alimentação pode também englobar questões relacionadas com a estabilidade do planeta Terra. O princípio 5 reforça o papel principal do Guia: fornecer informações e empoderar a população para fazer escolhas alimentares sustentáveis.

Entretanto, a ausência de métricas para avaliar o impacto dos alimentos no meio ambiente impossibilitou a incorporação mais abrangente desse conhecimento nas recomendações do Guia Alimentar.

Alimentação no Antropoceno: Comissão EAT-Lancet sobre dietas saudáveis a partir de sistemas alimentares sustentáveis

O EAT é um consórcio internacional independente formado por instituições de pesquisa, fundações filantrópicas, organizações não governamentais e empresas que, junto com a revista *The Lancet*, formaram essa comissão que estuda as complexas relações entre alimentação, saúde e meio ambiente.

Em 2019, o consórcio EAT-Lancet publicou o seu primeiro relatório sobre sistemas alimentares sustentáveis.[4] Nessa publicação, é apresentada a proposta do que seria uma dieta sustentável universal, isto é, que teria baixo impacto no meio ambiente e impacto positivo na saúde das pessoas. Essas estimativas foram baseadas em evidências de consumo alimentar e impacto na saúde, especialmente dos Estados Unidos e Europa. Além disso, estimaram o quanto a dieta atual e a dieta proposta impactam no meio ambiente, além de avaliar o que seria necessário para alimentar a população do planeta em 2050 dentro dos limites planetários.

Basicamente, essa dieta consiste em grande diversidade de alimentos à base de plantas, baixas quantidades de alimentos de origem animal, com gorduras insaturadas em vez de saturadas, e quantidades limitadas de grãos refinados, alimentos ultraprocessados e açúcares de adição.[4] Segundo essa recomendação, seria necessário dobrar o consumo atual de frutas, vegetais, legumes e oleaginosas, e reduzir em mais de 50% o consumo de carne vermelha e açúcar de adição. Com isso, seria possível prevenir cerca de 11 milhões de mortes por ano no mundo, o que representa entre 19 e 24% do total de mortes entre adultos. Além disso, seriam necessárias grandes reduções nas perdas e no desperdício de alimentos, bem como melhorias nas práticas de produção de alimentos, a fim de se manter dentro dos limites planetários.[4]

Embora a comissão tenha chegado ao que seria uma dieta universal, no próprio documento ressalta-se que modificações locais devem ser feitas a fim de respeitar características culturais e de disponibilidade. Além disso, é importante avaliar se esse tipo de dieta é economicamente acessível para as pessoas. De acordo com Hirvonen et al.,[16] o custo médio dessa dieta seria de US$ 2,84 por dia, sendo o maior custo para frutas e vegetais (31%), seguido de leguminosas e oleaginosas (19%), carne, ovos e peixe (15%), e leite e derivados (13%). Esse valor corresponderia a uma pequena porcentagem da renda *per capita* em países desenvolvidos; entretanto, para países da África Subsaariana, esse valor poderia chegar a quase 100%. Para a América Latina, estimou-se que cerca de 30% deveria ser gasto para obter a dieta de referência, valor próximo do que o brasileiro médio já gasta hoje em dia.[17]

A sindemia global de obesidade, desnutrição e mudanças climáticas: relatório da Comissão *The Lancet*

O ano de 2019 também foi marcado pelo lançamento de um relatório do grupo Lancet intitulado *The Global Syndemic of Obesity, Undernutrition, and Climate Change: The Lancet Commission Report.*[18] Esse documento ressalta que a má nutrição, seja ela pela carência ou pelo excesso de macro e micronutrientes, não se manifesta de forma isolada em uma localidade ou outra, mas, ao contrário, afeta diversos países, caracterizando assim uma pandemia. Da mesma forma, as mudanças climáticas são consideradas uma pandemia, pois crescem rapidamente e causam danos em todo o planeta.

Uma sindemia é caracterizada por pandemias que coexistem no tempo e no espaço, interagem entre si e compartilham fatores subjacentes em comum.[18] Nesse sentido, os sistemas alimentares são considerados um fator subjacente tanto para a má nutrição, já que podem provocar desnutrição, obesidade e outros problemas de saúde relacionados com alimentação, quanto para as mudanças climáticas, já que causam um terço das emissões de gases de efeito estufa, além de outros impactos ambientais.

Além de compartilhar fatores comuns, as pandemias podem também interagir entre si. Por exemplo, mudanças climáticas podem comprometer a segurança alimentar, gerando desnutrição fetal e infantil, as quais, por sua vez, aumentam o risco de obesidade na vida adulta. Alguns estudos também mostram que a maior concentração de CO_2 na atmosfera pode diminuir as concentrações de zinco em cereais como arroz e trigo, o que pode aumentar o risco para desnutrição e deficiências nutricionais, especialmente em países em desenvolvimento.[19]

Outro exemplo está relacionado com a sobrecarga dos sistemas de saúde. A má alimentação já é conhecida como a principal causa de doenças e mortes prematuras no mundo. Além disso, o aquecimento global, em parte causado pela alimentação, tem o potencial de aumentar o número de hospitalizações. Um estudo mostrou que o aumento de apenas 1°C na temperatura gera maior número de internações hospitalares no Brasil, especialmente em decorrência de doenças infecciosas, respiratórias e endócrinas.[20] Os mais afetados por essas mudanças foram populações vivendo em cidades menos desenvolvidas.

Para lidar com a sindemia, o grupo Lancet propõe ações de caráter duplo e triplo, ou seja, medidas com potencial de influenciar mais de um aspecto da sindemia de forma simultânea. Os Guias Alimentares, ao promoverem escolhas de alimentos e bebidas saudáveis e sustentáveis, podem influenciar tanto as mudanças climáticas quanto a obesidade e a desnutrição. Medidas que estimulem a diminuição do consumo de carne vermelha (alteração de impostos/subsídios, rotulagem ambiental e de saúde, *marketing* social) também afetam simultaneamente os problemas de má nutrição e mudanças climáticas.

Dietas saudáveis e sustentáveis: princípios norteadores

Percebe-se que ainda é um desafio avaliar a alimentação de uma forma que vá além de medir nutrientes, gases de efeito estufa e preço de alimentos. Nesse sentido, a Organização das Nações Unidas para a Alimentação e a Agricultura (FAO) lançou o documento *Sustainable Healthy Diets: Guiding Principles* (Dietas saudáveis e sustentáveis: princípios norteadores).[21] Esse documento faz uma tentativa de analisar a alimentação de forma ampla, propondo 16 princípios que guiam o que constitui uma alimentação sustentável.

Esses princípios foram pensados em três aspectos principais: saúde, ambiente e sociocultural. Eles trazem algumas mensagens já exploradas em outros documentos, como redução do consumo de alimentos ultraprocessados e alimentos de origem animal, assim como aumento do consumo de frutas e hortaliças, preservação da biodiversidade, redução do desperdício de alimentos, além de ter comida saudável de forma acessível. Mas a FAO inova ao trazer princípios que consideram a divisão de tarefas no domicílio, trazendo a discussão de gênero e a de que a comida saudável tem que ser desejável, isto é, tem que ser gostosa e fazer parte do hábito das pessoas.[21]

Avaliar a alimentação da população por meio desses princípios parece ser quase impossível com os dados disponíveis atuais, que avaliam apenas a quantidade de alimentos consumidos, mas não apresentam informações sobre formas e onde os alimentos foram produzidos, muito menos quais embalagens os alimentos tinham, como foram e por quem foram preparados, o quanto foi desperdiçado e se as pessoas apreciaram a refeição.

Percebe-se que são necessárias pesquisas locais e participativas que identifiquem como os sistemas alimentares impactam na saúde, no meio ambiente e na cultura local. Apenas a partir de identificações localizadas, por meio da coprodução de conhecimento com a participação de agricultores, consumidores, políticos, empresários, entre outros atores, talvez consigamos vislumbrar as conexões e relações entre o que se planta, onde e por que se come do jeito que comemos hoje.[22]

Segurança alimentar e nutricional: construindo perspectivas globais para 2030

O conceito de alimentação sustentável dialoga com o conceito de segurança alimentar, ambos em constante mudança e evolução. A definição mais amplamente aceita e utilizada de segurança alimentar afirma que a segurança alimentar existe quando todas as pessoas, em todo o tempo, têm acesso físico, social e econômico a alimentos seguros e nutritivos que atendam às necessidades nutricionais, respeitem as preferências alimentares e sejam suficientes para uma vida ativa e saudável.[23] Essa definição de segurança alimentar inicialmente englobava quatro dimensões:[24]

- **disponibilidade** de alimentos de qualidade adequada em quantidades suficientes;
- **acesso** a recursos adequados para adquirir alimentos apropriados para uma alimentação saudável;
- **utilização** do alimento com dieta adequada, água potável, saneamento básico e cuidados de saúde para alcançar o estado de bem-estar nutricional que atende todas as necessidades fisiológicas;
- **estabilidade** significa acesso constante a alimentos saudáveis, independentemente das condições econômicas, climáticas etc.

Mais recentemente, duas novas dimensões foram incorporadas ao conceito de segurança alimentar:[25]

- **agência** representa a capacidade de indivíduos ou grupos tomarem suas próprias decisões acerca de quais alimentos consumir;
- **sustentabilidade** reflete a capacidade de fornecer alimentos no momento atual, sem comprometer essa capacidade no futuro. Isso só é possível respeitando os ecossistemas, que são a base dos sistemas alimentares.

A incorporação da dimensão de sustentabilidade ao conceito de segurança alimentar reforça ainda mais a importância de se discutir sistemas alimentares sustentáveis.

Diretrizes Voluntárias em Sistemas Alimentares e Nutrição

O Comitê em Segurança Alimentar Mundial (CFS) desenvolve e endossa recomendações de políticas e orientações sobre uma ampla gama de tópicos de segurança alimentar e nutrição. Estes são desenvolvidos a partir de relatórios científicos e baseados em evidências produzidas pelo Painel de Especialistas de Alto Nível em Segurança Alimentar e Nutricional (HLPE) e/ou trabalho apoiado tecnicamente pela FAO, pelo Fundo Internacional para Agricultura e Desenvolvimento (IFAD), Programa Mundial de Alimentos (PMA) e representantes do Grupo Consultivo do CFS.

O CFS está organizacionalmente ligado à ONU e constitui a principal plataforma internacional e intergovernamental para que os interessados trabalhem juntos a fim de garantir a segurança alimentar e nutricional para todos. Em 2021, o CFS endossou as Diretrizes Voluntárias sobre Sistemas Alimentares e Nutrição (VGFSyN, sigla em inglês),[26] que visam apoiar os países na erradicação da fome e da desnutrição em todas as suas formas, utilizando uma lente dos sistemas alimentares. As Diretrizes Voluntárias são o único instrumento de política global que foi negociado em âmbito multilateral entre governos e outras partes interessadas nas conexões entre sistemas alimentares e nutrição.

O ponto central desse documento é o fato de que ele apresenta uma abordagem sistêmica e multissetorial, baseada na ciência e em evidências, considerando que os sistemas alimentares, em sua totalidade, se relacionam com as causas multidimensionais da má nutrição em todas as suas formas, incluindo desnutrição, deficiências por micronutrientes, sobrepeso e obesidade.

Com base no reconhecimento das fortes interligações entre sistemas alimentares sustentáveis e dietas saudáveis, as Diretrizes reconhecem a importância da implementação de intervenções dentro e entre os sistemas alimentares e seus elementos constituintes - cadeias de abastecimento de alimentos, ambientes alimentares, comportamento do consumidor - para melhorar sua capacidade de entregar dietas saudáveis e de gerar resultados positivos ao longo das três dimensões do desenvolvimento sustentável (econômica, social e ambiental).

As Diretrizes buscam a promoção de políticas e ações que melhorem os meios de subsistência, saúde e bem-estar das populações; estimulem a produção sustentável de alimentos e o consumo responsável de alimentos seguros, diversos e nutritivos para permitir dietas saudáveis; protejam e promovam o uso sustentável dos recursos naturais, da biodiversidade e dos ecossistemas; e apoiem a mitigação e adaptação às mudanças climáticas. Elas têm sete pontos focais:

- governança transparente, democrática e responsável;
- cadeias de suprimento de alimentos sustentáveis para alcançar dietas saudáveis no contexto da sustentabilidade econômica, social e ambiental e das mudanças climáticas;
- acesso igual e equitativo a dietas saudáveis por meio de sistemas alimentares sustentáveis;
- segurança alimentar em todos os sistemas alimentares sustentáveis;
- educação e informações sobre nutrição centrada na pessoa;
- sistemas de alimentos resilientes em contextos humanitários;
- igualdade de gênero e empoderamento das mulheres em todos os sistemas de alimentos.

Considerações finais

Como visto, o debate sobre alimentação sustentável não é de hoje, mas na última década veio se fortalecendo e ganhando destaque no meio político e acadêmico. Os dois relatórios publicados pela influente revista *The Lancet* catalisaram debates acadêmicos ao redor do globo, construindo consensos quanto à urgente e necessária mudança nos sistemas alimentares atuais, que estão no âmago do lamentável cenário de aumento da fome em âmbito mundial, concomitante aos alarmantes e crescentes níveis de excesso de peso. A incorporação da ideia de sustentabilidade ao conceito de segurança alimentar e nutricional reforçou o entendimento de que as mudanças climáticas contribuem com as demais ameaças na garantia de alimentos saudáveis para todos. O modo produtivo da alimentação, da forma atual, retroalimenta esse ciclo, impulsionando as mudanças climáticas. Outras constatações catastróficas, como a perda de biodiversidade e a ultrapassagem dos limites planetários, expõem ainda mais a urgência na tomada de ações, sob pena de arriscar o bem-estar de gerações futuras. A academia juntou evidências e propôs caminhos para a transição dos sistemas alimentares atuais para modelos de produção de alimentos para o momento presente, sem comprometer a produção, oferta e distribuição de alimentos saudáveis no futuro. Por fim, compreende-se que ações individuais, coletivas e políticas devem ser feitas em conjunto para alcançar, de fato, dietas e sistemas alimentares mais sustentáveis. No entanto, ainda há desafios e lacunas a serem preenchidas, com a produção de dados e o estabelecimento de métricas, dentro de um pensamento e abordagem sistêmicos para subsidiar a tomada de decisões e o estabelecimento de políticas públicas em âmbito local, regional e global, com ampla participação de todos.

Referências

1. Crippa M, Solazzo E, Guizzardi D, Monforti-Ferrario F, Tubiello FN, Leip A. Food systems are responsible for a third of global anthropogenic GHG emissions. Nat Food. 2021;2:198-209.
2. Ridgway E, Baker P, Woods J, Lawrence M. Historical developments and paradigm shifts in public health nutrition science, guidance and policy actions: a narrative review. Nutrients. 2019;11(3):531.
3. de Azevedo TR, Costa Junior C, Brandão Junior A, Cremer MS, Piatto M, Tsai DS et al. SEEG initiative estimates of Brazilian greenhouse gas emissions from 1970 to 2015. Scientific Data. 2018;5(1).
4. Willett W, Rockström J, Loken B, Springmann M, Lang T, Vermeulen S et al. Food in the Anthropocene: the EAT-Lancet Commission on healthy diets from sustainable food systems. Lancet. 2019;393(10170):447-492.
5. IHME. GDB compare [Internet]. 2019 [citado 2021 fev 20]. Disponível em: http://ihmeuw.org/5dtr. Acesso em: 6 jan. 2022.
6. IHME. GDB compare [Internet]. 2019. Disponível em: http://ihmeuw.org/5dts. Acesso em: 6 jan. 2022.
7. IBGE. Pesquisa de Orçamentos Familiares 2017-2018: Análise da Segurança Alimentar no Brasil. Rio de Janeiro: IBGE; 2020.
8. IBGE. Pesquisa Nacional por Amostra de Domicílios. Rio de Janeiro: IBGE; 2014.
9. Jones AD, Hoey L, Blesh J, Miller L, Green A, Shapiro LF. A systematic review of the measurement of sustainable diets. Advances in Nutrition: An International Review Journal. 2016;7(4):641-664.
10. Gussow JD, Clancy KL. Dietary guidelines for sustainability. J Nutr Educ. 1986;18:1-5.
11. Dernini S. Sustainable diets: a historical perspective. In: Ferranti P, Berry EM, Anderson JR, editors. Encyclopedia of food security and sustainability. v.2. Amsterdam: Elsevier; 2019. p.370-373.
12. FAO. Nutrition and biodiversity, agriculture for biodiversity for agriculture. 2010.

13. United Nations. Open Working Group proposal for Sustainable Development Goals. New York City: United Nations; 2014.
14. Merrigan K, Griffin T, Wilde P, Robien K, Goldberg J, Dietz W. Designing a sustainable diet. Science. 2015;350(6257):165-166.
15. Brasil. Ministério da Saúde. Guia Alimentar para a População Brasileira: promovendo a alimentação saudável. Normas e Manuais Técnicos. Brasília; 2014.
16. Hirvonen K, Bai Y, Headey D, Masters WA. Affordability of the EAT-Lancet reference diet: a global analysis. Lancet Glob Health. 2020;8(1):e59-e66.
17. IBGE. Pesquisa de orçamentos familiares 2017-2018: avaliação nutricional da disponibilidade domiciliar de alimentos no Brasil. Rio de Janeiro: IBGE; 2020.
18. Swinburn BA, Kraak VI, Allender S, Atkins VJ, Baker PI, Bogard JR et al. The global syndemic of obesity, undernutrition, and climate change: The Lancet Commission report. Lancet. 2019;393:791-846.
19. Smith MR, Myers SS. Impact of anthropogenic CO_2 emissions on global human nutrition. Nature Clim Change. 2018;8:834-839.
20. Xu R, Zhao Q, Coelho MSZS, Saldiva PHN, Abramson MJ, Li S et al. Socioeconomic inequality in vulnerability to all-cause and cause-specific hospitalisation associated with temperature variability: a time-series study in 1814 Brazilian cities. The Lancet Planetary Health. 2020;4(12):e566-e576.
21. FAO/WHO. Sustainable healthy diets – Guiding principles. Rome: FAO/WHO; 2019.
22. Redman S, Greenhalgh T, Adedokun L, Staniszewska S, Denegri S. Co-production of knowledge: the future. BMJ. 2021;372-434.
23. FAO. The state of food insecurity in the world. Rome: FAO; 2001.
24. FAO. Food security. Policy brief issue 2. Rome: FAO; 2006.
25. HLPE. Food security and nutrition: building a global narrative towards 2030. A report by the High Level Panel of Experts on Food Security and Nutrition of the Committee on World Food Security. Rome: HLPE; 2020.
26. Commission on World Food Security. Voluntary guidelines on food systems and nutrition. Rome: FAO; 2021.

10 Alimentação sustentável: aspectos na saúde

Michelle Cristine Medeiros Jacob
Dirce Maria Lobo Marchioni
Viviany Moura Chaves

Introdução

O que define um padrão alimentar sustentável? Dietas sustentáveis são aquelas com baixo impacto ambiental, que contribuem para a segurança alimentar e nutricional, a conservação da biodiversidade e a vida saudável das gerações presentes e futuras.[1] Outras características dessas dietas são a preservação dos ecossistemas, a adequação cultural, nutricional e econômica, a promoção do trabalho justo etc. O que essa definição significa na prática, ou seja, como podemos visualizar esse conceito em um prato? A resposta é: depende. As representações de dietas sustentáveis variam amplamente entre os diferentes países, dependendo de sua localização geográfica, recursos disponíveis, renda, cultura etc.[2] Uma dieta sustentável no interior da caatinga paraibana dificilmente será semelhante a um padrão sustentável de alimentação no Alasca ou em uma floresta úmida da Tailândia. Todavia, ainda que não tenhamos um modelo de sustentabilidade alimentar, as evidências disponíveis até hoje sugerem que dietas sustentáveis possuem duas características principais: contam com uma forte presença da biodiversidade alimentar local e possuem modestas quantidades de proteína animal, quando é o caso.[3-5]

O debate atual sobre dietas sustentáveis parte de algumas premissas. Uma delas é a de que é impossível dissociar a saúde humana da saúde ambiental. Essa noção é amplamente discutida na literatura científica sob o rótulo de "saúde planetária". O conceito de saúde planetária se baseia no entendimento de que a civilização humana e sua saúde dependem de recursos naturais.[6] No entanto, em decorrência da gestão inadequada, esses recursos estão sendo degradados em uma extensão sem precedentes na história, ameaçando a saúde humana e, consequentemente, a saúde do planeta. A forma como produzimos e consumimos alimentos no atual sistema alimentar é um dos principais fatores de ameaça à saúde planetária.[6] Essa é a segunda premissa que sustenta o debate atual sobre dietas sustentáveis. A terceira premissa é consequência da segunda: uma vez que o consumo e a produção de alimentos são dois poderosos fatores de ameaça à saúde planetária, as dietas desempenham um papel central na ligação entre a saúde humana e a sustentabilidade ambiental, devendo ser transformadas para a promoção da saúde planetária.[5]

Neste capítulo, apresentamos argumentos que destacam o papel da biodiversidade em tornar os sistemas alimentares mais sustentáveis, colaborando, assim, para a promoção da saúde planetária. Em nossa análise, definimos alimentos biodiversos como a diversidade de recursos comestíveis vegetais, animais, algas e fungos disponíveis em um sistema alimentar. Essa definição compreende tanto a diversidade, cultivares ou raças de alimentos convencionais (por exemplo, tipos de feijões, raças locais de galinhas etc.) como as espécies consideradas não convencionais ou de uso cultural limitado, também denominadas espécies silvestres, nativas, negligenciadas, espontâneas (em inglês, *wild, neglected, underutilized, unconventional* ou *indigenous foods*). Pela riqueza de espécies da dieta, consideramos os alimentos biodiversos em associação com os recursos convencionais de uso extensivo. Compreendemos, ainda, por biodiversidade a diversidade de vida não comestível de interesse agrícola, que inclui uma infinidade de espécies, como microbiomas do solo, insetos, pássaros e mamíferos, que trabalham polinizando plantações, regulando pragas, equilibrando nutrientes nos campos e armazenando carbono nos solos.[5]

Acreditamos que a discussão apresentada neste capítulo poderá ajudar a informar planos e ações de transformação do sistema alimentar a partir da promoção de dietas sustentáveis.

Três argumentos para a promoção da biodiversidade alimentar

Biodiversidade, qualidade da dieta e nutrição humana

A urbanização acelerada, a renda, o crescimento populacional, as transformações do mercado de trabalho e o desenvolvimento tecnológico têm sido poderosos impulsionadores da demanda alimentar e das mudanças na dieta. As dietas humanas, que costumavam ser compostas por uma grande variedade de plantas e animais, foram gradualmente mudando para uma dieta constituída principalmente de alimentos processados e abrangendo um número limitado de espécies.[7] Embora cerca de 30 mil espécies de plantas comestíveis estejam disponíveis para os humanos, mais da metade da necessidade global de energia é atendida por apenas quatro culturas: arroz, batata, trigo e milho.[8] Como a biodiversidade pode melhorar as dietas e a nutrição, em particular nos países de baixa e média renda?

Partimos da constatação de que os ecossistemas produtivos terrestres e marinhos, tanto selvagens quanto manejados, são a fonte de nossos alimentos e, portanto, um pré-requisito para a saúde. É consensual que a sustentabilidade do ecossistema global em geral e da agricultura em particular depende da conservação, valorização e utilização da diversidade biológica, ou biodiversidade.

Assim, a biodiversidade tem várias funções nos sistemas agrícolas e alimentares. Acredita-se que a agrobiodiversidade contribua para a nutrição humana por meio de muitos caminhos, incluindo aumento da diversidade e qualidade da dieta alimentar, aumento da renda, aumento da resiliência e fornecimento de recursos genéticos para adaptação futura. A biodiversidade agrícola também contribui para definir e manter as identidades culturais e a diversidade de meios de subsistência.[9]

A diversidade da dieta é considerada essencial para a nutrição humana. A diversidade dietética, na forma de contagem de alimentos ou grupos de alimentos, é considerada um *proxy* do indicador de adequação de nutrientes. Dietas diversificadas contribuem para a adequação geral de macro e micronutrientes e estão associadas à melhoria do estado nutricional dos indivíduos,[10] podendo auxiliar no atendimento das necessidades dietéticas que ainda são desconhecidas (por exemplo, pela ingestão de qualquer um dos milhares de fitoquímicos bioativos contidos em alimentos vegetais que podem ajudar a prevenir doenças crônicas).[9]

Ao mesmo tempo, em quase todos os países do mundo, as dietas caracterizadas por uma diversidade de alimentos embalados ultraprocessados e com alta densidade energética, mas com falta de frutas, vegetais e leguminosas suficientes, surgiram como uma nova manifestação de dieta pobre em qualidade.

Lachat et al.[11] conduziram uma revisão sistemática para recomendar um indicador de diversidade biológica em dietas humanas. Investigaram inquéritos dietéticos que utilizavam como método o R24h, que tivessem como fontes de alimentos tanto os alimentos selvagens quanto os cultivados, e que os alimentos fossem identificados ao menos no nível de espécie. Concluíram que os indicadores de biodiversidade investigados, em particular riqueza de espécies da dieta,[*] foram positivamente associados a medidas de qualidade desta.

Powell et al.,[12] em estudo de revisão, relataram que, apesar de identificarem um reduzido número de estudos, a maioria dos trabalhos analisados relatou relações

* Por riqueza de espécies da dieta entende-se a contagem de espécies consumidas por um indivíduo durante o dia.

positivas entre indicadores nutricionais e indicadores de biodiversidade. No entanto, a relação entre biodiversidade e nutrição é complexa e requer uma abordagem de sistemas, na qual a diversidade de organismos e de nutrientes, da produção ao consumo, tem papel central. Remans e Smukler[13] propõem um *framework* que busca traduzir essa complexidade (Fig. 1).

De acordo com a Figura 1, podem ser apreciados os vários caminhos já mencionados pelos quais a biodiversidade pode impactar a adequação do consumo alimentar e o controle de doenças e, assim, impactar a nutrição humana. Além disso, como um sistema, vários canais de retroalimentação são possíveis. A demanda por alimentos biodiversos estimula a demanda e o aumento de produção, em um nicho de mercado que pode ser atendido por pequenos produtores e pela agricultura familiar.

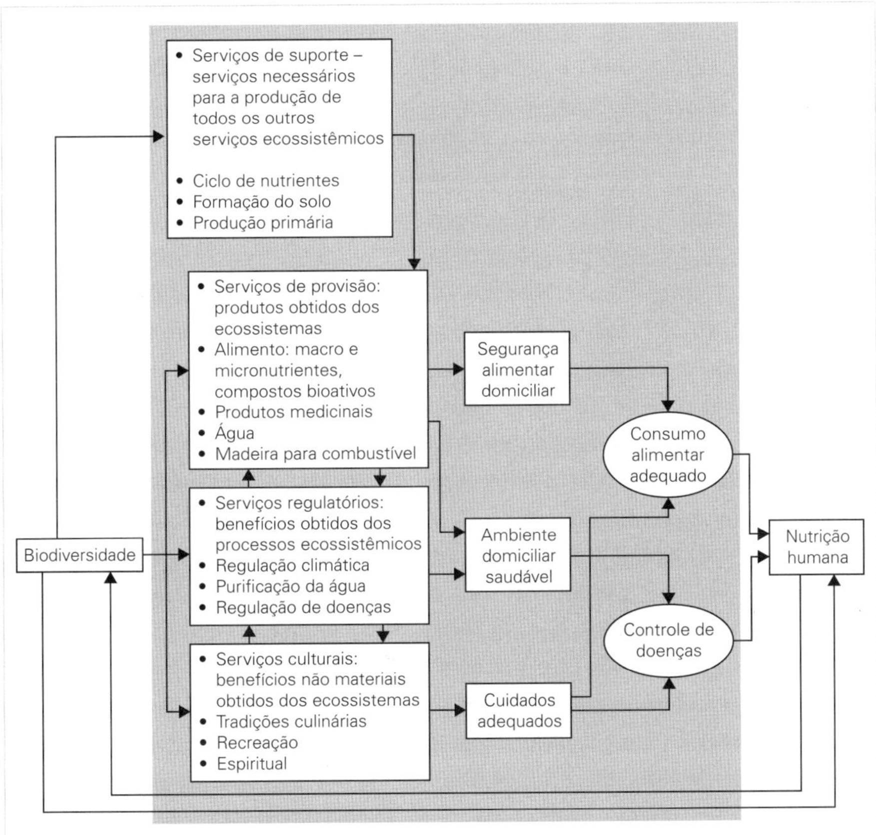

Figura 1. *Framework* das relações entre biodiversidade e nutrição humana.
Fonte: Adaptada de Remans e Smukle.[13]

Jones,[9] em revisão crítica, com o objetivo de avaliar a natureza e a magnitude das associações da biodiversidade agrícola com a qualidade da dieta e dados antropométricos em países de baixa e média renda, chama a atenção para o fato de que quase todas as pesquisas nessa área até hoje mediram a diversidade da dieta como um indicador de sua qualidade. Embora a diversidade da dieta tenha se mostrado associada à ingestão de nutrientes mais adequada e à melhora do estado nutricional de adultos e crianças, é um indicador resumido, que pode mascarar variações importantes na ingestão de nutrientes. Por exemplo, esse indicador não informa a abundância relativa de cada uma das espécies na dieta ou, ainda, pode variar significativamente em diferentes estações. Além disso, a relevância da diversidade para a qualidade da dieta pode depender do nível subjacente de diversidade da dieta na população, ou seja, os aumentos incrementais na diversidade podem ter menos impacto na qualidade da dieta em regiões nas quais a diversidade da dieta já seja elevada. Jones[9] sugere que estudos futuros avaliem a qualidade da dieta usando metodologias padronizadas e validadas, as quais permitam a estimativa da ingestão de nutrientes de grupos e itens alimentares específicos.

Emergência de surtos zoonóticos

O colapso na biodiversidade é um dos indicativos da emergência de doenças zoonóticas, que, por sua vez, têm como um dos seus principais motores a ação antrópica. A invasão humana em ambientes naturais tem sido uma tendência impulsionada pelas atividades de extração de madeira, mineração, pecuária intensiva em áreas selvagens, além do desmatamento desenfreado das florestas relacionado a uma série de fatores, como a expansão agrícola.[14] O resultado disso é que, entre 1940 e 2004, foram relatados mais de 335 eventos de doenças infecciosas em humanos ao redor do mundo.[15]

A pandemia causada pelo novo coronavírus (SARS-CoV-2) representa uma das novas doenças zoonóticas que subitamente surgiram como ameaça aos seres humanos neste século. Nos últimos anos, tivemos de lidar com zoonoses epidêmicas, como a gripe aviária (H5N1), a síndrome respiratória aguda grave (SARS), o vírus ebola e a síndrome respiratória do Oriente Médio (MERS).[14] Mesmo diante de vacinas eficazes e de patógenos que circulam há anos entre humanos, os surtos são cada vez mais caracterizados pela extensão geográfica maior, duração mais longa e força mais intensa. O que antes se encerrava na escala local agora se torna, rapidamente, uma epidemia ou pandemia.[16]

O tamanho e a intensidade dos surtos zoonóticos podem ser explicados como uma consequência das perturbações ecológicas ocasionadas pelas atividades humanas, que têm contribuído para impactos generalizados sobre a biodiversidade, incluindo a distribuição das espécies, sua fenologia (seus ciclos de reprodução), a dinâmica das populações, a estrutura das comunidades, o funcionamento de ecossistemas e taxas de extinção de espécies.[17] No entanto, podemos questionar: o que tem dado às zoonoses o seu impulso epidemiológico? E como esse declínio de espécies se relaciona com a emergência de surtos?

Parte dessas respostas está ancorada pela tese do *efeito de diluição*, que explica que comunidades com maior diversidade de animais diluem os eventos de transmissão mantendo baixa a prevalência do vírus, reduzindo assim o número de animais suscetíveis.[14] Por exemplo, um estudo detectou fortes correlações entre a baixa diversidade de aves e o aumento do risco humano ou incidência de encefalite do Nilo Ocidental nos Estados Unidos.[18] Além disso, a redução de encontros entre hospedeiros e vetores infectados, a regulação no número de hospedeiros suscetíveis, a redução na densidade do vetor infectado e a taxa de recuperação mais rápida da doença entre os hospedeiros infectados são aspectos também previstos no efeito de diluição.[19]

Outro aspecto relacionado à emergência de surtos zoonóticos é o de que as altas densidades de espécies domesticadas estão quase sempre associadas à baixa biodiversidade, facilitando o transbordamento dos patógenos para um novo hospedeiro.[20] O vírus Nipah, por exemplo, espalhou-se de morcegos frugívoros selvagens para porcos domésticos na Malásia; altas densidades de porcos em fazendas locais parecem ter facilitado o estabelecimento da transmissão de porco a porco, e o patógeno então se espalhou de porcos para humanos.[21] Além disso, os impactos ambientais gerados pela pecuária industrial de confinamento também estão associados aos surtos zoonóticos de origem alimentar. Nesse caso, os riscos relacionados à produção e ao consumo de carne dependem de uma série de fatores, como a taxa de lotação, a mistura de espécies e a ausência de métodos de controle que inibam a disseminação dessas doenças e novas infecções em humanos.[22] A soma de todos esses fatores transforma os criadouros em locais perfeitos para a disseminação de novos patógenos.

Em síntese, um dos fatores que melhor explicam a perda de biodiversidade e seus efeitos subjacentes na emergência de surtos zoonóticos é o avanço da agricultura e da pecuária industrial intensiva. Por essa razão, a preservação e a proteção da biodiversidade e dos hábitats naturais fornecem uma maneira direta de reduzir o contato humano-animal e, consequentemente, de reduzir a probabilidade de surgimento de novos patógenos. A prevenção e o controle dos surtos zoonóticos são uma tarefa que recai sobre vários setores (isto é, meio ambiente, agricultura, saúde e mercado) e, por isso, requerem estruturas políticas que garantam adequada vigilância, fiscalização e medidas de conservação, oportunizando meios de subsistência que não dependam da exploração insustentável dos bens naturais.

A biodiversidade fortalece a resiliência do sistema perante as mudanças climáticas

A produção de alimentos é uma grande impulsionadora das mudanças climáticas, sendo responsável por 26% de todas as emissões antropogênicas de gases de efeito estufa no mundo.[23] Esse fato traz um alerta para as questões de segurança alimentar e nutricional, uma vez que o aquecimento global cria ciclos de retroalimentação (*feedback loops*†) negativos sobre a produção de alimentos no sistema alimentar global.[24] O que isso significa na prática? Ao produzir alimentos, também emitimos gases de efeito estufa que colaboram com o aquecimento global; consequentemente, esse resultado retorna ao sistema alimentar, reduzindo sua capacidade produtiva ao longo do tempo.

Como mitigar esse impacto? Claramente, mudando a forma como produzimos alimentos. A literatura sobre mudanças climáticas e produção de alimentos nos fornece evidências de que a biodiversidade agrícola colabora para o fortalecimento da resiliência‡ ao estresse relacionado às mudanças climáticas. Essa é a conclusão de um estudo de revisão que analisou 172 relatórios e estudos de caso focados em países da África, América Central e do Sul e Ásia.[25] Nessa pesquisa, Mijatović et al.[25] dividem as estratégias para fortalecer a resiliência às mudanças climáticas com a diversidade agrícola em três níveis. Primeiro, considerando a *escala da paisagem*, eles argumentam que a biodiversidade otimiza o uso sustentável do solo e dos recursos hídricos (por exemplo, manutenção de serviços ecossistêmicos, prevenção da erosão do solo etc.). Segundo, a partir da *escala do sistema de cultivo*, os autores afirmam que a biodiversidade contribui para tornar as práticas agrícolas mais sustentáveis (por exemplo, fertilização do solo com policultivos, mitigação do micro-

---

† Para um debate mais amplo sobre *feedback loops* em sistemas alimentares, veja o capítulo 5 de Jacob.[26]

‡ Resiliência refere-se à capacidade de determinado sistema socioecológico de absorver choques, (b) de se auto-organizar, (c) de aprender e se adaptar a partir de dificuldades, tensões e choques no contexto desse sistema.[27]

clima com práticas de agrofloresta etc.). Finalmente, terceiro, na *escala da espécie* ou da variedade, a biodiversidade aumenta o portfólio de diversidade para incluir espécies, variedades e raças adaptadas às condições ambientais de diferentes paisagens (por exemplo, uso de espécies silvestres ou nativas adaptadas à seca, a terrenos alagados ou ainda a ambientes salinos).

Apesar das evidências científicas que relacionam biodiversidade e mitigação das mudanças climáticas, os sistemas alimentares atuais estão na direção oposta, sofrendo uma tendência crescente de homogeneidade.[28] Por exemplo, Khoury et al.[29] analisaram mudanças no portfólio de espécies de culturas alimentares nos suprimentos de 152 países, compreendendo 98% da população mundial de 1961 a 2009. Eles concluíram que, globalmente, as cadeias globais de abastecimento de alimentos tornaram-se 36% mais semelhantes em composição nas últimas cinco décadas. Em termos de fornecimento de energia, um conjunto de plantas de cultivo global domina os portfólios: os "três grandes" cereais, representados pelo milho (*Zea mays* L.), trigo (*Triticum aestivum* L.) e arroz (*Oryza sativa* L.). Essas culturas têm sido melhoradas, em grande parte, visando aos propósitos da agricultura industrial intensiva de maximização da produção em contextos de manejo nos quais as entradas do sistema (isto é, água, fertilizantes e outros insumos químicos) são altas, sem muita consideração sobre a adequação dessas espécies em ambientes diversificados (por exemplo, solos arenosos, climas secos) ou sobre a resiliência dessas espécies para enfrentar os eventos climáticos extremos da nossa era.[30]

Assim, apesar da direção atual do sistema alimentar hegemônico global, sabemos que a biodiversidade pode oferecer a chave para mudarmos a forma como produzimos alimentos e, consequentemente, para mitigar os resultados indesejados que nascem do nexo alimento-clima.

Considerações finais

A boa alimentação é a base da saúde, e essa relação fundamental é amplamente reconhecida. No entanto, a alimentação da população mundial tem se caracterizado cada vez mais pelo predomínio de alimentos com alto nível de processamento industrial e baixo consumo de vegetais, incluindo plantas nativas. Essas espécies são ricas em nutrientes e compostos bioativos e apresentam potencial para diversificar dietas, possivelmente contribuindo para a promoção da segurança alimentar. Além disso, as mudanças profundas nos sistemas alimentares globais nas últimas décadas resultaram em significativos impactos negativos sobre a saúde e o bem-estar, os quais variam da insegurança alimentar às doenças crônicas e da degradação ambiental à diminuição das oportunidades econômicas e à erosão da cultura. A degradação dos ambientes naturais e a destruição dos hábitats estão criando cenários propícios para o surgimento de doenças como a covid-19. Esses impactos são experimentados de forma desigual em todo o mundo e entre grupos diversos de pessoas em diferentes lugares.

É necessário compreender melhor a complexidade dos sistemas alimentares e suas conexões com os problemas de saúde, incluindo a perspectiva da saúde única – ou seja, considerar as questões de saúde humana, animal e ambiental de forma integrada.

Referências

1. Burlingame B, Dernini S. Sustainable diets and biodiversity – directions and solutions for policy, research and action. Rome: FAO; 2012.
2. Chaudhary A, Gustafson D, Mathys A. Multi-indicator sustainability assessment of global food systems. Nat Commun. 2018;9(1):1-13.
3. Mason P, Lang T. Sustainable diets: How ecological nutrition can transform consumption and the food system. New York: Routledge; 2017.
4. Jacob MCM, Albuquerque UP. Biodiverse food plants: Which gaps do we need to address to promote sustainable diets? Ethnobiol Conserv. 2020;9(0).
5. Willett W, Rockström J, Loken B, Springmann M, Lang T, Vermeulen S et al. Food in the Anthropocene: the EAT-Lancet Commission on healthy diets from sustainable food systems. Lancet. 2019;393:447-492.
6. Whitmee S, Haines A, Beyrer C, Boltz F, Capon AG, De Souza Dias BF et al. Safeguarding human health in the Anthropocene epoch: Report of the Rockefeller Foundation – Lancet Commission on planetary health. Lancet. 2015;386:1973-2028.
7. Drewnowski A, Popkin BM. The nutrition transition: New trends in the global diet. Nutrition Reviews. 1997;55:31-43.
8. FAO. The second report on the state of the world's plant genetic resources for food and agriculture. Rome: FAO; 2010.
9. Jones AD. Critical review of the emerging research evidence on agricultural biodiversity, diet diversity, and nutritional status in low- and middle-income countries. Nutr Rev. 2017;75(10):769-782.
10. Arimond M, Wiesmann D, Becquey E, Carriquiry A, Daniels MC, Deitchler M et al. Simple food group diversity indicators predict micronutrient adequacy of women's diets in 5 diverse, resource-poor settings. J Nutr. 2010;140(11):1-7.
11. Lachat C, Raneri JE, Smith KW, Kolsteren P, Van Damme P, Verzelen K et al. Dietary species richness as a measure of food biodiversity and nutritional quality of diets. Proc Natl Acad Sci USA. 2018;115(1):127-132.
12. Powell B, Thilsted SH, Ickowitz A, Termote C, Sunderland T, Herforth A. Improving diets with wild and cultivated biodiversity from across the landscape. Food Secur. 2015;7(3):535-554.
13. Remans R, Smukler S. Linking biodiversity and nutrition: research methodologies. In: Fanzo J, Hunter D, Borelli T, Mattei F, editors. Diversifying food and diets: using agricultural biodiversity to improve nutrition and health. New York: Routledge; 2013. p.140-166.
14. United Nations Environment Programme. Preventing the next pandemic: zoonotic diseases and how to break the chain of transmission. Nairobi; 2020.

15. Jones KE, Patel NG, Levy MA, Storeygard A, Balk D, Gittleman JL et al. Global trends in emerging infectious diseases. Nature. 2008;451(7181):990-993.
16. Wallace R. Pandemia e agronegócio: doenças infecciosas, capitalismo e ciência. São Paulo: Elefante; 2020.
17. Joly CA, Queiroz HL. Pandemia, biodiversidade, mudanças globais e bem-estar humano. Estud Avancados. 2020;34(100):67-82.
18. Ezenwa VO, Godsey MS, King RJ, Guptill SC. Avian diversity and West Nile virus: Testing associations between biodiversity and infectious disease risk. Proc R Soc B Biol Sci. 2006;273(1582):109-117.
19. Swaddle JP, Calos SE. Increased avian diversity is associated with lower incidence of human West Nile infection: Observation of the dilution effect. PLoS One. 2008;3(6).
20. Keesing F, Belden LK, Daszak P, Dobson A, Harvell CD, Holt RD et al. Impacts of biodiversity on the emergence and transmission of infectious diseases. Nature. 2010;468:647-652.
21. Epstein JH, Field HE, Luby S, Pulliam JRC, Daszak P. Nipah virus: impact, origins, and causes of emergence. Curr Infect Dis Rep. 2006;8:59-65.
22. Karesh WB, Dobson A, Lloyd-Smith JO, Lubroth J, Dixon MA, Bennett M et al. Ecology of zoonoses: Natural and unnatural histories. Lancet. 2012;380:1936-1945.
23. Poore J, Nemecek T. Reducing food's environmental impacts through producers and consumers. Science. 2018;360(6392):987-992.
24. Jacques P, Jacques J. Monocropping cultures into ruin: the loss of food varieties and cultural diversity. Sustainability. 2012;4(11):2970-2997.
25. Mijatović D, Van Oudenhoven F, Eyzaguirre P, Hodgkin T. The role of agricultural biodiversity in strengthening resilience to climate change: Towards an analytical framework. Int J Agric Sustain. 2013;11(2):95-107.
26. Jacob M. Sistemas alimentares para nutrição. Recife: Nupeea; 2021.
27. Carpenter S, Brock W. Adaptive capacity and traps. Ecol Soc. 2008;13(2):40.
28. Ipes-Food. From uniformity to diversity: A paradigm shift from industrial agriculture to diversified agroecological systems. Belgium; 2015.
29. Khoury CK, Bjorkman AD, Dempewolf H, Ramirez-Villegas J, Guarino L, Jarvis A et al. Increasing homogeneity in global food supplies and the implications for food security. Proc Natl Acad Sci USA. 2014;111(11):4001-4006.
30. Massawe F, Mayes S, Cheng A. Crop diversity: an unexploited treasure trove for food security. Trends in Plant Science. 2016;21:365-368.

11 Alimentação sustentável: aspectos ambientais

Aline Martins de Carvalho

Introdução

Atualmente estamos vivendo em uma nova era geológica, chamada Antropoceno. Esse termo foi cunhado por Paul Crutzen e está relacionado com o momento histórico em que o homem se tornou a força dominante no planeta.[1] Esse processo de mudança foi caracterizado por uma grande evolução nos modos de vida, com aumento da migração para as cidades, evolução dos transportes, meios de comunicação e maquinários. Entretanto, esse avanço se deu à custa do uso de grandes quantidades de recursos naturais, como petróleo, energia, ar, além da emissão de grandes quantidades de gases de efeito estufa.[2]

Hoje sabemos que cerca de 25% de todos os gases de efeito estufa gerados no planeta se devem à produção de alimentos.[3] Além disso, o setor agropecuário é uma das maiores fontes de degradação ambiental e impacto no sistema terrestre. Nas últimas décadas, a relação entre produção de alimentos e impacto ambiental ganhou destaque com o avanço dos estudos de análise de ciclo de vida (ACV),[4] uma ferramenta que avalia os efeitos ambientais de produtos, processos ou atividades ao longo de suas vidas úteis. Brevemente, para fazer análise de ACV, é necessário:[5]

- Definição do escopo e da unidade de análise; por exemplo, um quilo de morango orgânico produzido no Centro-Oeste brasileiro.
- Análise de inventário, em que são definidas todas as entradas e saídas de produtos/materiais na produção do morango, como uso de maquinário, fertilizante, água, transporte, extração de materiais, emissão de gases, geração de resíduos etc.

- Avaliação de impacto, que estima o impacto ambiental com base na análise de inventário; por exemplo, a quantidade de equivalentes de CO_2 proveniente da produção do morango.
- Interpretação, em que os resultados são analisados e comparados com outros resultados a fim de tomar decisões.

Por meio desses estudos, é possível comparar diferentes formas de produção, locais de produção, embalagens, matrizes energéticas, produtos etc. É importante ressaltar que esse tipo de estudo pode ser caro e demandar tempo. Assim, o uso de dados secundários já disponíveis passa a ser uma alternativa viável e barata. A maioria desses estudos analisa dados dos Estados Unidos e da Europa; contudo, já há estudos com dados brasileiros, principalmente de *commodities* como carne, soja, cana, café etc.[6]

Alguns estudos de ACV avaliam os impactos até o fim da produção na fazenda, outros até o ponto de venda. Então, é importante avaliar qual a unidade de análise a fim de fazer comparações, uma vez que o processamento, a estocagem, o transporte e a distribuição podem ou não estar sendo considerados na análise e ter ou não um impacto importante no meio ambiente. Segundo Weber e Matthews,[7] que analisaram os gases de efeito estufa na cadeia de produção (desde a produção até o consumo) de alimentos nos Estados Unidos, as emissões de gases associadas à produção de alimentos representam cerca de 83% do total e o transporte representa apenas 11%. As diferenças variam de acordo com os alimentos; a carne vermelha é associada com 150% mais gases do que peixe e frango. Embora a alimentação local tenha ganhado destaque como uma das formas de atingir uma alimentação mais sustentável, a produção de alimentos e o tipo de alimento em si podem ter um impacto maior no meio ambiente do que a distância percorrida.*

Além disso, é necessário considerar o transporte do consumidor até o local de compra, uma vez que esse aspecto pode ter um peso substancial em relação à pegada de carbono do alimento, principalmente para alimentos de origem vegetal. De acordo com Coley et al., se o consumidor dirigir cerca de 7 km (ida e volta) para comprar vegetais, as emissões de carbono provavelmente serão maiores que as emissões de um fornecedor que vende caixas de vegetais em grande escala e possui

* Ressalta-se que, embora a alimentação local não exerça um impacto significativo nos gases de efeito estufa, ela envolve aspectos muito importantes para se ter uma alimentação mais sustentável, como apoio econômico para agricultores da região, preço mais justo para os agricultores, relação mais próxima entre quem planta e quem compra etc.

um sistema de armazenamento refrigerado, embalagem, transporte para um centro de distribuição regional e transporte final até a casa do consumidor, uma vez que ele gasta esses recursos para carregar uma grande quantidade de vegetais de uma só vez, reduzindo o impacto por unidade de produto.[8]

Outro fator importante é a forma de cocção dos alimentos, que também impacta no meio ambiente. Estima-se que a preparação de alimentos pode impactar de 20 a 36% do total de emissões.[9] De acordo com uma pesquisa que avaliou diversos métodos de cocção para diferentes alimentos consumidos no Reino Unido, o método que mais impacta no meio ambiente é o cozimento no forno, em razão do maior tempo necessário para cozinhar. O método que menos impacta é o micro-ondas.[9]

Neste capítulo, falaremos sobre as principais formas de avaliar o impacto da produção de alimentos e da nossa dieta no meio ambiente. O mais estudado fator ambiental associado à alimentação é a emissão de gases de efeito estufa. Entretanto, outros indicadores vêm sendo usados para avaliar o impacto ambiental, como uso de terra, uso de água, uso de energia, potencial de eutrofização e perda de biodiversidade. A seguir tem-se um breve resumo sobre esses indicadores e sua relação com a dieta brasileira.

Emissão de gases de efeito estufa

O efeito estufa é um fenômeno natural que isola a Terra do frio do espaço. À medida que a radiação solar é absorvida e reemitida para a superfície da Terra, gases de efeito estufa (GEE) na atmosfera evitam que parte desse calor escape para o espaço. Algumas atividades humanas também produzem GEE, o que é chamado de GEE antropogênicos. Isso amplifica o processo natural e pode promover o aquecimento do planeta, elevar os níveis dos mares e aumentar a frequência de eventos extremos.[10]

Alguns gases presentes de maneira natural na atmosfera são vapor-d'água (H_2O), dióxido de carbono (CO_2), metano (CH_4) e óxido nitroso (N_2O). Alguns gases antropogênicos, presentes na atmosfera em consequência de processos industriais, são os perfluorocarbonos (CF_6, C_2F_6), hidrofluorocarbonos (CHF_3, CF_3CH_2F, CH_3CHF_2) e hexafluoreto de enxofre (SF_6). O mais abundante é o vapor d'água, cuja concentração depende da temperatura e das condições meteorológicas da Terra. Já o CO_2 é o principal gás de efeito estufa relacionado às atividades humanas (antropogênico), sendo responsável por 78% da contribuição humana para o efeito estufa em 2010.[10] O CO_2 é liberado para a atmosfera na produção de alimentos, pela transformação das plantações naturais para agricultura ou pecuária, pelas queimadas, queima de combustíveis fósseis (fertilizantes, combustível para máquinas e transporte), entre outros.[11]

Cada gás tem um potencial diferente de reter o calor por um período de tempo. O CO_2 é normalmente usado como o gás de referência e tem potencial de aquecimento de 1. O metano, por exemplo, que é emitido pelos ruminantes e na produção de arroz por alagamento, tem o potencial de aquecimento de 25, o que significa que seu efeito radiativo é 25 vezes mais poderoso que o do CO_2 ao longo do mesmo período de tempo. Assim, as emissões de GEE costumam ser discutidas em equivalentes de dióxido de carbono (CO_{2eq}), calculados multiplicando-se a massa das emissões pelo potencial de aquecimento do gás.[12]

De acordo com o SEEG,[13] de todos os gases produzidos no Brasil em 2018, estima-se que 69% venham da produção de alimentos (44% referente ao uso da terra e 25% referente à produção em si). A pecuária é um dos principais responsáveis por essa emissão, principalmente em decorrência da fermentação entérica dos ruminantes.

Para atingirmos a meta do acordo de Paris de aumento máximo da temperatura em até 2°C até 2050, será necessário diminuir os gases de efeito estufa, especialmente metano e óxido nitroso, da produção de alimentos, bem como evitar o desmatamento de mais terras para usá-las em agricultura e pecuária.[11] Dentre o impacto da produção dos diversos alimentos, de maneira geral, pode-se dizer que os alimentos de origem animal, especialmente a carne bovina, têm potencial bem maior de gerar gases de efeito estufa por quilo, unidade de energia ou proteína[3,11] (Fig. 1).

Além disso, o consumo de alimentos de origem animal é elevado, principalmente no Brasil, o que incrementa ainda mais a pegada de carbono vinda da dieta. De acordo com Travassos, o consumo de carne bovina contribui com cerca de 70% da pegada de carbono global da dieta. Em comparação com outros países, o Brasil tem uma pegada similar ou maior que países desenvolvidos como Irlanda, Reino Unido, Espanha, entre outros.[14]

De acordo com o relatório do EAT-Lancet,[11] mudanças na produção de alimentos poderiam reduzir em cerca de 10% os gases de efeito estufa em 2050. O aumento do consumo de alimentos de origem vegetal e a redução dos alimentos de origem animal poderiam reduzir em até 80% o total de gases de efeito estufa em 2050.

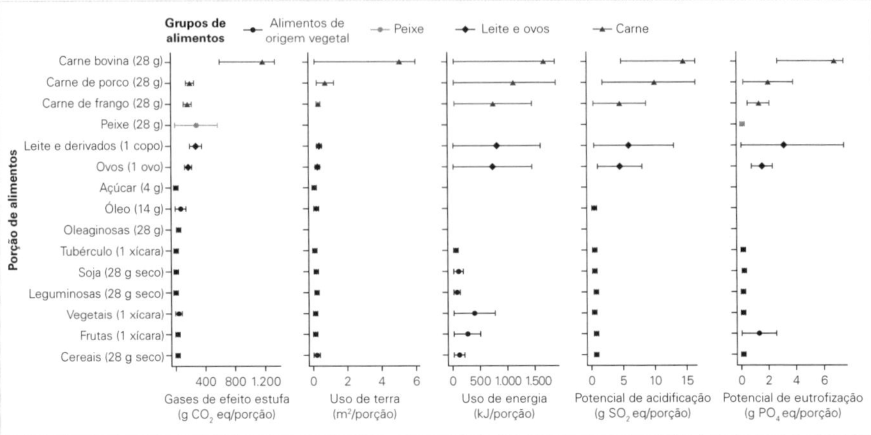

Figura 1. Impactos ambientais da produção de diferentes alimentos.
Fonte: Traduzida de Willett et al.[11]

Uso de terra

Cerca de 45% das terras habitáveis (sem deserto ou gelo) são utilizadas pelo setor agropecuário. Desse total, 87% destinam-se à alimentação e 13% para biocombustíveis e algodão, entre outros. Das terras usadas para produzir alimentos, 77% são para a produção de carne, grãos para alimentar animais, leite e derivados. Apenas 23% são destinadas à produção de grãos e outros alimentos de origem vegetal para alimentação humana.[15] Além disso, estima-se que um terço de todos os grãos produzidos são para alimentar animais.[11] No Brasil, em 1961, cerca de 18% das terras eram destinadas à produção de alimentos. Já em 2015, esse número chegava a 33%, sendo a maioria para pastagem e apenas 30% para produção de grãos.[16]

É importante lembrar que esse aumento na quantidade de terras para produzir alimentos se dá principalmente pelo desmatamento de florestas. Entre 2000 e 2014, o Brasil perdeu em média 2,7 milhões de hectares terra/ano, o que é um grande contribuinte para a perda de biodiversidade e a emissão de gases de efeito estufa.[11]

De acordo com Peters et al.,[17] é necessário cerca de 1,1 hectare de terra/pessoa/ano para produzir alimentos para uma pessoa onívora, e cerca de 0,2 hectare de terra/pessoa/ano para produzir alimentos para uma pessoa ovolactovegetariana, mostrando que a pecuária provavelmente é também o setor que mais contribui com o uso de terra.

Uso de água

Estima-se que cerca de 70% de toda a retirada de água de rios e represas destine-se à irrigação na produção de alimentos. Alguns alimentos utilizam muito mais litros de água do que outros em sua produção.[3] Nesse sentido, a pegada hídrica tem sido usada para estimar e comparar o uso de água para produtos, indivíduos, cidades, países etc.

A pegada hídrica é o volume total de água doce usado para produzir bens e serviços consumidos por indivíduos ou comunidades ou produzidos por empresas, e analisa o uso direto e indireto da água com base no ciclo de vida. O uso direto refere-se ao consumo de água diretamente para produção. O uso indireto refere-se ao volume total de água embutido na cadeia de abastecimento para a produção.[18]

A pegada hídrica tem três componentes principais:[19]

- Azul, que mede o consumo de água superficial e subterrânea por indivíduos e sociedades. É a água dos rios, lagos, pântanos e aquíferos usada para irrigação.
- Verde, que mede o consumo da água da chuva armazenada no solo e disponível para as plantas.
- Cinza, que estima o volume de água doce necessário para assimilar a carga de poluentes causados pela produção do bem ou serviço.

Os alimentos de origem animal apresentam grande pegada hídrica; entretanto, é importante analisar o tipo de pegada. A pegada verde geralmente contribui com a maior parte da pegada hídrica; contudo, alguns alimentos, como as amêndoas, possuem uma das maiores pegadas azuis.[3,20] Na dieta brasileira, a carne bovina representa 41% da pegada hídrica total, seguida de leguminosas e arroz, com 15 e 14%, respectivamente.[14]

É importante considerar a pegada azul, pois é isso que torna a agricultura possível em regiões mais áridas, e está associada com a escassez de água. A localização geográfica influencia a quantidade de água azul necessária para produzir determinada safra. O impacto do uso da água no meio ambiente local varia de acordo com a quantidade de água necessária (demanda), a disponibilidade dos diferentes tipos de água (de chuva, de rios e lençóis subterrâneos) e a região hidrográfica.[10,21]

Em 2011, a pegada hídrica global da produção de alimentos foi de 8.362 km^3/ano (80% verde, 11% azul e 9% cinza). Para 2050, espera-se que a demanda mundial de água aumente cerca de 20 a 30%, o que pode agravar a escassez de água em várias partes do mundo.[20] A escassez de água é definida pelo ISO 14046 como o consumo de água que se aproxima ou excede a capacidade de regeneração natural de um corpo de água.[22] Hoje em dia, cerca de meio bilhão de pessoas já vivem com escassez de água durante o ano inteiro.[21]

No Brasil, a escassez de água varia de acordo com a região do país e a época do ano. Na Região Nordeste, a escassez de água chega a cerca de 50 nos meses de abril e maio, atingindo uma escassez média de 87 (quanto maior o valor, maior a escassez). A região amazônica, diferentemente, tem escassez média de água de 5.[21]

Potencial de eutrofização

A eutrofização é caracterizada pela poluição da água e de ecossistemas em decorrência do excesso de nutrientes, como o escoamento de nitrogênio e fósforo dos sistemas de produção agrícola para os rios. Ambos os nutrientes são fundamentais para o crescimento e a produtividade das lavouras. Entretanto, a aplicação excessiva de fertilizantes na produção de alimentos tem consequências nocivas, como o seu escoamento para rios e córregos, ocasionando excesso de nutrientes nos ecossistemas marinhos e de água doce, com redução de oxigênio nas águas, causando a morte de peixes. A eutrofização também pode acontecer em ambientes terrestres, reduzindo sua biodiversidade, além de causar diversos outros impactos importantes na saúde das pessoas e do planeta.[11]

O nitrogênio aplicado no solo vem da conversão do gás nitrogênio não reativo em amônia, um processo que utiliza grande quantidade de energia e gera grandes quantidades de gases de efeito estufa na atmosfera. Já o fósforo vem de minas de fósforo, ou seja, é um recurso finito, que provavelmente deve durar mais cerca de 50 a 100 anos.[11]

Estima-se que a produção de alimentos gere em torno de 78% da eutrofização.[23] A produção de cada alimento utiliza diferentes quantidades e tipos de nutrientes que escoam para as águas e ecossistemas. Assim, para comparar, utiliza-se a medida de equivalentes de fosfato (gPO_4eq). As emissões podem ser comparadas por quilo de alimento produzido ou a cada 1.000 kcal ou 100 g de proteína produzida.[24] De acordo com a Figura 1, percebe-se que os alimentos de origem animal, como carne bovina, leite e derivados, porco e frango, são os alimentos que mais contribuem com a eutrofização.

Perda de biodiversidade

Ao mesmo tempo que a produção de alimentos é dependente da biodiversidade, a conservação da biodiversidade também depende da produção de alimentos. A diversidade dos organismos vivos é necessária para a estabilidade dos ecossistemas e, portanto, para a produtividade e a resiliência da produção de alimentos. Por exemplo, a diversidade de seres vivos contribui para polinização de sementes, controle de pragas, regulação do calor, sequestradores de carbono, entre outros. Até mesmo o sabor e as características nutricionais dos alimentos podem variar de acordo com a interação entre espécies.[11]

Entretanto, a produção de alimentos é um dos grandes ameaçadores de extinção de espécies. Cerca de 80% de todas as espécies ameaçadas de aves e mamíferos terrestres estão em perigo pela perda de hábitat em razão da agricultura.[25] De acordo com a lista vermelha da International Union for Conservation of Nature (IUCN), a agropecuária é o maior ameaçador para grande parte das 2.414 espécies brasileiras listadas.[26]

O Instituto de Pesquisa Aplicada desenvolveu um índice de conservação da biodiversidade para cada estado brasileiro, de acordo com espécies da fauna e flora ameaçadas de extinção, repositórios da biodiversidade, terras indígenas, unidades de conservação de uso sustentável e proteção integral e remanescentes da vegetação nativa.[27] Os estados com pior índice foram Alagoas e Rio Grande do Sul, que apresentaram menos unidades de conservação e remanescentes comparados aos outros estados. Os estados com melhor índice foram Amapá, Acre e Amazonas.[28]

De acordo com o WWF,[29] a carne bovina é o alimento da dieta brasileira que mais se associa com a perda de espécies por ano; representa cerca de 80% desse valor, seguida pelo leite e laticínios, com 12%.

Desperdício de alimentos

É importante considerar o impacto ambiental do desperdício de alimentos, uma vez que grandes quantidades de água e terra foram utilizadas e grandes quantidades de gases de efeito estufa foram emitidas para produção, processamento, transporte e cocção. Assim, se o alimento não for consumido, todos esses recursos serão inúteis. De acordo com a FAO, um terço da comida produzida para consumo humano é perdida ou desperdiçada mundialmente. Na América Latina, o desperdício se dá principalmente na produção e no momento do consumo de alimentos.[30] Segundo a Empresa Brasileira de Pesquisa Agropecuária (Embrapa), o brasileiro desperdiça cerca de 114 g/dia de alimentos/pessoa em casa. Os alimentos mais desperdiçados em relação ao total são arroz (22%), carne bovina (20%), feijão (16%) e frango (15%), o que pode aumentar ainda mais o impacto ambiental da dieta do brasileiro.[31]

Considerações finais

A produção de alimentos, independentemente do tipo, utiliza grandes quantidades de recursos naturais, como água e solo, gera muitos gases ligados a mudanças climáticas, além de poluir o meio ambiente e reduzir a biodiversidade. Com o aumento da população, urbanização e a maior demanda por alimentos, especialmente de origem animal, o uso de recursos e poluentes aumenta ainda mais. Assim, para se manter dentro das barreiras planetárias, estima-se que será necessário produzir alimentos suficientes para a população sem aumentar o uso de terras e o desmatamento, além de reduzir o desperdício de alimentos em cerca de 50%. Para atingir tais metas, serão necessárias ações conjuntas de vários setores, incluindo o desenvolvimento de novas tecnologias, mudanças no comportamento das indústrias, mudança no comportamento alimentar dos indivíduos com a redução do consumo de carne, além de políticas públicas que auxiliem tanto na produção quanto na compra e consumo de uma alimentação mais sustentável. Apenas com ações multissetoriais e multiníveis será possível contribuir para o desenvolvimento sustentável do planeta e a manutenção da espécie humana.

Referências

1. Steffen W, Grinevald J, Crutzen P, McNeill J. The Anthropocene: conceptual and historical perspectives. Phil Trans R Soc A. 2011;369(1938):842-867.
2. Steffen W, Broadgate W, Deutsch L, Gaffney O, Ludwig C. The trajectory of the Anthropocene: The great acceleration. The Anthropocene Review. 2015;2(1):81-98.
3. World Resources Institute. Creating a sustainable food future. Washington: WRI; 2019.
4. Nemecek T, Jungbluth N, Canals LM, Schenck R. Environmental impacts of food consumption and nutrition: where are we and what is next? Int J Life Cycle Assess. 2016;21(5):607-620.
5. Roy P, Nei D, Orikasa T, Xu Q, Okadome H, Nakamura N, Shiina T. A review of life cycle assessment (LCA) on some food products. Journal of Food Engineering. 2009;90(1):1-10.
6. Donke ACG, Novaes RML, Pazianotto RAA, Moreno-Ruiz E, Reinhard J, Picoli JF et al. Integrating regionalized Brazilian land use change datasets into the ecoinvent database: new data, premises and uncertainties have large effects in the results. Int J Life Cycle Assess. 2020;25(6):1027-1042.
7. Weber CL, Matthews HS. Food-Miles and the relative climate impacts of food choices in the United States. Environ Sci Technol. 2008;42(10):3508-3513.
8. Coley D, Howard M, Winter M. Local food, food miles and carbon emissions: A comparison of farm shop and mass distribution approaches. Food Policy. 2009;34(2):150-155.

9. Frankowska A, Rivera XS, Bridle S, Kluczkovski AMRG, Silva JT, Martins CA et al. Impacts of home cooking methods and appliances on the GHG emissions of food. Nat Food. 2020;1(12):787-791.
10. Center for Sustainable Systems University of Michigan. Sustainability factsheets: Consumption, patterns, impacts & solutions. Center for Sustainable Systems, University of Michigan; 2020.
11. Willett W, Rockström J, Loken B, Springmann M, Lang T, Vermeulen S et al. Food in the Anthropocene: the EAT - Lancet Commission on healthy diets from sustainable food systems. Lancet. 2019;393(10170):447-492.
12. Jolliet O, Saadé-Sbeih M, Shaked S, Jolliet A, Crettaz P. Environmental life cycle assessment. Boca Raton: CRC Press; 2016.
13. de Azevedo TR, Costa Junior C, Brandão Junior A, Cremer MS, Piatto M, Tsai DS et al. SEEG initiative estimates of Brazilian greenhouse gas emissions from 1970 to 2015. Sci Data. 2018;5(1):180045.
14. Travassos GF, Antônio da Cunha D, Coelho AB. The environmental impact of Brazilian adults' diet. Journal of Cleaner Production. 2020;272:122622.
15. Ritchie H, Roser M. Land use [Internet]. 2013. Disponível em: https://ourworldindata.org/land-use. Acesso em: 5 jan. 2022.
16. IBGE. Censo Agropecuário: 2017 Primeiros Resultados. Rio de Janeiro: IBGE; 2017.
17. Peters CJ, Picardy J, Darrouzet-Nardi AF, Wilkins JL, Griffin TS, Fick GW. Carrying capacity of U.S. agricultural land: Ten diet scenarios. Elem Sci Anth. 2016;4:000116.
18. Hoekstra AY, editor. The Water Footprint Assessment Manual: Setting the Global Standard. London: Earthscan; 2011.
19. Ding GKC, Ghosh S. Sustainable water management: a strategy for maintaining future water resources. In: Encyclopedia of sustainable technologies. Amsterdam: Elsevier; 2017. p.91-103.
20. Mekonnen MM, Gerbens-Leenes W. The water footprint of global food production. Water. 2020;12(10):2696.
21. Andrade EP, de Araújo Nunes AB, de Freitas Alves K, Ugaya CM, Alencar MC, Santos TL et al. Water scarcity in Brazil: part 1 - regionalization of the AWARE model characterization factors. Int J Life Cycle Assess. 2020;25(12):2342-2358.
22. ISO - International Organization for Standardization. 14046 Environmental Management, Water Footprint - Principles, Requirements and Guidelines. Geneva: ISO; 2014.
23. Poore J, Nemecek T. Reducing food's environmental impacts through producers and consumers. Science. 2018;360(6392):987-992.
24. Ritchie H, Roser M. Environmental impacts of food production [Internet]. 2020. Disponível em: https://ourworldindata.org/land-use. Acesso em: 5 jan. 2022.
25. Tilman D, Clark M, Williams DR, Kimmel K, Polasky S, Packer C. Future threats to biodiversity and pathways to their prevention. Nature. 2017;546(7656):73-81.
26. IUCN. The IUCN red list of threatened species [Internet]. 2021. Disponível em: https://www.iucnredlist.org/search/stats. Acesso em: 5 jan. 2022.
27. Boueri R, Costa MA. Brasil em desenvolvimento 2013: Estado, planejamento e políticas públicas. Brasília: Ipea; 2013.
28. Brasil. Brasil: 5° Relatório Nacional para Convenção sobre Diversidade Biológica. Ministério do Meio Ambiente; 2016.
29. WWF. How would changing your diet change these environmental impacts? [Internet]. 2020. Disponível em: https://planetbaseddiets.panda.org/impacts-action-calculator/brazil/. Acesso em: 5 jan. 2022.
30. Gustavsson J, Cederberg C, Sonesson U. Global food losses and food waste: extent, causes and prevention; study conducted for the International Congress Save Food! At Interpack 2011, [16-17 May], Düsseldorf, Germany. Food and Agriculture Organization of the United Nations; 2011.
31. Embrapa. Intercâmbio Brasil-União Europeia sobre Desperdício de Alimentos. Brasília: Embrapa; 2018.

12 Alimentação sustentável: justiça alimentar

Mariana Hase Ueta
Mariana Yante Barrêto Pereira

As mudanças climáticas, ao mesmo tempo que evidenciam as dimensões dos impactos humanos na natureza, também oferecem a oportunidade de repensar as relações entre os seres humanos e a natureza. A alimentação sustentável surge como um importante caminho para construir cadeias alimentares que prezem não apenas pela saúde humana, como também pela ambiental. No entanto, esses desafios de escala planetária demandam um olhar cuidadoso, para que esse caminho não leve à criação de novas desigualdades e exclusões.

As mudanças climáticas são, muitas vezes, atribuídas a uma humanidade indiferenciada, como se os fenômenos fossem consequência das ações da humanidade como um todo. Porém, tanto as responsabilidades quanto as vulnerabilidades estão distribuídas de maneiras desiguais das perspectivas dos países, classes, raça e gênero. Dessa forma, os indivíduos, dependendo dos diferentes contextos sociais, econômicos e demográficos nos quais estão inseridos, também serão afetados e responderão de formas distintas aos desafios climáticos.

O documento EAT-Lancet[1] traz importantes contribuições para se discutir opções mais sustentáveis de alimentação que possam ajudar no combate às mudanças climáticas. No entanto, esse documento deve ser compreendido em seu contexto, ou seja, como um "saber situado". Em outras palavras, como explica Donna Haraway,[2] todos os saberes estão situados em seus contextos de produção e, dessa maneira, seus autores podem apenas produzir conhecimento sobre a realidade restrita que conhecem, a partir de suas experiências pessoais e de sua posição interseccional. É muito importante pensarmos na alimentação sustentável como "saber situado" para evitarmos a armadilha de acreditar que existe uma fórmula universal como uma solução única para toda a humanidade.

Guthman e Dupuis[3] alertam para o perigo das "políticas da perfeição", ou seja, quando alguns sujeitos específicos definem "uma maneira certa de viver" a partir dos valores que julgam adequados para si mesmos, pregando esse modo como universal para que todas as pessoas possam segui-lo e ser beneficiadas. Contudo, desconsiderar as diferenças entre as pessoas apenas reforça as desigualdades e os lugares de poder daqueles que definiram o que é "correto". Esse processo pode levar à normalização e universalização de ideias, nesse caso em relação à alimentação, que servem apenas a quem as criou, e geram exclusão ao chegar às diferentes pessoas nos mais diversos lugares do mundo.

As conclusões do documento EAT-Lancet não devem ser totalmente ignoradas porque trazem descobertas relevantes, como a dieta mediterrânea, que, no contexto europeu de elaboração do relatório, emerge como uma alimentação sustentável. No entanto, em vez de adotarmos essas conclusões como se fossem verdades em nossa própria realidade, podemos utilizar essas ideias como fontes de inspiração para conduzirmos pesquisas inovadoras a partir de nossas próprias experiências. O que é considerado sustentável na Itália, que pode ser produzido e consumido localmente e que faz parte das suas tradições culinárias, é muito diferente do que faz parte da alimentação e é considerado sustentável na Tailândia. Desconsiderar os contextos específicos dos consumidores em cada local é ignorar o impacto ambiental das agrocadeias de produção e transporte, que demandam esforços de mitigação urgentes.

Dessa forma, a alimentação sustentável não pode ser entendida como um conceito universalizante, mas sim como um caminho para reconhecer e legitimar a emergência de alimentações sustentáveis locais que estejam integradas com a população e o meio ambiente de forma contextualizada.

As ciências sociais contribuem com o debate ao trazerem perspectivas em relação às diversidades e desigualdades das sociedades e, dessa forma, investigarem como cada uma está sendo afetada pelas mudanças climáticas e suas maneiras de responder aos desafios. É importante também entender a alimentação no seu contexto sociocultural, ou seja, o que os diferentes alimentos significam na mesa de cada indivíduo. A partir dessa perspectiva, é possível compreender os contextos e narrativas históricas com respeito à experiência alimentar dos sujeitos e engajá-los em movimentos de transformação de consumo.

A alimentação sustentável deve considerar a sustentabilidade ambiental, social e econômica; é preciso considerar o sujeito que se alimenta como dotado de valores e inserido em uma rede de desigualdade. A desigualdade perpassa diferentes esferas, desde o acesso à informação e entendimento em relação à sustentabilidade, o acesso econômico e geográfico, até a alimentação e seu valor social simbólico.

Ao se discutir o que, além de ser disponível e adequado, é "correto" para ser consumido, pressupõe-se que as pessoas tenham a possibilidade de escolher o que consumir. Porém, em um contexto tão desigual como o brasileiro, nem sempre a população em situação de vulnerabilidade tem o acesso e a chance de escolher o que come. Dessa forma, a construção de uma alimentação sustentável no Brasil deve incorporar os princípios da justiça alimentar, para que esse processo possa ser inclusivo, ou seja, não excluir e estigmatizar ainda mais as parcelas da sociedade mais vulneráveis, como se estas fossem culpadas por não se ajustarem a um sistema de regras e expectativas que não foram definidos a partir de suas realidades.

O "comportamento verde" é, muitas vezes, associado à conscientização individual do consumidor e à valorização de sua moral. Guthman[4] demonstra que a "falta de conhecimento" é considerada um dos principais desafios para a transformação dos sistemas alimentares. No entanto, presumir o acesso à informação como único problema impede um olhar mais profundo sobre as desigualdades nas quais cada indivíduo está inserido. A autora ressalta que, com frequência, campanhas que visam à inclusão têm como *slogan* "convide os outros a se sentarem à mesa", sem considerar, por um lado, quem são esses outros e quais desafios enfrentam até chegar à mesa e, por outro lado, quem é que está pondo a mesa, ou seja, de quem são os valores que estão sendo considerados: essa mesa faz quais pessoas se sentirem à vontade e, ao mesmo tempo, exclui quais outras? Allen[5] também alerta que a valorização do comportamento individual de consumo, como se a transformação do sistema alimentar dependesse da decisão de consumo de cada um, apaga os processos históricos de construção de desigualdades sociais e econômicas nos quais os sujeitos estão inseridos.

O conceito de justiça alimentar reconhece que não existe uma dieta ideal ou um caminho ideal na direção da transformação dos sistemas alimentares para todas as pessoas. Goodman e DuPuis[6] defendem que a definição de uma "dieta ideal", ao mesmo tempo que privilegiaria alguns indivíduos e traria benefícios para eles, também excluiria outros. Assim, os autores apresentam um conceito de justiça alimentar que valoriza os contextos e suas desigualdades para construir um caminho inclusivo de transformação dos sistemas alimentares.

Assim sendo, ao pensarmos a partir da perspectiva brasileira, é crucial que o conceito de alimentação sustentável seja indissociável da justiça alimentar. Segundo Belik,[7] a alimentação é um dos principais indicadores de desigualdade socioeconômica no Brasil:

> Nas famílias que ganham até 2 salários-mínimos, o gasto médio mensal com alimentação por pessoa — dentro e fora de casa — é de R$ 120,86. Já nas famílias acima de 25 salários-mínimos, para cada pessoa são gastos R$ 671,45 por mês. O que é ainda mais grave é o impacto da alimentação no orçamento das famílias. Enquanto

nas mais ricas o gasto representa só 5% da renda total, entre as famílias mais pobres a comida tem um peso enorme: 26%.

Por outro lado, o acesso à alimentação em todas as suas acepções - produzir o alimento, mantê-lo, distribuí-lo e consumi-lo - confunde-se com as próprias dinâmicas da humanidade e das disputas que permearam seu processo de sedentarização e as revoluções industriais que marcam a divisão dos períodos históricos. Se a capacidade de semear e colher fixou comunidades em espaços e estimulou o desenvolvimento da troca, mesmo as revoluções industriais manufatureiras, ligadas à expansão de tecnologias produtivas, dependeram de que os países e populações no âmbito dos quais se desenvolveram tivessem pleno acesso à alimentação.

Segundo Josué de Castro,[8] a fome e a alimentação no Brasil são questões que exigem uma abordagem multidisciplinar em virtude da sua complexidade em um país tão diverso quanto desigual. As práticas alimentares, entendidas em suas dimensões sociais, históricas e espaciais, transformam-se contextualmente e realizam-se cotidianamente. Segundo o autor, a fome é resultado das desigualdades socioespaciais e é produzida politicamente, tanto no contexto doméstico quanto no internacional. O problema da fome não está apenas na produção de alimentos, mas também na sua distribuição e na possibilidade de consumo. Logo, essa questão global demanda compreensão contextual, ou seja, essa discussão deve ser feita de maneira transnacional e inclusiva, para cuja realização os países em desenvolvimento devem ser os protagonistas.

Como ressalta Marini,[9,10] ao oferecer e suprir as demandas nutricionais básicas das classes trabalhadoras nos países industriais europeus sem agregar valor aos processos produtivos e alimentos deles resultantes, os países periféricos, como os que compõem a América Latina, preservaram lógicas de superexploração. Além de dar continuidade à dependência da importação de produtos industrializados e, posteriormente, tecnologias e serviços de ponta, as sociedades produtoras de alimentos, ao depender destes para garantir suas economias, muitas vezes põem em xeque o acesso de seus próprios membros à alimentação adequada. Assim, as dinâmicas produtivas têm implicações diretas sobre as políticas públicas e a definição de diretrizes estratégicas sobre grãos e nutrientes que compõem a cesta básica de alimentos em determinados contextos sociais, bem como sobre a alocação de recursos produtivos e investimentos; além disso, em contextos de crise, também se aumenta a possibilidade de desabastecimento.

A concepção de abastecimento alimentar inclui igualmente todas as atividades e estratégias nas quais se baseiam a produção e o consumo de alimentos, promovendo e articulando modelos, os quais deverão ser, ao mesmo tempo, socialmente equitativos, ambientalmente sustentáveis e culturalmente adequados.[11] Essa definição permite entender que a regulação do abastecimento, para contemplar todas essas dimensões, depende de políticas públicas efetivas e do reconhecimento da complexidade de sujeitos e peculiaridades de dinâmicas locais.

Em contraste, fatores como concentração da produção e distribuição, mudanças nas preferências alimentares ou no poder de compra de determinadas populações, fenômenos naturais que influenciam a qualidade ou a quantidade de alimentos, câmbios nas tecnologias produtivas ou reconfigurações nos espaços de produção agroalimentar podem não apenas afetar a maneira como as sociedades interagem com o alimento, mas também têm implicações sobre a maneira de gerir tais variáveis e de entender a própria concepção de sustentabilidade.

Outro exemplo dessa complexidade corresponde aos desafios em definir e mensurar a (in)segurança alimentar e nutricional, na medida em que os métodos vão desde a necessidade de analisar o valor nutricional do alimento disponível até os elementos que viabilizam sua produção ou consumo. No Brasil, essa avaliação tem ocorrido a partir de distintos fatores socioeconômicos e demográficos, além de levar em consideração aspectos relativos à saúde e estilo de vida, consumo alimentar e estado nutricional, partindo igualmente de análises amostrais que vão desde grupos etários específicos até beneficiários de programas governamentais e unidades familiares.[12]

Em um contexto regional mais amplo, a Escala Latinoamericana e do Caribe sobre Segurança Alimentar resultou da experiência combinada de países como México, Brasil e Colômbia, enfatizando a percepção individual e familiar sobre o acesso à comida, além de sua relação direta com a pobreza. Com base nas quatro dimensões da segurança alimentar reconhecidas pela Organização das Nações Unidas para a Alimentação e a Agricultura (FAO, por sua sigla em inglês) – disponibilidade, acesso, estabilidade e utilização –, a escala também leva em consideração como as pessoas se sentem quanto à quantidade, diversificação e sanidade dos alimentos, voltando-se para a avaliação de políticas e programas referentes à segurança alimentar e nutricional.[13]

A necessidade de compreender a segurança alimentar a partir de uma concepção socioeconômica, aliada à dimensão da saúde, diante das diversas disputas acerca do conceito, resultou na convocação, por parte da FAO, da Cúpula Mundial da Alimentação, em 1996. Em seu âmbito, estabeleceu-se que "todas as pessoas têm em todo momento acesso físico e econômico a alimentos seguros e nutritivos para satisfazer suas necessidades alimentícias e suas preferências quanto aos alimentos, a fim de levar uma vida ativa e saudável".*

Como essa definição sugere, garantir o acesso efetivo aos alimentos depende de que estes estejam disponíveis não apenas a partir de sua devida distribuição, mas da possibilidade de que os indivíduos possam adquiri-los, reconhecendo a necessidade de que os preços sejam igualmente controlados e de que o Estado disponha de mecanismos para concretizar tais políticas. Para além do valor nutritivo e da segurança dos alimentos, garantindo a vida ativa e saudável dos seres humanos do ponto de vista da saúde, a segurança alimentar é essencialmente uma definição transdisciplinar, a qual reconhece igual importância aos contextos concretos nos quais os alimentandos estão inseridos.

Mesmo do ponto de vista da segurança dos alimentos e de seu valor nutricional, a análise a partir das Ciências Sociais não é menos importante. No caso brasileiro, a crescente busca por alimentos sem elementos contaminantes vem incentivando a expansão da produção orgânica, e o número de unidades de produção regularizadas, atualmente 22 mil, teve um aumento de 300% entre 2010 e 2018, de acordo com o Ministério da Agricultura, Pecuária e Abastecimento.[14]

Até outubro de 2019, o Brasil tinha 19.979 empresas registradas como produtoras orgânicas, e mais de 75% dos produtores registrados no Cadastro Nacional de Produtores Orgânicos (CNPO) eram da agricultura familiar até 2017. Entre essa produção, o Movimento dos Trabalhadores Sem Terra (MST) se tornou o maior produtor de arroz orgânico da América Latina, além de possuir a maior produção de orgânicos no Brasil,[15] ressaltando a importância da pequena produção para garantir a qualidade dos alimentos.

Vale ressaltar que parte da pequena produção, muitas vezes voltada para a subsistência, está igualmente ligada à tradição e a práticas transgeracionais de populações originárias, como ribeirinhas e indígenas, também reconhecidas e protegidas pelo ordenamento jurídico brasileiro.

A definição de agricultura familiar está prevista na Lei n. 11.326/2006 e no Decreto n. 9.064/2017, que alterou alguns dos critérios, essencialmente os relacionados às principais fontes de receitas. Enquanto apenas aproximadamente 81 milhões de hectares (23% da área agricultável brasileira) são cultivados sob a agricultura familiar, tais unidades representam 77% dos estabelecimentos agrícolas no Brasil,

---

* *"Todas las personas tienen en todo momento acceso físico y económico a suficientes alimentos inocuos y nutritivos para satisfacer sus necesidades alimenticias y sus preferencias en cuanto a los alimentos, a fin de llevar una vida activa y sana."*[19]

evidenciando uma grande discrepância entre a ocupação do solo e sua importância como atividade econômica de parte importante da população brasileira.[16]

Os estabelecimentos, conforme referida legislação, são caracterizados por serem de pequeno porte (até quatro módulos fiscais, variando por cidade), possuírem ao menos metade da força de trabalho de cunho familiar, além da exigência de que a atividade agrícola desenvolvida em seu âmbito represente pelo menos metade da renda familiar e ter gestão estritamente familiar.

Portanto, a concentração de terras, combinada ao predomínio da produção monocultora e aos escassos investimentos em tecnologia e pesquisa, consiste em uma limitação à possibilidade de expansão das áreas cultiváveis em orgânicas, sendo igualmente uma ameaça à diversificação produtiva e à conservação de sementes crioulas.[17]

Mesmo que o país possua um conceito construído a partir da Lei Orgânica de Segurança Alimentar e Nutricional, resultante de um longo processo de construção coletiva entre o Estado e a sociedade civil, o reconhecimento de sua complexidade ressalta a intersetorialidade do que o acesso à alimentação abarca. Vale observar que a lei incluiu igualmente a dimensão de sustentabilidade ao definir a segurança alimentar e nutricional a partir da "realização do direito de todos ao acesso regular e permanente a alimentos de qualidade, em quantidade suficiente, sem comprometer o acesso a outras necessidades essenciais, tendo como base práticas alimentares promotoras da saúde, que respeitem a diversidade cultural e que sejam ambiental, cultural, econômica e socialmente sustentáveis" (art. 3º da Lei n. 11.346/2006).

Finalmente, a complexidade da sustentabilidade alimentar depende do reconhecimento dos sujeitos envolvidos em toda a cadeia, mesmo porque cada um deles detém diferentes direitos e obrigações na sociedade. Em 2018, a Assembleia Geral das Nações Unidas adotou a Declaração dos Direitos dos Camponeses e Outras Pessoas Trabalhando em Áreas Rurais como um resultado de negociações entre a Via Campesina e outros movimentos sociais e os Estados.

Ao eleger a dimensão relacional com a terra e com o alimento, independentemente de que este fosse produzido para consumo ou comércio, ressaltando apenas indivíduos, e não empresas, como campesinos, a Declaração proporcionou uma definição de campesinato voltada para protegê-lo, legitimando igualmente seus distintos modos de produção e reconhecendo, ainda, fatores como a vulnerabilidade econômica e o desejo de autonomia. Ao mesmo tempo, estabeleceu deveres dos Estados signatários e das organizações sociais de proteger seus direitos, incluindo o direito à terra e a seu uso sustentável, bem como o acesso a recursos naturais e sua conservação.

Tais dinâmicas refletem que a sustentabilidade alimentar se relaciona diretamente à maneira como os sujeitos nela envolvidos são reconhecidos, protegidos e interagem entre si e com o meio ambiente. No âmbito global, as atividades agrícolas e de manufatura dos alimentos estão majoritariamente ligadas ao trabalho feminino, enquanto são também as mulheres as maiores vítimas de crises de alimentos e dos efeitos sobre a saúde ligados à privação. Além de terem menos acesso ao capital social do que os homens (empréstimos, renegociação de dívidas, entre outros), as mulheres tendem a reduzir seu próprio consumo em benefício de outros membros do lar, além de, em geral, possuírem menos poder de compra, estando suscetíveis, tanto individualmente quanto nos núcleos familiares por elas liderados, a dietas menos diversificadas e de menor qualidade.[18]

Em outros contextos, como se mencionou, essas intersetorialidades intrínsecas à sustentabilidade referem-se também à proteção das populações originárias e às peculiaridades concernentes à sua sobrevivência, diretamente relacionadas aos modos de produção por elas utilizados. Reconhecer as correlações entre esses sujeitos, sua interação com a terra e com o alimento em seus múltiplos níveis e como tais dinâmicas influenciam as sociedades às quais pertencem mostra-se, assim, intrínseco ao debate acerca da sustentabilidade alimentar.

Dessa forma, o conceito de alimentação sustentável deve ser indissociável da justiça alimentar. Quando se conhecem os sujeitos que se alimentam e seus valores inseridos nas redes de desigualdade, disponibiliza-se o acesso à informação, constrói-se um diálogo respeitoso e os sujeitos são envolvidos em um processo de transformação sustentável, justo e inclusivo.

Referências

1. Willett W, Rockstrom J, Loken B, Springmann M, Lang T, Vermeulen S et al. Food in the Anthropocene: the EAT-Lancet Commission on Healthy Diets from Sustainable Food Systems. Lancet. 2019;393:10170.
2. Haraway D. Situated knowledges: the science question in feminism and the privilege of partial perspective. Feminist Studies. 1991;14(3):575-599.
3. Guthman J, Dupuis M. Embodying neoliberalism: economy, culture, and the politics of fat. Environment and Planning D: Society and Space. 2006;24:427-448.
4. Guthman J. "If they only knew": color blindness and universalism in California alternative food institutions. The Professional Geographer. 2008;60(3):387-397.
5. Allen P. Realizing justice in local food systems. Cambridge Journal of Regions, Economy and Society. 2010;3(2):295-308.
6. Goodman D, Dupuis EM, Goodman MK. Alternative food networks: knowledge, practice, and politics. Abingdon: Routledge; 2012.

7. Belik W. Estudo sobre a cadeia de alimentos [Internet]. 2020. Disponível em: https://www.ibirapitanga.org.br/wp-content/uploads/2020/10/EstudoCadeiaAlimentos_%C6%92_13.10.2020.pdf. Acesso em: 5 jan. 2022.
8. Castro J. A geografia da fome: o dilema brasileiro: pão ou aço. São Paulo: Brasiliense; 1961.
9. Marini RM. Brazilian subimperialism. Monthly Review. 1972;23(9):14.
10. Marini RM. Dialética de la dependencia. Ciudad de México: Era; 1973.
11. Corrêa AMS, Bocchi CP, Perini JHM, Moreira RS, Burity VTA, organizadores. Análise dos indicadores de segurança alimentar e nutricional: GT indicadores e monitoramento 2014. Brasília: Consea; 2014.
12. Morais DC, Lopes SO, Priore SE. Indicadores de avaliação da insegurança alimentar e nutricional e fatores associados: revisão sistemática. Ciência & Saúde Coletiva. 2018;25(7):2687-2700.
13. Silva JLC, Sánchez JAP, Sánchez AP. La Escala Latinoamericana y del Caribe sobre Seguridad Alimentaria (ELCSA): una herramienta confiable para medir la carencia por acceso a la alimentación. Revista Iberoamericana de las Ciencias Sociales y Humanísticas. 2017;6(11):263-286.
14. Brasil Ecológico. Em 7 anos, triplica o número de produtores orgânicos cadastrados no Ministério da Agricultura [Internet]. 2019. Disponível em: http://www.agroecologia.gov.br/noticia/em-7-anos-triplica-o-n%C3%BAmero-de-produtores-org%C3%A2nicos-cadastrados-no-minist%C3%A9rio-da-agricultura#:~:text=Em%20menos%20de%20uma%20d%C3%A9cada,mil%2C%20crescimento%20de%20200%25. Acesso em: 5 jan. 2022.
15. Silva RA. MST é o maior produtor de orgânicos do país. Fundação Perseu Abramo [Internet]. 2018. Disponível em: https://fpabramo.org.br/2018/11/07/mst-e-o-maior-produtor-de-organicos-do-pais/. Acesso em: 5 jan. 2022.
16. Instituto Brasileiro de Geografia e Estatística. Censo Agropecuário 2017 [Internet]. 2017. Disponível em: https://censos.ibge.gov.br/agro/2017/. Acesso em: 5 jan. 2022.
17. Lima SK, Galiza M, Valadares A, Alves F. TD 2538 – Produção e consumo de produtos orgânicos no mundo e no Brasil. Instituto de Pesquisa Econômica Aplicada. 2020. Disponível em: https://www.ipea.gov.br/portal/images/stories/PDFs/TDs/td_2538.pdf. Acesso em: 5 jan. 2022.
18. Oxfam. Gender inequalities and food insecurity: ten years after the food price crisis, why are women farmers still food-insecure? Oxford: Oxfam GB; 2019.
19. FAO. Declaración de Roma sobre la Seguridad Alimentaria Mundial y Plan de Acción de la Cumbre Mundial sobre la Alimentación. Roma: FAO; 1996.

13 Índices multidimensionais: aspectos nutricionais, ambientais e socioeconômicos

Eduardo De Carli
Leandro Teixeira Cacau

Introdução

Índices de qualidade da dieta são instrumentos utilizados para a comparação simultânea de diversos componentes da alimentação com um padrão preestabelecido de adequação ou equivalência a estimativas de necessidades nutricionais, guias e diretrizes dietéticas e/ou modelos de dieta saudável.[1] A partir do cálculo de pontuações ou escores, esses índices possibilitam a tradução de dados complexos do consumo alimentar e nutricional em medidas simples e de fácil aplicação na avaliação e no monitoramento da adesão de indivíduos ou populações a recomendações dietéticas específicas.[1,2] À medida que refletem a qualidade da alimentação e, de maneira indireta, sua relação com desfechos de saúde, esses índices estão alinhados, em parte, com a avaliação de princípios de uma dieta sustentável.[3] No entanto, há carência na literatura de índices específicos para a avaliação de dietas sustentáveis, integrando múltiplos aspectos nutricionais, ambientais, socioculturais e econômicos que permeiam os sistemas alimentares.

Para serem saudáveis e sustentáveis, os alimentos e os padrões alimentares devem promover saúde e bem-estar, ser acessíveis, baratos, seguros, equitativos e culturalmente aceitos, além de implicarem baixo impacto ambiental.[3] Neste capítulo, serão apresentados indicadores e métricas das dimensões nutricional, ambiental e socioeconômica da alimentação, as estratégias de combinação de medidas utilizadas na construção de índices multidimensionais e as principais características de alguns instrumentos já descritos na literatura.

Indicadores e métricas de dietas sustentáveis

Ainda não há um consenso internacional sobre como as diferentes dimensões da alimentação sustentável e os indicadores devam ser priorizados ou operacionalizados para fins de mensuração.[4] Como o próprio conceito de dieta sustentável comporta múltiplos aspectos, os indicadores e os métodos de avaliação utilizados por diferentes pesquisadores geralmente têm refletido suas condições experimentais e interesses de estudo, implicando grande variabilidade nas abordagens utilizadas.[4,5] Nas seções a seguir estão apresentados os principais indicadores e métricas descritos por estudos da área, com foco especial às mensurações da sustentabilidade em âmbito individual e com potencial de adaptação em índices multidimensionais de avaliação da dieta.[4-6]

Aspectos ambientais

Desde sua produção até o descarte final, passando pela cadeia de abastecimento, processamento e preparo, todo alimento implica demanda por recursos naturais e impactos ambientais diversos, incluindo o uso de terras, água e energia, alterações na biodiversidade local e modificações atmosféricas, aquáticas e do solo.[3] Estudos sobre sustentabilidade da alimentação comumente exploram variações em um ou mais indicadores, sobretudo a pegada de carbono ou a emissão de gases de efeito estufa, entre diferentes padrões alimentares (dietas ou refeições), alimentos ou grupos de alimentos, bem como entre diferentes práticas de manejo na cadeia de abastecimento dos alimentos (modos alternativos de produção, de transporte e/ou de processamento).[4,6] Nesses tipos de investigação, são estimados, para determinado alimento ou conjunto de alimentos, os impactos ambientais acumulados ao longo dos "estágios de vida" da sua produção, utilização e reciclagem, geralmente empregando modelos de avaliação do ciclo de vida ou LCA (do inglês, *Life Cycle Assessment*).[4,6,7]

Os modelos de LCA buscam quantificar, em determinada base analítica ou de comparação (isto é, uma unidade funcional), as entradas e saídas de recursos (por exemplo, energia, matérias-primas, água, solo) e de emissões (por exemplo, resíduos e gases) ao longo dos diversos estágios existentes entre duas fronteiras específicas do sistema alimentar (por exemplo, da produção ao descarte final, da produção ao ponto de venda, do ponto de venda ao consumo).[7] As unidades funcionais geralmente empregadas são o peso ou volume dos alimentos ou dietas, mas é possível normalizar os dados em função dos seus conteúdos nutricionais, visando otimizar a comparação de componentes equivalentes no contexto geral da alimentação (por exemplo, valor energético, conteúdo proteico, escore de qualidade nutricional).[4,6,7]

Inventários internacionais são geralmente utilizados como fontes de dados para modelagens de LCA, com a limitação de refletirem majoritariamente as condições dos sistemas alimentares de países de alta renda e com a carência de dados relativos aos impactos ambientais de modos específicos de produção (por exemplo, ao ar livre ou em estufa) e da origem dos alimentos (por exemplo, local ou importado).[6,7] A Ecoinvent é uma das bases de dados mais utilizadas e reconhecidas internacionalmente em estudos de LCA. Recentemente, mais de 64 produtos agrícolas brasileiros, incluindo 50 alimentos, tiveram dados de LCA atualizados na Ecoinvent para os níveis nacionais e estaduais.[8] Uma coletânea de dados de LCA foi também publicada por Garzillo et al., considerando as médias de emissão de gases de efeito estufa, pegada hídrica e pegada ecológica calculadas a partir de estudos de diversas partes do mundo entre as fronteiras da produção e do ponto de venda para 985 alimentos e preparações culinárias consumidas no Brasil.[9]

Além de modelagens de LCA, outras estratégias que podem ser utilizadas para avaliar os impactos ambientais de alimentos e dietas incluem modelos de avaliação integrada, modelos de programação quadrática e modelos de alocação do uso de terras.[4,6] Junto das medidas de impactos, outros indicadores ambientais frequentemente citados incluem as medidas indiretas da preservação da biodiversidade por modos de produção agroecológicos ou orgânicos, o consumo de alimentos de origem animal, a sazonalidade de frutas e vegetais, o consumo de alimentos ultraprocessados e o uso de embalagens para produtos alimentícios.[5,10] No Quadro 1 estão apresentados os principais indicadores ambientais, exemplos de medidas e seus respectivos racionais de aplicação na avaliação de dietas sustentáveis.

Aspectos socioeconômicos

O Quadro 2 apresenta os principais indicadores socioeconômicos utilizados em estudos de sustentabilidade. Trabalhos de revisões da literatura descrevem alguns exemplos de pesquisas sobre as implicações econômicas na sustentabilidade de diferentes padrões alimentares, mas alertam para a escassez de avaliações sobre os aspectos sociais das dietas, tais como a segurança alimentar, a preservação de patrimônios culturais, a equidade nas relações de mercado e a governança corporativa.[4,5]

Bancos de dados nacionais sobre o preço dos alimentos, pesquisas de mercado em comércios locais e inquéritos sobre gastos com a alimentação fornecem va-

Quadro 1. Principais indicadores da dimensão ambiental de dietas sustentáveis

Indicador	Aspectos de interesse	Relação com dietas sustentáveis	Exemplo de medida
Pegada de carbono	Emissões de CO_2, CH_4, N_2O, HFC, PFC, SF_6	Gases com potencial de aquecimento global contribuem para mudanças climáticas	kg de CO_2/100 g de alimento kg de eq. de CO_2/1.000 kcal kg de eq. de CO_2/escore nutricional
Uso de terras	Área de terra ocupada Área de terra transformada	Terras aráveis são limitadas e sua expansão tem impacto sobre a biodiversidade	km^2 por ano/pessoa ha/kg de proteínas m^2 por ano/porção de alimento
Pegada hídrica	Água verde (umidade) Água azul (irrigação) Água cinza (poluição)	Água limpa está se tornando um recurso escasso em algumas regiões	m^3 de água azul/100 g de proteínas m^3 de água verde/kg de alimento L de água total/porção de consumo
Pegada de nitrogênio	Ciclo de NH_3, NO_3^-, N_2O	O balanço de nitrogênio é essencial para evitar a eutrofização e a proliferação indesejável de algas	g de N/1.000 kcal kg de N/dia g de eq. de N/kg de alimento
Uso de energia	Petróleo, gás natural, carvão, turfa, eletricidade, etanol	Alguns sistemas alimentares são altamente dependentes de energias não renováveis, que podem se esgotar	kJ de energia não renováveis/refeição MJ de eletricidade e combustíveis/dia kcal fóssil/kcal de alimento
Preservação da biodiversidade	Riqueza de espécies por área de terra Diversidade de uma mesma espécie	Áreas de terra ocupada e algumas técnicas para a produção de alimentos podem acentuar a perda de biodiversidade local	% de contribuição de orgânicos na dieta Mudança na riqueza de espécies ou potencial de dano à biodiversidade/kg de alimento
Sazonalidade	Sazonalidade local Sazonalidade global	Preferência por alimentos sazonais evita transporte ou uso de métodos de conservação	Percepção da importância da sazonalidade na aquisição de alimentos Relevância da sazonalidade na aquisição de frutas e vegetais
Embalagens	Embalagens recicláveis Embalagens não recicláveis Embalagens biodegradáveis	Redução em embalagens poupa recursos e reduz a geração de resíduos	Percepção da importância de embalagens na aquisição de alimentos Relevância do excesso de embalagens na aquisição de alimentos

Fonte: Adaptado de Seconda et al.[5] e Jones et al.[4]

Quadro 2. Principais indicadores da dimensão socioeconômica de dietas sustentáveis

Indicador	Componentes de interesse	Relação com dietas sustentáveis	Exemplo de medida
Perda e desperdício de alimentos	Desperdício pré-consumo Desperdício pós-consumo Resto de alimentos Perda de alimentos	Os custos econômicos e ambientais associados com as perdas e o desperdício de alimentos são muito importantes	Porcentagem do resto no prato Porcentagem do resto alimentar compostável
Custo	Preço dos alimentos Orçamento alocado na dieta	Os alimentos devem estar disponíveis a preços acessíveis para o indivíduo poder pagá-los, particularmente em países de baixa renda	Custo/kcal Porcentagem da renda alocada na dieta
Comércio justo	Parcerias comerciais solidárias Equidade no comércio internacional Direitos dos produtores marginalizados	O comércio justo é uma alternativa às parcerias comerciais, contribuindo para um rendimento seguro e condições de trabalho justas aos produtores	Frequência de aquisição de alimentos em lojas de comércio justo Percepção da relevância do comércio justo na aquisição de alimentos
Local de aquisição dos alimentos	Economia local Valorização de produtores	O consumo de alimentos locais contribui com o desenvolvimento da região. Cadeias de abastecimento curtas poupam recursos e reduzem impactos ambientais, além de permitirem ao produtor reavaliar o valor de seu trabalho e, consequentemente, aumentar sua renda	Frequência de aquisição de alimentos produzidos localmente Percepção da relevância da produção local na aquisição de alimentos
Produtos prontos para consumo	Culturas alimentares Comensalidade	O consumo de produtos prontos para o consumo minimiza a prática do cozinhar, que representa uma oportunidade de troca social, preservação de heranças culturais e prevenção da padronização de receitas	Consumo de industrializados prontos para consumo

Fonte: Adaptado de Seconda et al.[5], Jones et al.[4] e Harray et al.[10]

liosas informações sobre a dimensão econômica das dietas.[5,11] Especialmente em países de baixa renda, é interessante que a interpretação do custo dos alimentos seja feita em função do poder de compra da população, de maneira a melhor refletir a acessibilidade das dietas.[5] Além disso, em virtude da dinâmica do comércio de alimentos, é importante que a inflação e as variações regionais sejam ajustadas, quando necessário, nesses tipos de análise.[6,7] Outros importantes indicadores econômicos da alimentação incluem a perda e o desperdício de alimentos, cuja quantificação, em particular nas etapas pós-consumo, pode ser feita por meio de inquéritos alimentares detalhados ou de registros fotográficos de refeições.[10,11]

Apesar de pouco explorada, a dimensão social da dieta é de crítica importância na compreensão da capacidade de as comunidades se adaptarem a mudanças nos sistemas alimentares.[4,11] Investigar os comportamentos de compra, atitudes, preferências e percepções relativas a alimentos e padrões dietéticos é praticável, preferencialmente, por métodos qualitativos de investigação, tais como entrevistas estruturadas, grupos focais e técnicas de observação.[4] Entretanto, em estudos epidemiológicos, é mais comum a utilização de questionários para a coleta de medidas individuais, tais como escalas qualitativas e frequências autorreferidas (Quadro 2).

Aspectos nutricionais

Alinhar e comparar a função nutricional dos alimentos aos seus aspectos ambientais e socioeconômicos é uma tarefa desafiadora considerando os papéis distintos que diferentes contribuintes de um mesmo componente alimentar podem desempenhar no contexto geral da alimentação.[4,6,7] Não há, atualmente, um padrão único contra o qual todas as comparações nutricionais possam ser feitas, já que estimativas de necessidades são específicas para distintas populações e há grande variabilidade internacional nos padrões de consumo alimentar e em suas relações com os desfechos de saúde.[6,7]

O tipo de indicador nutricional mais frequentemente utilizado em estudos de sustentabilidade é a contribuição relativa dos alimentos ou dietas para o atendimento das necessidades energéticas e/ou de nutrientes da população.[4,6,7] Essa análise é de fácil execução com o auxílio de tabelas nacionais de composição nutricional de alimentos, ainda que variações regionais e na qualidade desses dados possam implicar dificuldade de harmonização entre os estudos.[6] As medidas podem ser feitas em nível de nutriente individual, com o auxílio de índices compostos ou escores da qualidade e/ou densidade nutricional.[6] Neste último caso, vários parâmetros nutricionais são combinados em uma única métrica, permitindo caracterizar cada alimento ou padrão alimentar de acordo com sua capacidade de atender às várias recomendações nutricionais em análise.[7]

A qualidade ou densidade nutricional da dieta se relaciona com a saúde humana de forma complexa e multidimensional, ainda que, para muitos estudos de sustentabilidade, os objetivos principais de pesquisa sejam atendidos com a interpretação simplificada da alimentação como provedora básica de nutrientes essenciais.[6,7] No entanto, críticas à abordagem reducionista dos alimentos a nutrientes têm estimulado estudos complementares sobre o efeito global dos padrões de consumo alimentar na saúde humana.[1] Assim, muitos índices de qualidade global da dieta e de refeições foram criados, nos últimos anos, com o objetivo de integrar a avaliação simultânea de várias recomendações de consumo de alimentos, nutrientes e outros componentes alimentares associados com o risco de doenças crônicas e de mortalidade.[1,2]

Recentemente, Heller et al. propuseram um modelo conceitual para a caracterização de métricas epidemiológicas, a exemplo do tempo de vida perdido por doenças, deficiência ou mortalidade prematura (DALY, do inglês, *Disability Adjusted Life Years*), como indicadores da dimensão nutricional da alimentação.[7] Com a abordagem sugerida, é possível estimar o tempo de vida saudável perdido ou poupado com a ingestão de componentes alimentares, utilizando dados descritos no Estudo da Carga Global de Doenças.[6,7] Nessa mesma perspectiva, Stylianou et al. sugerem a avaliação, em paralelo, do ciclo de vida dos alimentos (LCA) e de seus efeitos sobre o DALY, partindo da premissa de que os impactos ambientais da alimentação interferem não só na saúde planetária, mas também indiretamente na saúde humana (por exemplo, geração de poluentes e aquecimento global).[12] No Quadro 3 estão apresentados alguns exemplos dos principais indicadores nutricionais descritos na literatura.

Combinação de indicadores em índices multidimensionais

Como é possível observar nos exemplos dos Quadros 1, 2 e 3, há inúmeras maneiras de se quantificar e expressar os dados relativos à sustentabilidade de alimentos e dietas, o que torna necessário algum tipo de harmonização dos componentes em avaliação. Depois de avaliados em função das condições e dos objetivos do estudo, o pesquisador pode optar por um conjunto amplo de indicadores, os quais devem ser em seguida combinados. Dentre as possíveis estratégias de combinação de métricas para a construção de índices multidimensionais, Green et al. destacam:[6]

Quadro 3. Principais indicadores da dimensão nutricional de dietas sustentáveis

Indicador	Componentes de interesse	Relação com dietas sustentáveis	Exemplo de medida
Balanço energético	Ingestão energética Gasto energético	O consumo de energia em excesso é reconhecido fator de risco para vários desfechos de saúde, além de refletir desperdício de alimentos. O consumo inadequado de energia induz disfunções	Razão ingestão/necessidade energética estimada inadequada Diferença entre valores de ingestão e de necessidade energética estimada
Densidade nutricional	Energia Macronutrientes Vitaminas Minerais Compostos bioativos de alimentos	Dietas adequadas nutricionalmente reduzem o risco de deficiências e de doenças crônicas relacionadas à alimentação	*Probability of Adequate Nutrient Intake Index (PANDiet)* *Overall Nutritional Quality Index (ONQI)* *Weighted Nutrient Density Score (WNDS). Nutrient Rich Foods Index (NRF9.3)* *Disqualifying Nutrient Score (DNS)*
Qualidade global da dieta	Grupos de alimentos Energia Macronutrientes Vitaminas Minerais	A qualidade global da dieta reduz o risco de deficiências nutricionais e de doenças crônicas relacionadas à alimentação	*Healthy Eating Index (HEI)* *Alternative Healthy Eating Index (AHEI)* *Mediterranean Diet Score*
Impacto alimentar e nutricional na saúde humana	Fatores de risco dietéticos segundo estudos epidemiológicos (por exemplo: Estudo da Carga Global das Doenças)	A ingestão de alimentos fontes de componentes dietéticos associados com a carga global de doenças tem impacto direto na saúde humana	Anos de vida perdidos por doença, deficiência ou morte prematura (*DALY*)/dia) *DALY*/porção de alimento *DALY*/1.000 kcal

Fonte: Adaptado de Seconda et al.[5]; Green et al.[6]; Heller et al.[7]

- O escalonamento, que consiste na conversão das diferentes métricas e unidades dos vários indicadores a um mesmo sistema de escalas (por exemplo, classes de 0 a 5).
- A classificação, em que alimentos ou dietas são agrupados com base nos níveis específicos de cada indicador (por exemplo, grupo com baixo nível em todos os indicadores *versus* grupo com alto nível em todos os indicadores).
- O escore, no qual um sistema de pontuação é estabelecido com base na comparação das medidas individuais com padrões predefinidos para cada indicador.

No cômputo da pontuação final de um índice, pode ainda haver interesse em atribuir fatores de ponderação aos diferentes indicadores, buscando relativizar suas respectivas importâncias, de acordo com os objetivos do instrumento.[10]

Os índices têm como premissa a praticidade de aplicação e a sensibilidade em distinguir grupos distintos da população. Após a construção de um índice de avaliação da dieta, alguns aspectos de validade e confiabilidade precisam ser atestados. Critérios para checagem da validade buscam responder às seguintes premissas:

- O índice avalia o que se propõe avaliar?
- O índice é capaz de diferenciar grupos populacionais com reconhecidas disparidades na qualidade da dieta (por exemplo: fumantes *versus* não fumantes)?
- Correlações entre as pontuações final e de cada componente do índice sugerem relevância de todos os indicadores incluídos em sua estrutura?
- Contraposto a métricas externas, o índice avalia corretamente os conceitos teóricos do fenômeno sob investigação?

Além dessas questões, outras podem ser inseridas, a depender do objetivo do instrumento.[2,13]

Numa tentativa de integrar as mais atuais evidências sobre sustentabilidade da alimentação, a Comissão EAT-Lancet recentemente propôs um conjunto de recomendações dietéticas globais em um modelo denominado "A Dieta da Saúde Planetária".[14] Em sequência, alguns pesquisadores construíram índices de avaliação da dieta, como o *EAT-Lancet diet score*[15], o *World Index for Sustainability and Health* (WISH)[16] e o *Planetary Health Diet Index* (PHDI),[17] com base naquele modelo.[14] Essas ferramentas oferecem interessantes métricas para incorporação em índices multidimensionais, uma vez que refletem não só a qualidade global da dieta, mas também a sua relação com aspectos da sustentabilidade ambiental.[14] Vale destacar que, dentre os três índices citados, o PHDI mostrou-se associado com maior qualidade global da dieta e com menor impacto ambiental, este último avaliado pela pegada de carbono.[17]

Um exemplo de índice multidimensional para avaliação da sustentabilidade de dietas individuais descrito na literatura é o *Sustainable Diet Index* (SDI).[5] A estrutura do SDI tem como base quatro subíndices, cada qual composto por um a quatro indicadores únicos e/ou multidimensionais dos aspectos nutricionais, ambientais, econômicos e socioculturais da alimentação. A estratégia de combinação das métricas foi a de escalonamento, definido a partir dos quintis de distribuição das medidas de cada indicador. Por fim, aplicando fatores de ponderação atribuídos a cada um dos indicadores, a pontuação final do SDI (4-20 pontos) é calculada como a soma dos seus quatro subíndices (1-5 pontos). A usabilidade e validade do SDI já foram avaliadas em uma coorte francesa.[5]

Outros estudos propondo índices multidimensionais de sustentabilidade tiveram como base as mensurações em nível global ou nacional, e não necessariamente individual[11,18]. Gustafson et al., por exemplo, propõem sete métricas, baseadas na combinação de 23 indicadores, para a avaliação dos sistemas alimentares de nove diferentes países, incluindo o Brasil.[11] Em complementariedade, Carvalho et al. descrevem o Índice Multidimensional Brasileiro para Sustentabilidade de Sistemas Alimentares (MISFS), que permite o escalonamento, a partir de 17 diferentes indicadores, da sustentabilidade de práticas e comportamentos locais em nível dos 26 estados e das 5 macrorregiões da federação.[19] Nesses interessantes estudos, os autores observaram que o Brasil, embora exiba altos a moderados escores para a maioria dos indicadores de sustentabilidade do sistema alimentar global,[11] possui contrastes regionais importantes, com estados ricos e mais industrializados (por exemplo, das Regiões Sul, Sudeste e Centro-Oeste) com melhores avaliações em indicadores socioeconômicos, mas não necessariamente em indicadores nutricionais e ambientais, o que sugere disparidades na prioridade e na especificidade de melhorias.[19]

Perspectivas futuras

Dietas sustentáveis contribuem para a redução de impactos ambientais e do esgotamento de recursos naturais ligados à alimentação, além de promoverem saúde e justiça social, sem necessariamente implicarem custo econômico elevado.[3] Entretanto, a implementação e a adesão a dietas sustentáveis podem ser desafiadoras, já que envolvem diversos atores, papéis e cenários. No Brasil, por exemplo, Verly Jr. et al., em estudo com modelos de otimização, concluíram que a emissão de gases de efeito estufa associados à alimentação pode ser reduzida em até 30% sem ferir significantemente as preferências alimentares nacionais ou a densidade nutricional geral da dieta. No entanto, os autores sinalizam que migrar para uma dieta mais saudável implicaria aumento dos custos com alimentação, mesmo tendo o cenário amenizado à medida que a dieta se torna mais sustentável.[20] Uma vez que os sistemas alimentares são condicionados aos seus contextos biogeopolíticos e, por natureza, são altamente dinâmicos e complexos, há a necessidade de contínua mensuração de múltiplos indicadores de sustentabilidade a fim de melhor compreender as oportunidades e barreiras para mudanças positivas na dieta das populações.[4]

Limitações a serem superadas em relação à avaliação da sustentabilidade de dietas passam pelo desenvolvimento de métricas e métodos capazes de levar em consideração adaptações, sinergias e intercâmbios entre as dimensões nutricionais, socioeconômicas e ambientais da alimentação.[4,6] Nessa perspectiva, os índices multidimensionais oferecem a oportunidade de monitorar, de maneira interdisciplinar, os impactos da adesão de indivíduos e populações a recomendações dietéticas sustentáveis, auxiliando na tomada de decisões e na construção, implementação e (re)avaliação de políticas públicas voltadas a essa temática.

Referências

1. Burggraf C, Teuber R, Brosig S, Meier T. Review of a priori dietary quality indices in relation to their construction criteria. Nutrition Reviews. 2018;76(10):747-764.
2. Gorgulho BM, Marchioni DML. Índices de qualidade da dieta. In: Marchioni DML, Gorgulho BM, Steluti J, editores. Consumo alimentar: guia para avaliação. Barueri: Manole; 2019.
3. FAO/WHO. Sustainable healthy diets: guiding principles. Rome: FAO/WHO; 2019.
4. Jones AD, Hoey L, Blesh J, Miller L, Green A, Shapiro LF. A systematic review of the measurement of sustainable diets. Advances in Nutrition. 2016;7(4):641-664.
5. Seconda L, Baudry J, Pointereau P, Lacour C, Langevin B, Hercberg S et al. Development and validation of an individual sustainable diet index in the NutriNet-Santé study cohort. The British Journal of Nutrition. 2019;121(10):1166-1177.
6. Green A, Nemecek T, Chaudhary A, Mathys A. Assessing nutritional, health, and environmental sustainability dimensions of agri-food production. Global Food Security. 2020;26:100406.
7. Heller MC, Keoleian GA, Willett WC. Toward a life cycle-based, diet-level framework for food environmental impact and nutritional quality assessment: a critical review. Environmental Science & Technology. 2013;47(22):12632-47.
8. Novaes RML, Pazianotto RAA, Brandão M, Alves BJR, May A, Folegatti-Matsuura MIS. Estimating 20-year land-use change and derived CO2 emissions associated with crops, pasture and forestry in Brazil and each of its 27 states. Global Change Biology. 2017;23(9):3716-3728.
9. Garzillo JMF, Machado PP, Louzada MLC, Levy RB, Monteiro CA. Pegadas dos alimentos e das preparações culinárias consumidos no Brasil [Internet]. 2019. Disponível em: http://

www.livrosabertos.sibi.usp.br/portaldelivrosUSP/catalog/view/393/345/1602-1. Acesso em: 5 jan. 2022.

10. Harray AJ, Boushey CJ, Pollard CM, Delp EJ, Ahmad Z, Dhaliwal SS et al. A Novel dietary assessment method to measure a healthy and sustainable diet using the mobile food record: protocol and methodology. Nutrients. 2015;7(7):5375-95.
11. Gustafson D, Gutman A, Do W, Drewnowski A, Fanzo J, Ingram J. Seven food system metrics of sustainable nutrition security. Sustainability. 2016;8:196.
12. Stylianou KS, Heller MC, Fulgoni VL, Ernstoff AS, Keoleian GA, Jolliet O. A life cycle assessment framework combining nutritional and environmental health impacts of diet: a case study on milk. The International Journal of Life Cycle Assessment. 2016;21(5):734-746.
13. Reedy J, Lerman JL, Krebs-Smith SM, Kirkpatrick SI, Pannucci TE, Wilson MM et al. Evaluation of the Healthy Eating Index-2015. Journal of the Academy of Nutrition and Dietetics. 2018;118(9):1622-1633.
14. Willett W, Rockström J, Loken B, Springmann M, Lang T, Vermeulen S et al. Food in the Anthropocene: the EAT-Lancet Commission on healthy diets from sustainable food systems. Lancet. 2019;393(10170):447-492.
15. Knuppel A, Papier K, Key TJ, Travis RC. EAT-Lancet score and major health outcomes: the Epic-Oxford study. Lancet. 2019;394(10194):213-214.
16. Trijsburg L, Talsma E, Crispim S, Garrett J, Kennedy G, de Vries J et al. Method for the development of WISH, a globally applicable index for healthy diets from sustainable food systems. Nutrients. 2020;13:93.
17. Cacau LT, de Carli E, Carvalho AM, Lotufo PA, Moreno LA, Bensenor IM et al. Development and validation of an index based on EAT-Lancet recommendations: The Planetary Health Diet Index. Nutrients. 2021;13(5).
18. Béné C, Prager SD, Achicanoy HAE, Toro PA, Lamotte L, Bonilla C et al. Global map and indicators of food system sustainability. Scientific Data. 2019;6(1):279.
19. Carvalho A, Verly Jr E, Marchioni D, Jones A. Measuring sustainable food systems in Brazil: A framework and multidimensional index to evaluate socioeconomic, nutritional, and environmental aspects. World Development. 2021;143:105470.
20. Verly Jr E, de Carvalho AM, Marchioni DML, Darmon N. The cost of eating more sustainable diets: A nutritional and environmental diet optimisation study. Global Public Health. 2021;1-14.

PARTE IV

Políticas públicas de promoção à alimentação sustentável

14 Políticas públicas de acesso à alimentação saudável nos municípios brasileiros

Tereza Helena Gabrielli Barreto Campello
Ana Paula Bortoletto Martins
Patricia Constante Jaime

Introdução

O principal objetivo deste capítulo é propor uma reflexão sobre os principais dilemas e dificuldades vividos pela população, em especial os públicos mais vulneráveis, quanto ao acesso à alimentação saudável nos centros urbanos do Brasil, bem como apresentar algumas sugestões e recomendações de soluções para a construção de políticas públicas que possam ser exemplares na construção e no fortalecimento de sistemas alimentares saudáveis e sustentáveis.

A construção da rede de proteção social baseada em políticas públicas e em direitos ainda é embrionária no Brasil. A Constituição Federal de 1988 (CF/88) inaugurou uma nova etapa na ampliação do acesso à educação, à atenção em saúde e à assistência social, mas só em 2010 a alimentação foi incorporada na CF/88 como direito, alcançando novo patamar na organização e oferta das políticas públicas no país.

O atual cenário brasileiro agrega grande complexidade à recente construção de políticas públicas de segurança alimentar e nutricional (SAN) e sistemas alimentares saudáveis e sustentáveis e tornam esse debate crucial, por três motivos:

- É imperativo continuar avançando, pois ainda estamos longe de garantir direitos básicos à maioria da população, e as perspectivas para o próximo período continuam apontando para patamares insuficientes de crescimento econômico para fazer frente à necessária redução da pobreza e a reversão dos indicadores de desnutrição e insegurança alimentar.
- A crise sanitária da pandemia de covid-19 e seus desdobramentos econômicos e sociais pôs à mostra os gargalos existentes nos sistemas alimentares e acirrou a situação de insegurança alimentar de uma parcela importante da população de baixa renda.

- Contraditoriamente, continuam predominando no governo brasileiro as teses de austeridade fiscal baseadas na redução de gastos públicos, na desconstrução das bases legais e normativas, na desregulação do mercado e na valorização da liberdade dos entes econômicos, na restrição da rede de proteção, com consequente impacto negativo nas políticas públicas de acesso à alimentação saudável, nas ações de suporte à agricultura sustentável e nos espaços de participação e controle social.

É provável que o país enfrente o agravamento dos indicadores no campo da segurança alimentar e nutricional, com aumento da fome e desnutrição decorrentes da desigualdade social, ao mesmo tempo que se depara com os novos dilemas decorrentes do sobrepeso e da obesidade, que advêm da mudança de hábitos alimentares e da dificuldade de acesso a alimentos saudáveis. Estamos em um momento de retorno ao impasse histórico que data do século XIX, agravado pelos novos problemas do século XXI.

Para refletir sobre esses desafios, este texto se divide em quatro partes:

- uma breve discussão sobre políticas públicas, buscando uma abordagem sobre o papel do Estado como ator estratégico na garantia de direitos;
- contexto com a indicação dos atuais e principais desafios relacionados ao sistema alimentar para garantir o direito à alimentação;
- arrolamento de exemplos baseados na experiência brasileira recente, que podem inspirar políticas públicas, mostrando que ainda há muito o que fazer e que é possível implementar políticas que avancem na garantia de direitos e da SAN;
- considerações finais.

Políticas públicas: o que são e para quem?

O conceito de políticas públicas vem sendo refinado, e deve sempre ser contextualizado, pois depende do período histórico a que nos referimos. Considerando o arcabouço legal brasileiro, que estabelece um conjunto de direitos no artigo 6º da CF/88,[*] vamos adotar neste texto a definição utilizada por Jannuzzi,[1] de acordo

* Art. 6º São direitos sociais a educação, a saúde, a alimentação, o trabalho, a moradia, o transporte, o lazer, a segurança, a previdência social, a proteção à maternidade e à infância, a assistência aos desamparados, na forma desta Constituição.

com a qual a política pública deve ser tomada como o conjunto de ações (lei, normas, incentivos, planos, programas, oferta de serviços, campanhas etc.) que resultam da interação de diferentes atores, "coordenadas por entes públicos, visando o atendimento de uma demanda coletiva, a promoção de um objetivo socialmente desejado, solução ou mitigação de uma problemática reconhecida como indesejável". Essa definição permite compreender o papel do Estado como promotor do bem-estar, da justiça, da igualdade, da proteção, enfim, como garantidor de direitos. Distinguir o objetivo da política pública como o de atender uma demanda coletiva é um avanço perante conceitos restritos que apontam o papel do Estado limitado à solução de problemas, muitas vezes até restringindo esse papel à mitigação de problemas e questões que o mercado não consegue resolver. A definição pragmática do conceito aqui assumido é adequada ainda ao papel do Estado na garantia da SAN para o conjunto da sociedade, superando o arcabouço teórico que associa a oferta de políticas públicas de SAN apenas ao público de baixa renda, circunscrevendo a atuação do Estado à de promotor de políticas voltadas à população vulnerável e em insegurança alimentar e nutricional. Jannuzzi[1] ressalta, ainda, a natureza sistêmica e complexa da política pública: "Essas definições pragmáticas procuram explicitar mais claramente a natureza sistêmica e contingencial que marcam políticas e programas públicos na sua operação real. Políticas e programas funcionam como sistemas abertos, envolvendo vários componentes internos, inter-relacionados, com objetivos por vezes ambíguos, expostos à influência de fatores externos e, inclusive, de outras políticas e programas".

Registre-se ainda que qualquer debate sobre políticas públicas no Brasil deve reconhecer a complexidade institucional nos marcos da CF/88, com três níveis da federação, com atribuições e responsabilidades diferenciadas e muitas vezes compartilhadas, em especial em áreas afetas ao direito à saúde e à alimentação.

Por fim, vale referir que a implementação de políticas exige a busca por mais eficiência e eficácia nas soluções apresentadas. Contudo, é fundamental considerar que eficiência e eficácia nas políticas sociais não se medem com os instrumentos e regras de avaliação fiscal e econômica de quem pensa e avalia o curto prazo, como se tornou regra nas avaliações de políticas públicas com viés economicista. Os impactos que devemos buscar nas políticas de SAN, assim como na agenda social, devem ser avaliados com a regra social: qual é a redução da mortalidade infantil alcançada? Qual é o impacto nas doenças, nos déficits de estatura das crianças, no desempenho escolar? Esses elementos devem ser computados ao se analisar o impacto na economia, na produtividade, nos gastos públicos em médio e longo prazo. Em síntese, em política social, não basta responder apenas quanto custa implementar a ação/programa. Temos de nos perguntar "quanto custa não fazer".

Contexto brasileiro e principais desafios das políticas públicas para garantir o direito à alimentação

A discussão sobre políticas públicas envolvendo sistemas alimentares e SAN no Brasil deve começar pelo reconhecimento de que vivemos num dos mais desiguais países do mundo, e uma das faces mais explícitas da desigualdade está conectada à desigualdade de acesso a alimentos, em especial a alimentos saudáveis.

É fundamental destacar que a fome e a desnutrição, que historicamente têm afetado parte significativa da população brasileira, não decorrem diretamente de limites à produção de alimentos. A região vem sendo um dos grandes produtores mundiais de alimentos e tem sido capaz de gerar um dos maiores excedentes exportáveis do mundo. A população convivia com a fome por falta de acesso aos alimentos.[2]

A pobreza e a fome não decorriam de fenômenos naturais, como nos lembra Josué de Castro,[3] e a superação desse quadro também não se dará naturalmente. Os primeiros 15 anos deste século permitiram confirmar essa assertiva. O Brasil vivenciou, como decorrência da ação de políticas públicas, a oportunidade de reverter, ao menos temporariamente, o fenômeno histórico de fome e desnutrição, com a redução sistemática da pobreza e a ampliação do acesso a alimentos.

Relatório da Organização das Nações Unidas para a Alimentação e a Agricultura (FAO) de 2014[2] aponta os elementos determinantes da redução da desnutrição no Brasil na primeira década do século XXI, que estão diretamente vinculados a um modelo de desenvolvimento econômico aliado a um conjunto de políticas públicas de proteção social, proporcionando maior acesso às famílias à comida. Segundo o relatório, entre 2003 e 2014, o Brasil reduziu o número de pessoas subalimentadas em mais de 82%. Estimativas feitas com base nos parâmetros fornecidos pela FAO revelam que a desnutrição no país caiu de um nível de 10% em 2002/2003 para 1,7% em 2013/2014. Segundo o relatório, os principais fatores responsáveis por esse resultado promissor foram:

- liderança e prioridade política, que colocaram o combate à pobreza, à fome e à segurança alimentar e nutricional no centro da agenda nacional;

- aumento da renda do trabalho com aumento do salário mínimo, ampliação do trabalho formal com criação de empregos e ampliação da cobertura de aposentadorias e pensões;
- criação de políticas de transferência de renda, em especial o Programa Bolsa Família (PBF) e ampliação dos benefícios assistenciais;
- ampliação do acesso à alimentação fora de casa, com programas públicos de compra de alimentos e manutenção de crianças na escola por meio do Programa Nacional de Alimentação Escolar;
- fortalecimento da agricultura familiar, com aumento da disponibilidade de alimentos *in natura* distribuídos nas cidades;
- reconstrução do Conselho Nacional de Segurança Alimentar (Consea), ampliando a transparência para a participação social e o controle popular das políticas de SAN.

A partir de 2015, observa-se uma inflexão nessa trajetória, que resulta, por um lado, do baixo crescimento econômico, mas principalmente do encolhimento de políticas públicas que haviam impactado positivamente a insegurança alimentar e nutricional. O resultado é a volta do crescimento da pobreza e da insegurança alimentar (IA). Em 2017-2018, a Pesquisa de Orçamentos Familiares (POF) do Instituto Brasileiro de Geografia e Estatística (IBGE) indicou que 43,6 milhões de domicílios particulares brasileiros, correspondente a 63,3% dos domicílios estimados no país, estavam em situação de segurança alimentar. Em comparação com as pesquisas anteriores, nota-se que houve retração na tendência de ampliação da prevalência nacional de SAN que se consolidava. A prevalência de SAN em 2004 foi igual a 65,1%, 69,8% em 2009, 77,4% em 2013 e, com queda substancial, 63,3% no último inquérito de 2017-2018. A IA categorizada como leve teve aumento de 62,2% em relação ao inquérito anterior. Já a IA moderada aumentou 76,1% e a IA grave, 43,7% também em relação a 2013. Mudanças nas dimensões qualitativas e quantitativas do acesso à alimentação podem resultar em piora do padrão alimentar da população, em especial nos subgrupos mais vulneráveis, com impacto no estado nutricional. Desse modo, intensificam-se os desafios que a transição nutricional – em suas diferentes facetas de expressão da má nutrição – trazem para as políticas públicas no Brasil.[4]

Políticas públicas para promover ações articuladas e coordenadas: exemplos que apontam para uma agenda estrutural de SAN

É imprescindível reiterar que a transição do atual contexto deletério e de piora dos indicadores de SAN para outro cenário saudável e sustentável não poderá se dar com base na responsabilização ou criminalização do cidadão como consumidor individual. *Pari passu* com os investimentos em conscientização, educação e organização da sociedade, é imprescindível que esse processo resulte na construção de políticas públicas que garantam direitos e protejam a sociedade por meio da regulação do mercado, da produção e distribuição, buscando e viabilizando o acesso do cidadão a alimentos saudáveis e a redução das desigualdades em SAN.

Cabe ao Estado reconhecer o problema como grave, não natural, e assumir a determinação de que é possível revertê-lo. Tratar a pauta de SAN como prioridade política é o primeiro passo para que sejam adotadas as medidas necessárias para enfrentar os problemas e promover um modelo justo e sustentável.

O segundo passo estratégico é tratar a agenda da SAN como parte do projeto de desenvolvimento para o Brasil e para cada uma de suas cidades. Uma estratégia nacional significaria, por exemplo, articular políticas de distribuição de renda (valorização do salário-mínimo, políticas de proteção social e aumento do mercado interno) combinadas com investimentos nas áreas de infraestrutura, saneamento básico, estruturas de estocagem e abastecimento, saúde e educação, com ações de ampliação da oferta e de acesso a alimentos saudáveis. Um novo modelo deve ainda considerar que ações macroeconômicas ligadas a câmbio, juros, política tributária etc. têm também alto impacto nos sistemas alimentares e na soberania alimentar de um país.[†] Assim sendo, temos de romper com modelos em que SAN é marginal e afastada de um projeto de desenvolvimento social e se limita a medidas específicas e focais, como distribuição de cestas básicas ou na filantropia e caridade.

Nesse sentido, o Brasil conta com uma experiência amplamente avaliada e bastante exitosa, o Programa Bolsa Família, que foi capaz de produzir simultaneamente impactos virtuosos em saúde, na SAN e na economia, como detalhado no Quadro 1.

---

† Neste texto vamos nos ater a ações diretas de SAN. Não trataremos de políticas macroeconômicas, como câmbio, exportação e importação de alimentos e fiscais, ou de políticas públicas que têm repercussão no acesso a alimentos, como a valorização do salário-mínimo.

Quadro 1. Programa Bolsa Família (PBF)

O PBF foi criado em 2003, como política estruturante da estratégia de combate à fome e à pobreza, ao garantir um complemento de renda para fortalecer o acesso das famílias à alimentação, principalmente para famílias jovens com filhos.

Como programa de transferência de renda, tinha como principais objetivos aliviar a pobreza e a fome, garantir a permanência de crianças e jovens na escola, manter crianças menores de 6 anos e gestantes acompanhadas pela rede de saúde. Os três objetivos se somam e se retroalimentam quando se trata da agenda da segurança alimentar e nutricional (SAN).

Para cumprir os objetivos, o PBF estabeleceu condicionalidades relacionadas à educação e à saúde.

A família recebe por meio de cartão bancário, com titularidade preferencial para as mães, um valor monetário proporcional à renda familiar *per capita*, a título de complemento da renda.

O programa começou em larga escala, com quase 4 milhões de famílias, e passou por melhorias permanentes, atingindo 14 milhões de famílias em 2014/15, quase um quarto da população brasileira. Esse patamar foi alterado nos anos subsequentes, apesar das crises econômica e sanitária que se apresentaram. Ao completar 17 anos de implantação e ainda sujeito a forte debate de conteúdo ideológico, vale a pena buscar os resultados científicos já comprovados do impacto do PBF na área de SAN, aqui brevemente resumidos:

- Redução da prevalência de baixo peso ao nascer, mesmo em mães com baixa escolaridade.[5]
- Redução da mortalidade infantil de filhos de famílias beneficiárias, principalmente quando vinculados ao Bolsa Família e à Estratégia de Saúde da Família pelo Sistema Único de Saúde (SUS).[6]
- Redução no déficit de estatura (desnutrição crônica) entre crianças acompanhadas pelas condicionalidades em saúde na atenção primária do SUS.[7]
- Redução das desigualdades e iniquidades no acesso em saúde.[8] Maior disponibilidade domiciliar de alimentos frescos e ingredientes culinários, incluindo aqueles que aumentam a qualidade e a diversidade da dieta.[9]

Para além dos impactos em saúde, também há fortes evidências de que o PBF deve ser avaliado como um investimento, e não como custo fiscal, pois, a cada R$ 1,00 gasto pelo Estado, decorre um efeito multiplicador de R$ 1,78 no PIB, estimulando o consumo das famílias, o mercado interno e gerando consequências benéficas, mantendo a roda da economia girando.[10]

Como registraremos com ênfase ao longo do texto, não podemos nos iludir com a ideia de que existe uma solução única e milagrosa para problemas complexos como fome, pobreza e insegurança alimentar e nutricional. Uma cesta de políticas públicas, multidimensionais, deve concorrer para atingir transformações estruturais. A oferta de políticas públicas continuadas e em larga escala, rompendo as ações específicas de distribuição de cestas básicas, garantindo recursos para compra de alimentos e a inserção das famílias na rede de atenção à saúde, com ampla cobertura e acompanhamento regular, são os principais responsáveis pelos resultados alcançados pelo Brasil, como indica a FAO. O ideal é a elaboração do plano de SAN de cada território, com base num diagnóstico qualificado e definindo os principais objetivos, metas e resultados, direcionamento, indicadores, responsáveis, fontes de recursos, cronogramas de execução das ações, entre outros.

No âmbito local, é estratégico identificar os fluxos de produção e consumo, conhecer a sazonalidade da produção local e regional para aproveitá-la em prol do abastecimento local. "Não tem oferta regular o ano todo" é uma justificativa comum para quem não promove o consumo de alimentos regionais, de produtos sazonais. É uma justificativa improcedente. Os cardápios da população, de restaurantes e equipamentos públicos podem e devem ser adaptados a essa realidade regional, aproveitando todo o potencial dos circuitos curtos e da produção regional.

Por outro lado, a organização da demanda e a estabilidade nas compras públicas ou privadas podem ajudar o mundo da oferta a se planejar melhor, a se organizar mais, reduzindo o período de escassez, garantindo uma oferta estável e diversificada ao longo do ano.

Como fazer as escolhas das famílias se voltarem a uma alimentação saudável? Como organizar a oferta e a disponibilidade considerando esses fluxos de renda e as oportunidades que eles produzem?

Essas e outras questões podem ser respondidas com inovações e novas oportunidades de promoção de alimentos saudáveis, sustentáveis e inclusivos no município. É importante que o município busque os atores que estão trabalhando com a agricultura familiar, com inclusão produtiva, com a produção de alimentos no entorno das grandes e médias cidades, para articular ações que lhes deem maior qualidade, diversidade e regularidade. O poder local pode mediar e criar oportunidades para produtores, cooperativas e empresas envolvidas com o abastecimento de alimentos.

A construção do mercado é um processo social e não o resultado de entidades abstratas. Assim, entender como se formam os hábitos de consumo locais e como qualificá-los faz parte do processo de trabalho nessa área.

Organizar campanhas de promoção da alimentação saudável, levar informação ao público, organizar feiras e ofertas de dias de pagamento de benefícios, restringir espaços para promoção de produtos de má qualidade nutricional, são ações e medidas que podem contribuir para a formação de uma nova geração de consumidores e a transformação de hábitos alimentares e estilos de vida mais saudáveis.

Listamos a seguir um conjunto de ações e políticas públicas que não são exaustivas, mas que ajudam a evidenciar um leque diversificado de iniciativas que o poder público nacional ou local pode implementar.

Oferta e disponibilidade

Um dos grandes desafios da promoção da alimentação saudável nas cidades é garantir que haja oferta e disponibilidade de alimentos saudáveis, diversificados e sustentáveis ao longo do ano e em todo o seu território. Além de estarem disponíveis, devem ser acessíveis, ou seja, ter preços compatíveis com a renda das comunidades e estar em locais de alcance.

A oferta e a disponibilidade de alimentos em uma cidade são formadas por diversos atores e setores que compõem um sistema de abastecimento local. Em geral, os agentes do mercado não são capazes de garantir que haja abastecimento e disponibilidade de alimentos em todos os cantos da cidade e ao alcance de todos os cidadãos. Os governos central e local podem e devem ter papéis e responsabilidades diferentes, permitindo-lhes participar com maior ou menor capacidade de realizar, mediar e interferir nos resultados.

Supermercados, mercearias, feiras e feiras livres são exemplos de estruturas que, de diferentes formas, fornecem alimentos para a população. Os serviços de alimentação, como restaurantes, lanchonetes, empreendimentos informais nas ruas, praças e casas que oferecem serviços de alimentação às comunidades do entorno também podem constituir o campo da disponibilidade.

A interação desse conjunto de atores varia muito, produzindo circuitos que são mais curtos e diretos ou mais longos e complexos até chegar à mesa das pessoas. Rotas e circuitos devem ser avaliados e podem desempenhar papéis importantes na qualificação dos sistemas alimentares que interagem com a cidade com vistas à ampliação da oferta e da disponibilidade de alimentos saudáveis para a população.

Possíveis linhas de ação para aumentar a oferta e a disponibilidade de alimentos saudáveis são descritas a seguir.

Conhecer e conectar a base produtiva com o cidadão

A primeira etapa para desenvolver um sistema agroalimentar mais saudável nas cidades é identificar e valorizar os primeiros elos da cadeia alimentar e, portanto, da base produtiva, em particular a agricultura familiar, camponesa e indígena, que tem um papel estratégico na oferta de alimentos frescos, saudáveis e sustentáveis do ponto de vista ambiental.

A agricultura familiar é responsável pela produção de 80% dos alimentos consumidos mundialmente.[11] Evidências históricas mostram que, embora amparada por políticas públicas e investimentos, em um contexto político e institucional favorável, a agricultura familiar tem capacidade para contribuir efetivamente com a segurança alimentar e nutricional, geração de emprego e renda, redução da pobreza e gestão sustentável dos recursos naturais e da biodiversidade.

Os governos, em especial o governo federal, podem desempenhar um papel fundamental no fortalecimento desse público, com um amplo leque de políticas públicas de crédito, proteção à produção (seguros), assistência técnica e extensão rural, infraestrutura, acesso a mercados públicos, cooperativas, entre outros, com reflexos no aumento da disponibilidade de alimentos para suas populações. O desafio é continuar avançando. Um aspecto crítico a ser abordado são as formas de acesso aos mercados e a inserção dos agricultores familiares nas cadeias de valor para consolidar seu papel nas políticas agroalimentares e de SAN.

Nesse sentido, vale destacar as iniciativas de fortalecimento dos circuitos curtos de distribuição de alimentos, que vêm ganhando importância nas agendas de desenvolvimento. A abordagem da cadeia curta vai além da distância geográfica desejável entre a produção e o consumo, e também pode ser curta, dependendo do número de intermediários e do fluxo de informações na cadeia. O conceito também traz como pano de fundo o contexto de crescimento de um consumo mais consciente, que desenvolve novas relações e papéis entre consumidores e produtores, enfatizando os atributos de qualidade dos alimentos, tradição, produção local, práticas sustentáveis e um forte processo de apelo territorial. A pandemia de covid-19 revelou o quanto as inovações envolvendo aplicativos e tecnologias de compras diretas entre o consumidor e os produtores podem se constituir em solução efetiva no próximo período.

As cidades também podem mediar acordos entre as organizações produtivas e comerciais do setor produtivo comprometidas em oferecer alimentos mais saudáveis e sustentáveis com a iniciativa privada presente no município.

Feiras

As feiras são uma das manifestações mais antigas que a humanidade utiliza para promover a comercialização de alimentos. Esse tipo de mercado ainda tem grande potencial para a disponibilização de alimentos de maior qualidade nutricional, frescos, diretamente dos produtores, produtos locais, de época, frutas, verduras, legumes, comidas típicas etc. e deve ser potencializado. Além disso, as feiras, quando presentes em uma localidade, ajudam a estabelecer referenciais de preços importantes que influenciam positivamente os mercados locais, em favor dos consumidores.

É necessário atualizar a visão sobre esse tipo de espaço e sua relevância diante desses novos desafios. São possíveis ações para fortalecer a disponibilidade de alimentos saudáveis por meio das feiras locais:

- mapear, avaliar e georreferenciar as feiras existentes;
- traçar metas de ampliação da cobertura e presença de feiras nos territórios prioritários;
- estabelecer padrões de qualidade, diversidade e segurança alimentar para as feiras no município, ofertando políticas de capacitação, infraestrutura, registro e acompanhamento das feiras e dos feirantes;
- estabelecer estratégias de comunicação e informação a respeito das feiras, promovendo-as e valorizando-as perante a população e a cidadania local;
- priorizar a oferta de alimentos orgânicos, agroecológicos ou em transição, lembrando que os sistemas convencionais trazem consigo insumos e processos produtivos mais danosos à saúde e ao meio ambiente.

O país também desenvolveu sistemas de informação e aplicativos para identificar, gerenciar melhor e apoiar, além de divulgar, as feiras existentes no país.[‡]

Equipamentos públicos

Dentre os equipamentos que podem ser incentivados, destacam-se os bancos de alimentos, os restaurantes populares, os restaurantes universitários, cozinhas e refeitórios de escolas e creches, cozinhas e refeitórios hospitalares, bancos de leite humano, lactários, cozinhas e refeitórios de casas, lares, albergues e abrigos institucionais, cozinhas do sistema prisional e socioeducativo, cozinhas comunitárias e restaurantes populares, as centrais de abastecimento (Ceasa), entre outros.

As Ceasa devem ser incentivadas, modernizadas e mais bem gerenciadas, pois desempenham um papel fundamental nas estratégias de abastecimento alimentar de grandes cidades, em especial junto aos pequenos e médios mercados "de bairro" – os quais, muitas vezes, são os mais acessados pelas populações de baixa renda. Estima-se que, no Brasil, as Ceasa comercializem aproximadamente 30% do total de frutas e hortaliças produzidas.[12]

Mercados públicos, armazéns e supermercados populares

As forças de mercado alocam seus recursos e instalam seus empreendimentos onde as perspectivas de retorno do capital investido são mais prováveis. No setor de alimentos não é diferente. Como visto anteriormente, muitas vezes, nos locais onde é mais necessário, onde há grandes concentrações populacionais de

‡ Mapa de Feiras Orgânicas do Instituto Brasileiro de Defesa do Consumidor (Idec): www.feirasorganicas.org.br.

baixa renda, não existem opções acessíveis para o abastecimento das necessidades alimentares das famílias.

Diversas iniciativas governamentais vêm sendo desenvolvidas em diferentes países e cidades com o objetivo de ampliar a disponibilidade de alimentos em áreas mais vulneráveis ou que possuem grande quantidade de famílias de baixa renda.

Muitas dessas iniciativas procuram utilizar o poder de compra do Estado, seja nacional ou dos governos locais, junto a diferentes fornecedores de alimentos, na perspectiva de, a partir das negociações, oferecer aos grupos sociais prioritários alimentos de boa qualidade com preços mais acessíveis.

Podem compor o desenho das iniciativas subsídios governamentais para cobrir os gastos operacionais e até mesmo parte dos custos dos produtos ou de uma parte deles.

Ações com o setor privado

Todos os setores da sociedade devem ser mobilizados para o desafio de promover práticas alimentares mais saudáveis, sustentáveis e inclusivas.

Para isso, deve-se identificar os diferentes segmentos do setor privado participantes do sistema alimentar presente na cidade ou no seu entorno. O foco de negócios, os interesses e as possibilidades de cooperação e mediação são distintos entre eles e devem ser compreendidos para que se possa tratar com cada grupo ou segmento a partir de suas especificidades e potencialidades. Do contrário, serão firmadas apenas intenções genéricas, não baixando ao campo das ações, compromissos e resultados comuns a serem alcançados.

Para dar transparência e objetividade ao diálogo entre o governo, a sociedade civil e o setor privado, podem ser criados mecanismos formais de adesão às causas da cidade em relação à alimentação saudável e à promoção de estilos de vida saudáveis. Neles devem estar previstos, além do objeto da cooperação, o quadro de ações e compromissos a serem assumidos pelas partes.

Além disso, os poderes públicos podem criar selos de boas práticas alimentares, inclusão social e sustentabilidade para as empresas e valorizá-las, criando valor ao redor deles e vantagens para quem aderir. Outras ações também têm gerado resultados, como organizar cadeias de insumos e produtos de forma que as empresas conectadas ao setor possam contar com insumos, produtos e serviços mais saudáveis, sustentáveis e inclusivos.

Eficiência dos sistemas alimentares: prevenção e redução de perdas e desperdícios de alimentos (PDA)

As perdas de alimentos ocorrem ao longo da cadeia de abastecimento alimentar, principalmente nas fases de produção, pós-colheita, armazenagem, transporte, processamento e distribuição, e são mais comuns em países em desenvolvimento.[§] Logo, trata-se de um assunto multissetorial que deve ser articulado com órgãos públicos, privados e sociedade civil relacionados a praticamente todos os elos da cadeia de suprimento de alimentos. Os esforços podem se dar em várias direções; por exemplo, em prevenção das PDA (ações de rotulagem e embalagem, campanhas de conscientização e educação dos consumidores, melhorias na gestão, tecnologia na produção, armazenamento de alimentos *in natura* etc.), recuperação de alimentos (bancos de alimentos, sistemas de informação para conectar doadores de alimentos com organizações receptoras etc.) e reciclagem (reutilização de resíduos para alimentação animal, adubo, energia e outros).

Acesso à alimentação adequada e saudável

Os governos nacionais, regionais e locais lidam com a responsabilidade de assegurar o acesso aos alimentos por parte da população de diversas maneiras, como a oferta de alimentação nas escolas, nos hospitais, das forças de defesa e segurança, presídios, restaurantes populares, instituições sociais, entre outras.

Ampliar a cobertura das ações, a qualidade nutricional dos produtos, promover compras sustentáveis e inclusivas, como as provenientes da agricultura familiar, entre outras, são temas transversais.

Além disso, o Poder Público, incluindo as prefeituras, também possui a responsabilidade de estabelecer ações com capacidade de estimular a mudança dos hábitos e comportamentos dos consumidores, a partir do estabelecimento de guias e orientações alimentares, ações de educação alimentar e nutricional (EAN), campanhas e publicidades, regulação sobre rotulagem, tributação, entre outros.

A seguir são apresentadas algumas das iniciativas existentes no âmbito das cidades e no âmbito nacional, nos casos em que a estrutura federativa do país não permite que certas regulações sejam adotadas em âmbito municipal.

---

§ O desperdício de alimentos é entendido como a quantidade de alimentos com valor nutricional que é descartada, em especial nas etapas da cadeia mais próximas do consumo, como em varejistas, restaurantes e no próprio domicílio dos consumidores finais.

Compras públicas

As compras públicas de alimentos possuem enormes desdobramentos para estimular as cadeias de fornecimento de alimentos saudáveis, assim como criar hábitos mais saudáveis, em especial nos casos da alimentação escolar e da atuação educacional com crianças, criando gerações mais conscientes do papel da alimentação. Iniciativas como o Programa de Aquisição de Alimentos (PAA) e o Programa Nacional de Alimentação Escolar (PNAE) são exemplos para orientação do poder de compra do Estado, buscando o fortalecimento das relações comerciais com a agricultura familiar e a promoção da alimentação adequada e saudável, inclusive por meio de estoques reguladores de preço de alimentos.

Comunicação e educação alimentar e nutricional

As políticas públicas de incentivo à EAN são fundamentais e devem servir de alicerce para o conjunto das outras ações. O tema da comunicação é fundamental para a promoção de alimentação e estilos de vida saudáveis. É um processo contínuo, que deve ser atualizado a cada etapa e ciclo.

A EAN está entre as estratégias mais difundidas nos países da América Latina e Caribe para a criação de sistemas alimentares mais saudáveis, e possui diferentes formas de condução e foco: promover o aleitamento materno, alimentação de crianças em idade escolar, manejo higiênico de alimentos, consumo de frutas, legumes e vegetais, redução do consumo de nutrientes críticos, como sal e gordura trans, prevenção do sobrepeso e da obesidade, entre outros.[13]

Essas ações também assumem diferentes formas, como campanhas de comunicação dirigidas ao público em geral, iniciativas educacionais nas escolas, mudanças nos parâmetros nutricionais nos cardápios escolares, incentivo da atividade física como ação associada à boa alimentação, entre outros.[14]

No Brasil, a publicação Marco de Referência em EAN para políticas públicas estabeleceu conceitos, princípios, campos de prática, estratégias para comunicação e mobilização de atores, abordagem na formação profissional e educação permanente para profissionais da educação, saúde e desenvolvimento social, além de guias para parcerias e agenda pública para o assunto.[14]

Campanhas institucionais para promover a alimentação saudável, sustentável e inclusiva podem ajudar a mobilizar e organizar o processo de comunicação, potencializando e focalizando as principais mensagens que se pretende enviar. Ao mesmo tempo, os atuais mecanismos e plataformas digitais permitem grande interatividade e participação, que podem ajudar a dar retorno a respeito das iniciativas e dos impactos das ações, servindo a comunicação como ferramenta de monitoramento e avaliação das estratégias.

Guias alimentares

Guias alimentares podem ser definidos como instrumentos pelos quais os países estabelecem recomendações para uma alimentação saudável, voltadas a indivíduos e coletividades. No contexto das políticas públicas, esses instrumentos devem orientar ações em diferentes áreas, tais como SAN, saúde, agricultura e educação. Outra função dos guias alimentares é a promoção de autonomia para escolhas alimentares saudáveis dos indivíduos, visto que são instrumentos de comunicação em saúde.

O Brasil possui o seu Guia Alimentar para a População Brasileira, reconhecido internacionalmente como um inovador e potente instrumento de promoção da SAN, e o Guia Alimentar para Crianças menores de 2 anos, além de outros instrumentos de orientação alimentar, como a publicação *Alimentos Regionais Brasileiros*, do Ministério da Saúde.

Rotulagem nutricional de alimentos

Todas as ações intersetoriais de SAN visando garantir uma alimentação adequada e saudável podem ser frustradas caso não sejam observados aspectos relacionados a levar informações claras e consistentes para a população.

O direito à informação clara e precisa sobre os produtos disponíveis no mercado é um dos direitos básicos assegurados pelo artigo 6º do Código de Defesa do Consumidor (CDC) brasileiro.[¶] O conjunto de regras sobre rotulagem de alimentos contribui para assegurar esse direito, com o objetivo de auxiliar os consumidores na identificação dos ingredientes, da composição e dos potenciais riscos à saúde.

No Brasil, a Agência Nacional de Vigilância Sanitária (Anvisa) aprovou, em outubro de 2020, novas regras[**] para rotulagem nutricional de alimentos, as quais incluem uma melhoria da legibilidade da tabela nutricional e a inclusão de uma rotulagem frontal interpretativa "alto em" nas embalagens dos alimentos com quantidades excessivas de açúcar, sódio e gordura saturada. Apesar do reconhecimento

¶ Lei n. 8.078/1990, que dispõe sobre a proteção do consumidor e dá outras providências. Disponível em: http://www.planalto.gov.br/ccivil_03/leis/l8078.htm.

** RDC n. 429/2020, que dispõe sobre a rotulagem nutricional dos alimentos embalados, e IN n. 75/2020, que estabelece os requisitos técnicos para declaração da rotulagem nutricional nos alimentos embalados.

político da agenda, a legibilidade e o perfil de nutrientes adotados ficaram aquém das recomendações da Organização Pan-Americana da Saúde (Opas) para proteção da alimentação saudável e prevenção de doenças crônicas não transmissíveis.

As ações mais ambiciosas e pioneiras para identificar os produtos menos saudáveis e facilitar as escolhas alimentares mais saudáveis podem ser observadas em legislações que incluem uma rotulagem frontal de advertência em alimentos processados e ultraprocessados com altos conteúdos de nutrientes não saudáveis, como açúcar, sódio e gorduras saturadas, aliada a restrições de publicidade infantil e comercialização desses produtos em escolas. A América Latina é a região do mundo na vanguarda dessas ações, com países como Chile e México, que aprovaram legislações que mais contribuem para garantia do direito humano à alimentação adequada (DHAA).

Regulação da publicidade de alimentos

É consenso entre especialistas que a publicidade está entre os principais determinantes do consumo de alimentos, e tem o poder de causar grandes mudanças no comportamento do consumidor relativo ao consumo de alimentos, em especial de crianças.

No Brasil, apesar da proteção contra a publicidade abusiva e enganosa prevista no Código de Defesa do Consumidor (CDC), ainda faltam instrumentos regulatórios mais específicos e maior punição para o descumprimento das regras que já existem. Há a necessidade de avançar na regulação da publicidade de alimentos direcionada a crianças e adolescentes e nas restrições de publicidade para produtos ultraprocessados em eventos esportivos e em outros eventos organizados pelo Poder Público para combate às transgressões éticas identificadas em diferentes canais e formas de publicidades de alimentos e bebidas no país.[15]

Também são necessárias restrições de publicidade de alimentos (principalmente os ultraprocessados) em escolas e equipamentos públicos ou privados de educação e saúde, como hospitais e unidades básicas de atenção à saúde.

A regulação da publicidade de alimentos, como medida para formação de hábitos alimentares em médio e longo prazo e prevenção das DCNT, é comprovadamente efetiva,[13] porém se enfrenta enorme reação contrária por parte das grandes indústrias de alimentos e agências de publicidade.

Tributação

Os mecanismos tributários podem ser importantes para equilibrar e melhorar os hábitos alimentares, onerando os produtos ultraprocessados, com alto teor de gordura, açúcares e sal, que muitas vezes são mais acessíveis à população – em especial de baixa renda – em virtude dos baixos preços comparados a alimentos mais frescos e *in natura*.

Nos países em desenvolvimento, o preço dos alimentos é um determinante fundamental do consumo; portanto, essa medida tem sido utilizada por alguns países da região, como México, Barbados, Jamaica e Chile. Essas experiências têm mostrado impactos positivos no consumo de alimentos.[16]

Os mecanismos de tributação permitem também incentivar ou inibir atividades e modelos de negócios ao longo de toda a cadeia de suprimento de alimentos, criando formas de intervenção na produção agrícola, na logística e distribuição, na industrialização de alimentos e na comercialização.

Nesse sentido, experiências bem-sucedidas sobre o aumento da tributação de bebidas adoçadas para desestimular o consumo desses produtos e impactar positivamente na prevenção de doenças crônicas relacionadas à alimentação se espalham pelo mundo. Nessa lista estão países como México, Inglaterra, França, Noruega, Finlândia, Portugal e Chile. A experiência do México, referência internacional, mostrou que o aumento de apenas 10% do imposto, em 2016, levou a uma queda de 7,6% do consumo em dois anos. A Organização Mundial da Saúde recomenda que um aumento de pelo menos 20% no preço final dos produtos contribui para a redução do consumo de bebidas adoçadas e prevenção de doenças crônicas.[17]

O Brasil, em vez de mostrar avanços na tributação de bebidas adoçadas, segue na contramão das recomendações internacionais e oferece subsídios fiscais aos grandes produtores de bebidas não saudáveis por meio de um sistema de créditos e débitos do Imposto sobre Produtos Industrializados (IPI) na Zona Franca de Manaus. A Receita Federal estimou em 2018 que os benefícios fiscais para esse setor geraram uma perda de arrecadação de mais de R$ 2 bilhões por ano.[18]

Considerações finais

Ao longo dos primeiros 15 anos do século XXI, o Brasil, assim como outros países da América Latina, experimentou um auspicioso processo de inclusão social que se refletiu, em especial, na redução da pobreza, da fome e desnutrição. A reversão dos terríveis e resistentes indicadores sociais nos países da região decorreu do crescimento econômico com geração de emprego e, em grande medida, de ações concretas baseadas em políticas públicas voltadas ao combate à pobreza e à fome. Segundo o ex-diretor geral da FAO, José Graziano da Silva, o Brasil conseguiu romper essa crosta sedimentada em cinco séculos de desigualdade com políticas públicas inclusivas:

> A prioridade à segurança alimentar nos últimos 13 anos criou um generoso guarda-chuva social, sob o qual se abrigam milhões de famílias beneficiadas pelo Bolsa Família, o Programa Nacional de Fortalecimento da Agricultura Familiar, o Programa Nacional de Alimentação Escolar, a valorização do salário mínimo, a aposentadoria rural plena, as cisternas no Nordeste, entre outras ações de uma lista de algumas dezenas de medidas.[19]

Não se deve naturalizar essas conquistas como foi naturalizada a saída do Brasil do Mapa da Fome. Há muito a comemorar quando se trata de milhões de crianças que tiveram sua primeira infância protegida da desnutrição. É importante que se afirme: não foi naturalmente que o Brasil superou a fome como fenômeno endêmico.

Tomando o caso brasileiro, a principal conclusão é que as políticas de combate à pobreza foram muito além da pobreza de renda, garantindo um amplo processo de inclusão social de milhões de brasileiros em acesso a direitos universais como educação, acesso à água, escoamento sanitário, eletricidade e bens como habitação. O acesso a esses direitos, serviços e bens implicou mudanças estruturais na vida dos mais pobres, com o processo de inclusão dos tradicionalmente deixado para trás.[20]

É fundamental reconhecer que o êxito da política brasileira de combate à fome e à desnutrição, como manifestações associadas à pobreza, se deve pelo menos aos seguintes pontos:

- a construção de políticas direcionadas ao combate à pobreza foi multidimensional, e não se limitou à distribuição de renda;
- o modelo associou desenvolvimento econômico e política social como faces de um projeto de desenvolvimento inclusivo;
- a busca de inclusão dos mais pobres e historicamente "deixados para trás", incluiu a construção de estratégias específicas de identificação, incorporação e priorização desses públicos na rede de proteção e nas oportunidades de desenvolvimento, reduzindo iniquidades;
- a implementação das políticas preservou o sentido de urgência e mirou a grande escala, o impacto e o alcance nacional, superando os tradicionais projetos pilotos, bem desenhados, mas incapazes de alterar a realidade em países onde a pobreza afeta milhões.

O Brasil ainda está muito atrasado na construção de políticas públicas que enfrentem outras formas de expressão da má nutrição, para além da desnutrição, tais como o crescimento da prevalência de excesso de peso e o inadequado acesso à alimentação com menor impacto ambiental, desafios esses que atingem pobres e ricos e representam, em especial, um problema nos centros urbanos.

Um conjunto de soluções foi sugerido ao longo do texto, dando conta de uma miríade de caminhos a seguir para garantir a construção de um ambiente alimentar saudável, sustentável e acessível a todos. Em todos os casos, restou comprovado o papel central das políticas públicas na construção de sistemas alimentares saudáveis e sustentáveis.

Também é importante reafirmar a necessidade de espaços institucionais que garantam a gestão da matricialidade, para que ações multidimensionais sejam efetivas. Por fim, ao longo do texto, restou clara a importância de instâncias de participação popular e controle social, a exemplo dos Conselhos de Segurança Alimentar e Nutricional do Brasil, que, para além da transparência e do exercício da cidadania na conquista de direitos, têm sido estratégicos para impulsionar e exigir do Estado um papel ativo na construção e no aperfeiçoamento de políticas públicas de segurança alimentar e nutricional.

Referências

1. Jannuzzi PM. Avaliação de políticas públicas: avaliação in itinere. Brasília: ISC/TCU; 2020.
2. FAO. O estado da segurança alimentar e nutricional no Brasil: um retrato multidimensional. Brasília: FAO; 2014.
3. Castro J. Geografia da fome. Rio de Janeiro: O Cruzeiro; 1946.
4. OPAS. Sistemas alimentares e nutrição: a experiência brasileira para enfrentar todas as formas de má nutrição. Brasília: OPAS; 2017.
5. Santos LMP, Guanais F, Porto DL, Morais Neto OL, Stevens A, Cortez-Escalante JJ et al. Menor ocorrência de baixo peso ao nascer entre crianças de famílias beneficiárias do Programa Bolsa Família. In: Campello T, Neri MC, organizadores. Programa Bolsa Família: uma década de inclusão e cidadania. Brasília: IPEA; 2013. p. 263-271.
6. Rasella D, Aquino R, Santos CAT, Sousa RP, Barreto ML. Effect of a conditional cash transfer programme on childhood mortality: a Nationwide analysis of Brazilian municipalities. Lancet. 2013;382(9886):57-64.
7. Jaime PC, Vaz ACN, Nilson EAF, Fonseca JCG, Guadagnin SC, Silva SA et al. Desnutrição em crianças de até cinco anos beneficiárias do Programa Bolsa Família: análise transversal e painel longitudinal de 2008 a 2012. In: Brasil. Ministério do Desenvolvimento Social e Combate à Fome. Cadernos de Estudos Desenvolvimento Social em Debate. Brasília: MDS; 2014.
8. Facchini LA, Tomasi E, Siqueira FV, Thume E, Silveira DS, Duro SMS. Desempenho da atenção básica em beneficiários do Bolsa Família: contribuições à redução de desigualdades em saúde. In: Campello T, Neri MC, organizadores. Programa Bolsa Família: uma década de inclusão e cidadania. Brasília: IPEA; 2013. p.273-284.

9. Martins APB, Monteiro CA. Impact of the Bolsa Família program on food availability of low-income Brazilian families: a quasi experimental study. BMC Public Health. 2016;16:827.
10. Neri MC, Vaz FM, Souza PHGF. Efeitos macroeconômicos do Programa Bolsa Família: uma análise comparativa das transferências sociais. In: Campello T, Neri MC, organizadores. Programa Bolsa Família: uma década de inclusão e cidadania. Brasília: IPEA; 2013.
11. FAO/IFAD. UN Decade of Family Farming 2019-2028 – Global Action Plan. Rome: FAO/IFAD; 2019.
12. Machado AG. Diagnóstico do tema Perdas e Desperdícios de Alimentos (PDA) no Brasil. Brasília: MDS; 2017.
13. FAO/OPAS/OMS. Panorama de la Seguridad Alimentaria y Nutricional – América Latina y el Caribe 2016. Santiago: FAO; 2017.
14. Brasil. Ministério do Desenvolvimento Social e Combate à Fome. Marco de referência de educação alimentar e nutricional para as políticas públicas. Brasília: MDS; 2012.
15. Kassahara A, Sarti FM. Marketing of food and beverage in Brazil: scientific literature review on regulation and self-regulation of advertisements. Interface. 2018;22(65).
16. Galbraith-Emami S, Lobstein T. The impact of initiatives to limit the advertising of food and beverage products to children: a systematic review. Obes Rev. 2013;14(12):960-74.
17. OPAS. Experiencia de México en el establecimiento de impuestos a las bebidas azucaradas como estrategia de salud pública. México: OPS; 2015.
18. Entidades pedem fim de subsídios fiscais a fabricantes de refrigerante [Internet]. 2020. Disponível em: https://exame.com/economia/entidades-pedem-fim-subsidios-fiscais-fabricantes-refrigerante/. Acesso em: 5 jan. 2022.
19. Graziano da Silva JF. A escolha desta geração [Internet]. 2018. Disponível em: https://valor.globo.com/opiniao/coluna/a-escolha-desta-geracao.ghtml. Acesso em: 5 jan. 2022.
20. Campello T, Gentili P, Rodrigues M, Hoewell, GR. Faces da desigualdade no Brasil: um olhar sobre os que ficam para trás. Saúde em Debate. 2018;42(spe3):54-66.

15 Compra de alimentos da agricultura familiar e orgânicos para a promoção da alimentação saudável

Betzabeth Slater Villar
Patrícia Fernanda Ferreira Pires

Introdução

O que entendemos por agricultura familiar (AF)? Quais as principais políticas públicas que apoiam a AF? Quais os principais alimentos adquiridos da AF? Eles são na sua maioria orgânicos? O novo mercado de "compras institucionais" pode contribuir para uma alimentação e sistemas mais saudáveis e sustentáveis? Essas são perguntas que, ao longo deste capítulo, iremos (tentar) responder de maneira ampla e fundamentada.

Começaremos respondendo como se define a agricultura familiar. Essa categoria está relacionada a uma construção histórica, social, política e cultural, que responde a diferentes contextos e processos, tanto no campo econômico e social como nas políticas públicas. A AF pode ser definida como unidades agropecuárias com gestão e operacionalização familiar e que utilizam mão de obra majoritária da família com o objetivo de atender a suas demandas e abastecer o mercado local em pequena escala.[1]

Independentemente do grau de integração aos mercados, o fato é que a AF ainda apresenta dificuldades perante o atual cenário econômico, em que os pequenos agricultores não possuem capacidade tecnológica para enfrentar os desafios do agronegócio. A falta de financiamento, assistência técnica e infraestrutura nas propriedades rurais familiares impede seu destaque no mercado econômico. No entanto, a AF tem potencial para desempenhar um importante papel na produção de alimentos e na sustentabilidade do ambiente, desde que deixe de ser negligenciada, pois essa categoria tem as melhores ferramentas para caminhar rumo à soberania alimentar (Sobal).[2] Além disso, a AF vem se fortalecendo na construção de estratégias de desenvolvimento rural sustentável (DRS) e práticas de produção consideradas mais justas do ponto de vista econômico, social, cultural e ambiental, contribuindo com a promoção da saúde. Ernest Feder e Josué de Castro foram pioneiros na produção de estudos relevantes, em meados do século XX na América Latina e Caribe (ALC), principalmente no que se refere à posse de terras e ao problema da fome, respectivamente, que auxiliaram na criação e implantação de políticas agrícolas e reformas agrárias e trabalhistas para apoiar os pequenos agricultores e os agricultores familiares.[3]

É de conhecimento geral que as políticas agrícolas nos países de ALC e no Brasil sempre estiveram voltadas majoritariamente para a agricultura patronal, negligenciando os estabelecimentos rurais familiares. O modelo agrário adotado estimulava a utilização de sementes híbridas, fertilizantes químicos, agrotóxicos e drogas veterinárias. Por um lado, se esse modelo favoreceu o aumento da produtividade, por outro, resultou no uso intensivo, provocando degradação do solo, redução da biodiversidade, êxodo rural, aumento da concentração fundiária, contaminação de solos e alimentos, e, infelizmente, a fome e a insegurança alimentar não foram reduzidas.[4]

Existem várias propostas e programas nos países latino-americanos com políticas específicas para AF há mais dez anos, como é o caso de Argentina, Brasil, Chile, Cuba e Uruguai. Nos casos de Cuba e Brasil, sabe-se que contam com políticas de apoio à AF mais estruturadas, com uma definição de sua população alvo, com dispositivos para oferta de serviços (acesso a crédito, capacitação, assistência técnica, projetos participativos etc.), processos burocráticos e alocação de orçamentos públicos direcionados à AF.[5] No Brasil, várias propostas e programas foram criados com o intuito de apoiar a AF e concomitantemente promover a segurança alimentar e nutricional (SAN). Dentre esses, destacam-se o Programa Nacional de Fortalecimento da Agricultura Familiar (Pronaf), o Programa de Aquisição de Alimentos (PAA) e o Programa Nacional de Alimentação Escolar (PNAE), conferindo estímulo à compra institucional de alimentos da AF – convencionais, agroecológicos e orgânicos – para entidades socioassistenciais e para a alimentação escolar, respectivamente.[5]

Nesse sentido, o PAA e o PNAE surgem como propostas para escoamento da produção dos agricultores familiares, visando investir na demanda das instituições públicas, garantindo o abastecimento de Centros Municipais de Educação Infantis (CMEI), escolas, universidades, asilos, prisões, hospitais, entre outras. Esses programas têm a intenção de combater os efeitos dos modelos dominantes de abastecimento agroalimentar, dominados pelas longas cadeias do agronegócio e do mercado atacadista e varejista na distribuição de alimentos, com a oferta de produtos *in natura* e minimamente processados.[6]

Essas características dos programas PAA e PNAE são interessantes para o desenvolvimento rural sustentável, por incentivar práticas sustentáveis, estimular a organização e interação social dos agricultores e das suas famílias ao cooperativismo e associativismo, promover a biodiversidade pelo policultivo, incentivar práticas agroecológicas e orgânicas e fortalecer circuitos curtos de venda e comercialização em redes.[6,7] Além disso, os agricultores familiares relataram outros benefícios, como aumento da renda familiar, maior acesso ao mercado, maior diversidade na produção com estímulo às práticas sustentáveis para autoconsumo e venda do excedente, melhoria na oferta e consumo de alimentos *in natura* e minimamente processados, bem como redução da oferta de ultraprocessados, garantindo melhor escoamento da produção.[8]

As escolas públicas garantem alimentos seguros e saudáveis para os estudantes e promovem a SAN e o desenvolvimento sustentável quando, no planejamento dos cardápios e das compras, são priorizados os produtos orgânicos.[9] Santos et al.[10] e Castellani et al.[11] avaliaram a inserção de alimentos orgânicos da agricultura familiar na alimentação escolar em municípios do Rio Grande do Sul e Santa Catarina, respectivamente. O percentual de aquisição de alimentos orgânicos variou de 20 a 48%. Os municípios com menor índice de desenvolvimento humano municipal (IDHm) e com menor número de estudantes apresentaram maiores dificuldades para a aquisição de alimentos orgânicos.

Há necessidade de atuação intersetorial para desenvolver a produção orgânica, assim como de estimular o consumo desses alimentos no ambiente escolar, visando impulsionar a aquisição de alimentos orgânicos e/ou agroecológicos para o PNAE. O nutricionista responsável técnico pelo PNAE é um ator importante nesse processo, já que realiza o mapeamento da produção local para aquisição dos alimentos da agricultura familiar, e deve priorizar os produtos agroecológicos e/ou orgânicos.[9] Embora o percentual de nutricionistas responsáveis técnicos cadastrados no FNDE/PNAE tenha aumentado nos últimos anos, o número de profissionais ainda é deficitário em relação ao número de alunos atendidos na rede pública.[12]

Programas de compra institucional de alimentos da agricultura familiar

O Pronaf foi a primeira política pública criada em 1996 no Brasil destinada aos agricultores familiares[13] visando a mecanismos de proteção e garantia de renda e financiamento para os AF. O Crédito Rural do Pronaf passou por uma significativa expansão, de 184 mil contratos na safra 1995/96 para 1,4 milhão de contratos na safra 2008/09. Na safra 2008/09, foram financiados R$ 10,8 bilhões e, na safra de 2010/11, foram financiados 14,3 bilhões dos 16 bilhões previstos.[14]

O Pronaf foi precursor da chegada do PAA e do PNAE. Apesar de não ser um programa específico de compras institucionais, ele está sendo citado aqui porque foi um programa relevante para formalizar, mapear e fortalecer a categoria da AF no Brasil, o que favoreceu e ampliou o acesso aos mercados institucionais.[15] O PAA e o PNAE têm destaque com propostas inovadoras voltadas à SAN, não apenas direcionadas à dimensão de acesso a alimentos, mas para questões que englobam todos os princípios e dimensões da SAN, focando a reconexão do consumo com a produção e maior disponibilidade de alimentos *in natura*, com característica de trabalho em redes locais.[15]

Em 2003 foi criado o PAA, por meio da Lei n. 10.696/2003,[16] a qual dispõe, no seu artigo 19, incentivar a AF, compreendendo ações vinculadas à distribuição de produtos agropecuários para pessoas em situação de insegurança alimentar e à formação de estoques estratégicos. Com essa medida, o Governo Federal fortalece as ações dirigidas a melhorar as condições de renda dos agricultores familiares.

O Pronaf e o PAA criaram mecanismos de gestão e abriram precedentes do ponto de vista legal, que autorizam a venda direta do agricultor familiar cadastrado, sem necessidade de licitação, democratizando e descentralizando as compras públicas e criando um mercado institucional para os pequenos produtores.[17]

Os principais alimentos adquiridos foram leite, grãos e cereais, doados diretamente para as escolas e entidades socioassistenciais e para o abastecimento dos equipamentos públicos de alimentação e nutrição.[18]

Os alimentos da AF foram inicialmente introduzidos na alimentação escolar por meio do PAA. Contudo, foi por meio da Lei n. 11.947, de 16 de junho de 2009,[19] que se estabeleceu uma vinculação da AF com a alimentação escolar. A Lei prevê que, do total dos recursos financeiros repassados pelo governo federal aos estados e municípios, no mínimo 30% deverão ser utilizados na aquisição de alimentos oriundos da AF e do empreendedor familiar rural. A aquisição pode ser realizada por meio de chamada pública, dispensando o procedimento licitatório, desde que os preços sejam compatíveis com os vigentes no mercado local e os alimentos atendam às exigências do controle de qualidade estabelecidas pelas normas dos órgãos competentes. Além disso, os estados e municípios devem priorizar e pagar 30% de valor agregado aos produtos orgânicos e agroecológicos certificados.

Implementação dos programas

Ao longo desses quase 20 anos, vários autores têm pesquisado sobre os benefícios, desafios e potencialidades desses programas no Brasil, os quais são considerados experiências exitosas na América Latina e no Caribe.[15,20-27] De acordo com Cunha et al.,[7] os agricultores familiares podem acessar simultaneamente os programas do PAA e do PNAE e demonstraram ações sustentáveis comuns de ambos os programas (Fig. 1).

Entre os benefícios pontuados por esses autores estão:

- maior oferta de alimentos *in natura*, como verduras e frutas, favorecendo a formação de hábitos alimentares saudáveis;
- acesso a alimentos mais diversificados e da cultura regional;
- uma forma de produção mais sustentável e diversificada, economicamente mais viável e menos devastadora para o meio ambiente;

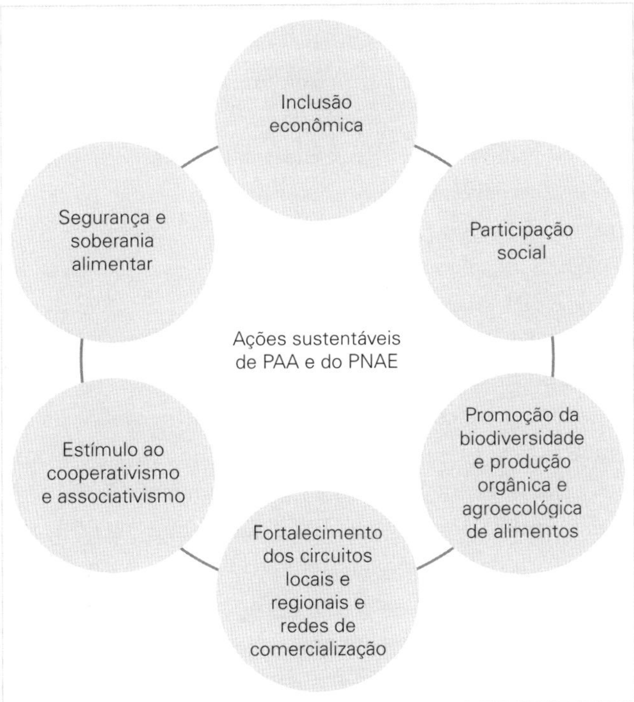

Figura 1. Ações comuns do PAA e do PNAE.
Fonte: Cunha et al.[7]

- melhoria no desenvolvimento da economia local;
- fortalecimento das relações familiares;
- auxílio na contenção do êxodo rural;
- resgate do vínculo de confiança entre produtores e consumidores;
- desenvolvimento de habilidades de atores na articulação e solução de problemas comunitários;
- necessidade de interação entre os diversos setores, principalmente na tríade agricultura, educação e saúde.

Existem vários atores sociais de diversas esferas (estado, sociedade civil e mercado institucional) que atuam em diferentes escalas (local, municipal, regional, estadual, nacional) para o encontro da AF com a AE. Entre os principais atores estão os agricultores familiares, como fornecedores; os alunos, como consumidores; e os gestores do programa. Outros autores e setores estão envolvidos, como:[28,29]

- as secretarias da educação, agricultura, desenvolvimento social e saúde;
- os coordenadores locais dos programas;
- os técnicos (nutricionistas, técnicos agrícolas, engenheiros agrônomos, veterinários, técnicos da vigilância sanitária e Assistência Técnica e Extensão Rural [ATER]);
- os diretores, professores e merendeiras das escolas;
- os líderes de associações e sindicatos rurais;
- os membros de conselhos de controle social (Conselho de Alimentação Escolar [CAE], Conselho de Desenvolvimento Rural [CDR] e Consea).

Triches e Schneider[15] observaram um processo de "revitalização da alimentação escolar", trazendo novas perspectivas de mercado para a AF e fomentando práticas de produção consideradas mais saudáveis, melhorando o crescimento econômico, a justiça social, a conservação ambiental, a aceitação de alimentos mais saudáveis pelos escolares e melhorando a saúde pública em âmbito local. Segundo esses autores, uma produção mais saudável é aquela que "respeita a sazonalidade, a policultura, a proximidade, a confiança, os atributos sociais e ambientais da qualidade, o saber-fazer local, as relações interpessoais, que favorecem à SOBAL". Ao contrário do modelo de produção capitalista, que "valoriza a distância, a padronização, a durabilidade, a impessoalidade e subordina o tempo e o local à acumulação de capital".

Os benefícios evidenciados pelos agricultores familiares foram a expansão da área de produção para atender à demanda dos contratos; o aumento da utilização de tecnologias para condução das lavouras; a introdução de novos cultivos; maior diversidade na produção; o aumento da renda média da família.[26,30] Por conta disso, há melhora da economia e do desenvolvimento local; consequentemente, valoriza-se o trabalho e procura-se processar minimamente os produtos, a fim de agregar-lhes valor.

As dificuldades encontradas em relação à inserção dos alimentos da AF na AE são as relacionadas aos aspectos burocráticos, fiscais, ambientais, estruturais, organizacionais e sanitários para a formalização de estabelecimentos e a regulação dos produtos da AF. Os agricultores familiares não relatam dificuldades em relação às técnicas agropecuárias da produção, mas sim em organizar e planejar a produção, articular-se com os atores envolvidos com a alimentação escolar e atender aos padrões de qualidade exigidos pelos órgãos de fiscalização sanitária.[23] Possivelmente, esse processo seria facilitado se a assistência técnica estivesse vinculada aos programas PAA e PNAE.

Wilkinson[21] destaca os valores sociais e ambientais contidos nos produtos da AF, que conferem a eles uma qualidade indiscutível. Talvez por isso, o acesso ao mercado institucional (PAA e PNAE) por esses agricultores tenha obtido êxito, mesmo diante de tantos entraves enfrentados pelo caminho.

Em nosso entender, quando o Estado atuar a fim de utilizar seu poder, recursos, normas e regulações para promover práticas sustentáveis, será possível realizar escolhas alimentares saudáveis. Outros fatores que possibilitaram a implementação da Lei n. 11.947/2009 foram o cumprimento do contrato e do cronograma de entrega. Por outro lado, a falta de comercialização e produção, a falta da AF na localidade, alimentos que não faziam parte da lista da alimentação escolar, assim como a adaptação ao processo de elaboração da chamada pública, foram mecanismos que dificultaram a implementação da lei. A melhoria dos canais de comercialização para a AF e a melhoria da qualidade do cardápio escolar dos municípios que compraram da AF foram pontos positivos observados, o que pode favorecer um círculo virtuoso que promove desenvolvimento local, proteção social e uma alimentação escolar mais saudável e sustentável.[31]

Há a necessidade de definir melhor como medir e avaliar o impacto das políticas agrárias e educativas sobre a saúde dos seus beneficiários. Somente por meio da provisão de evidências robustas os formuladores das políticas poderão priorizar a forma mais eficaz de garantir que as intervenções sobre esses setores realmente conduzam a melhorias na saúde da população brasileira para o futuro.[31]

O exercício do diálogo entre os AF e os gestores deve ser incentivado para potencializar recursos e resultados. Não é possível falar de intersetorialidade sem resgatar o contexto histórico, especificamente a partir de 2003, quando ações relacionadas à SAN foram colocadas como prioridade na agenda de desenvolvimento do país, e quando várias políticas relacionadas ao tema foram fortalecidas. Os grandes debates e discussões daqueles momentos, conduzidos pelo Consea, e a presença da estratégia Fome Zero, possibilitaram a prática da intersetorialidade nos campos do combate à fome e da alimentação e nutrição. Pouco ou quase nada poderia ter sido feito sem que os cenários político, institucional e técnico impulsionassem uma abordagem ousada e integradora das políticas.

Dois fatores tiveram associação significativa com a implementação: a execução de projetos dirigidos aos agricultores familiares e aos responsáveis técnicos da alimentação escolar, nesse caso o nutricionista. Essas ações consistiram em promover a formação de organizações produtivas, apoio à elaboração da CP e apoio logístico – transporte e escoamento da produção agrícola e apoio ao responsável técnico junto à Coordenadoria de Assistência Técnica Integral (Cati). Após a implementação da lei, fortes mudanças foram observadas, como a menor presença do atravessador e uma provável migração para o mercado institucional (PAA e PNAE), assim como para os estabelecimentos contemplados nos circuitos curtos de proximidade.[31]

Vale ressaltar a necessidade de fortalecer os vínculos entre produção e consumo em nível local, bem como de promover avaliações sistemáticas da disponibilidade de produção. Para isso, será necessário engajar organizações de agricultores e os atores envolvidos na demanda institucional.[32] Como exemplo, podemos citar o protagonismo do trabalho do nutricionista, que tem suma importância e deverá estar sensibilizado e preparado para sua atuação nas áreas de nutrição, cadeia de produção, indústria e comércio de alimentos, cumprindo suas atribuições, favorecendo o fortalecimento das políticas públicas de alimentação e nutrição e a promoção da SAN-DHAA.[33]

Uma característica observada é o uso de sistemas de informação para auxiliar nesse processo. Eles foram utilizados nas compras públicas/locais de agricultores familiares na Nicarágua, por intermédio do Ministério da Família, Comunidade, Economia Cooperativa e Associativa (MEFCCA).[32] No Brasil, o uso de tecnologias de informação (TI) também pode ser observado na prestação de contas do PNAE por meio do Sistema de Gestão de Conselhos, especificamente na compra de alimentos da AF, assim como para o cadastro dos agricultores familiares junto ao Pronaf e no PAA.

As políticas e os programas identificados aqui (PAA e PNAE) apresentam características comuns, como mobilizações sociais, coalizões políticas, dispositivos de prestação de serviços (crédito, capacitação, assistência técnica, projetos participativos etc.) e orçamentos públicos programados (subsídios). Além disso, têm um papel voltado não apenas para a promoção da SAN, mas para o DRS.

Dentre essas características, a intersetorialidade, a cooperação e a descentralização têm se destacado nos serviços e ações por adequação ao contexto local, por integrar esforços e buscar cooperação mútua entre vários setores e atores sociais envolvidos. Esse processo denomina-se "responsabilização múltipla".[34] Nesse sentido, o sucesso na execução de políticas e programas como PAA e PNAE se deve, em grande parte, à responsabilidade compartilhada e ao diálogo entre vários setores e atores sociais, seja na gestão e no planejamento, no suporte técnico e na produção de alimentos saudáveis e sustentáveis que venham a promover a SAN e a saúde das entidades e seu público beneficiário.[35]

Assim, devem ser reunidos esforços nas três esferas de governo (federal, estadual e municipal), especialmente no âmbito municipal, no qual acontece a implementação de programas e políticas públicas. Nesse sentido, é necessária forte participação social em prol da SAN-DHAA. Sistemas alimentares sustentáveis precisam de regulação por parte do governo para favorecer a intersetorialidade, especialmente entre os setores da educação, assistência social e agricultura. Isso permitirá a criação de novos mercados que possibilitem apoio e abertura de canais de comercialização para a AF, com um público institucional específico e grande demanda, convergindo com os princípios da promoção da alimentação adequada e saudável, da SAN-DHAA e da saúde.

Referências

1. Sabourin E, Samper M, Sotomayor O. Políticas públicas y agriculturas familiares en América Latina y el Caribe: nuevas perspectivas. San José: IICA; 2015.
2. van der Ploeg JD. Peasants and the art of farming: a chayanovian manifesto. Winnipeg: Fernwood; 2013.
3. Rigon SdA, Bógus CM. A segurança alimentar e nutricional no Brasil: das concepções norteadoras ao início dos processos de consolidação. In: Bezerra I, Perez-Cassarino J, organizadores. Soberania alimentar (Sobal) e segurança alimentar e nutricional (SAN) na América Latina e Caribe. Curitiba: UFPR; 2016. p.31-54.
4. Maluf RS, Wilkinson J, Belik W. Reestruturação do sistema agroalimentar: questões metodológicas e de pesquisa. Rio de Janeiro: Mauad; 1999. 220 p.
5. Pires PFF, Slater B. Políticas públicas de apoio à agricultura familiar como estratégia de promoção da segurança alimentar e nutricional: uma revisão de escopo. [Tese]. São Paulo: Faculdade de Saúde Pública da USP; 2020.

6. Perez-Cassarino J, Triches RM, Baccarin JG, Teo CRPA. Abastecimento alimentar e mercados institucionais. Chapecó: UFFS; Praia, Cabo Verde: UNICV; 2018.
7. Cunha WA, Freitas AF, Salgado RJSF. Efeitos dos programas governamentais de aquisição de alimentos para a agricultura familiar em Espera Feliz, MG. RESR. 2017;55(3):427-44.
8. Assis SCR, Priori F. Impacto do Programa de Aquisição de Alimentos na segurança alimentar e nutricional dos agricultores. Ciência & Saúde Coletiva. 2017;22(2):617-626.
9. FNDE. Resolução n. 6, de 8 de maio de 2020. Diário Oficial da União. Brasília, DF: 2020.
10. Santos FD, Fernandes PF, Rockett FC, Oliveira ABA. Avaliação da inserção de alimentos orgânicos provenientes da agricultura familiar na alimentação escolar, em municípios dos territórios rurais do Rio Grande do Sul, Brasil. Ciência & Saúde Coletiva. 2014;19(5):1429-1436.
11. Castellani ALA, Trentini T, Nishida W, Rossi CE, Costa LCF, Vasconcelos FAG. Purchase of family farm and organic foods by the Brazilian School Food Program in Santa Catarina state, Brazil. Revista de Nutrição. 2017;30(5):651-662.
12. Pires PFF, Retondario A, Almeida CCB, Schmidt ST, Beux MR, Ferreira SMR. Professional practice of dietitians in the Brazilian School Feeding Program: A multiple case study. Revista de Nutrição. 2017;30(4):499-510.
13. Brasil. Decreto-lei n. 1.946 Programa Nacional de Fortalecimento da Agricultura Familiar [Internet]. 1996. Disponível em: http://www.planalto.gov.br/ccivil_03/decreto/D1946.htm. Acesso em: 5 jan. 2022.
14. Consea. Documento base 2011 – 4ª Conferência Nacional de Segurança Alimentar e Nutricional [Internet]. Conselho Nacional de Segurança Alimentar e Nutricional. 2011. Disponível em: http://www4.planalto.gov.br/consea/conferencia/documentos/carta-politica-da--4a-conferencia-nacional-de-seguranca-alimentar-e-nutricional. Acesso em: 15 maio 2022.
15. Triches RM, Schneider S. Alimentação escolar e agricultura familiar: reconectando o consumo à produção. Saúde e Sociedade. 2010;19(4).
16. Brasil. Lei n. 10.696. Dispõe sobre a repactuação e o alongamento de dívidas oriundas de operações de crédito rural, e dá outras providências [Internet]. 2003. Disponível em: http://www.planalto.gov.br/ccivil_03/leis/2003/L10.696.htm. Acesso em: 5 jan. 2022.
17. Maluf RS, Wilkinson J, Belik W. Reestruturação do sistema agroalimentar: questões metodológicas e de pesquisa. Rio de Janeiro: Mauad; 1999. 220 p.
18. Brasil. Câmara Interministerial de Segurança Alimentar e Nutricional. Plano Nacional de Segurança Alimentar – 2012/2015. 2011 Aug. Disponível em: http://estatico.cnpq.br/portal/premios/2013/pjc/imagens/publicacoes/plano_nacional_seg_alimentar.pdf. Acesso em: 5 jan. 2022.
19. Brasil. Lei n. 11.947, de 16 de junho de 2009 [Internet]. Dispõe sobre o atendimento da alimentação escolar e do Programa Dinheiro Direto na Escola aos alunos da educação básica [...]. Disponível em: https://www.fnde.gov.br/fndelegis/action/UrlPublicasAction.php?acao=getAtoPublico&sgl_tipo=LEI&num_ato=00011947&seq_ato=000&vlr_ano=2009&sgl_orgao=NI. Acesso em: 5 jan. 2022.
20. Wanderley MNB. Agricultura familiar e campesinato: rupturas e continuidade. Estudos Sociedade e Agricultura. 2003;11(2).
21. Wilkinson J. Mercados, redes e valores: o novo mundo da agricultura familiar. Porto Alegre: UFRGS; 2008.
22. Tomasetto MZC, Lima JF, Shikida PFA. Desenvolvimento local e agricultura familiar: o caso da produção de açúcar mascavo em Capanema-Paraná. Rev Interações. 2009;10(1):21-30.
23. Grisa C, Schmitt CJ, Mattei LF, Maluf RS, Leite SP. Contribuições do Programa de Aquisição de Alimentos à Segurança Alimentar e Nutricional e à criação de mercados para a agricultura familiar. Revista Agriculturas. 2011;8(3).
24. Perez-Cassarino J. Agroecologia, mercados e sistemas agroalimentares: uma leitura a partir da soberania e segurança alimentar e nutricional. Fórum Brasileiro de Soberania e Segurança Alimentar e Nutricional (FBSSAN). 2012.

25. Triches RM, Schneider S. Desestruturar para construir: interfaces para a agricultura familiar acessar o programa de alimentação escolar. Estudos Sociedade e Agricultura. 2012;20(1):66-105.
26. Teo CRPA, Monteiro CA. Marco legal do Programa Nacional de Alimentação Escolar: uma releitura para alinhar propósitos e práticas na aquisição de alimentos. Revista de Nutrição. 2012;25(5):657-668.
27. Saraiva EB, Silva APF, Sousa AA, Cerqueira GF, Chagas CMS, Toral N. Panorama da compra de alimentos da agricultura familiar para o Programa Nacional de Alimentação Escolar. Ciência & Saúde Coletiva. 2013;18(4):927-936.
28. Costa JP, Rimkus LM, Reydon BP. Agricultura familiar, tentativas e estratégias para assegurar um mercado e uma renda. Campinas: Unicamp; 2008.
29. Costa IB. Nesta terra, em se plantando tudo dá? Política de Soberania e Segurança Alimentar e Nutricional no meio rural paranaense, o caso do PAA. [Tese]. Natal: Universidade Federal do Rio Grande do Norte; 2010.
30. Santos AM, Mitja D. Agricultura familiar e desenvolvimento local: os desafios para a sustentabilidade econômico-ecológica na comunidade de Palmares II, Parauapebas, PA. Interações. 2012;13(1):39-48.
31. Slater B. O encontro entre o Programa Nacional de Alimentação Escolar (PNAE) e a agricultura familiar: avaliação do processo de implementação e dos possíveis efeitos das compras locais, segundo a Lei 11.947/2009. [Tese]. São Paulo: Universidade de São Paulo; 2017.
32. FAO. Public purchases of food from family farming, and food and nutrition security in Latin America and the Caribbean: lessons learned and experiences. Santiago: FAO; 2017.
33. CFN. Resolução n. 600, de 25 de fevereiro de 2018, sobre as áreas de atuação do nutricionista e suas atribuições [Internet]. 2018. Disponível em: https://www.cfn.org.br/wp-content/uploads/resolucoes/Res_600_2018.htm. Acesso em: 5 jan. 2022.
34. Azevedo E, Pelicione MCF. Promoção da saúde, sustentabilidade e agroecologia: uma discussão intersetorial. Saúde e Sociedade. 2011;20(3):715-729.
35. Retondario A, Pires PFF, Ferreira SMR. Responsabilidade compartilhada para garantia de uma alimentação escolar de qualidade. In: Rosaneli CF, organizador. Contextos, conflitos e escolhas em alimentação e bioética. Curitiba: PUCPRESS; 2016. p.59-80.

16 Guias alimentares e o protagonismo do Brasil

Mônica Rocha Gonçalves
Gisele Ane Bortolini

Introdução

No Brasil, a saúde e a alimentação são direitos constitucionais de todos os brasileiros e estrangeiros residentes no país.[1] A alimentação é reconhecida como um determinante de saúde na lei de criação do Sistema Único de Saúde (SUS), cabendo à direção nacional formular, avaliar e apoiar políticas de alimentação e nutrição.[2] A Política Nacional de Alimentação e Nutrição (Pnan), que consolida as diretrizes de organização da alimentação e nutrição no SUS, em sua primeira e segunda edições, apresentou, entre as diretrizes, o fomento às políticas públicas de promoção da alimentação adequada e saudável (Paas), tendo os guias alimentares como instrumento de educação alimentar e nutricional e indutor de políticas públicas de alimentação.[2]

A Paas é compreendida, na Pnan, como um conjunto de estratégias que proporcionem aos indivíduos e coletividades a realização de práticas alimentares apropriadas aos seus aspectos biológicos e socioculturais, bem como o uso sustentável do meio ambiente, reconhecendo a sustentabilidade como um princípio de alimentação saudável e de segurança alimentar e nutricional também no âmbito do setor saúde.[2]

Atualmente, os padrões de consumo alimentar têm se transformado no mundo todo, com impactos negativos na saúde e no meio ambiente. A insegurança alimentar vem contribuindo para o agravamento da dupla carga de má nutrição (obesidade e desnutrição), já evidenciada no Brasil, sendo o excesso de peso o agravo mais prevalente em decorrência da alimentação inadequada.[2,3] Segundo dados da Pesquisa de Orçamentos Familiares (POF) 2017-2018, 36,7% das famílias brasileiras vivem com algum grau de insegurança alimentar e nutricional (o equivalente a 25,3 milhões de domicílios).[3]

Por possibilitarem uma visão integrada da alimentação e sua relação com a saúde das pessoas e do planeta, os guias alimentares cumprem importante papel ao ampliar a autonomia para escolhas mais saudáveis e como direcionador de políticas públicas de todos os setores para fomentar a produção, o abastecimento e o consumo de alimentos saudáveis e sustentáveis no país.

O que são guias alimentares

Segundo a Organização Mundial da Saúde (OMS) e a Organização das Nações Unidas para a Alimentação e a Agricultura (FAO), os Guias Alimentares Baseados em Alimentos (Gaba) representam um conjunto de recomendações dietéticas que promovem a saúde global e previnem doenças crônicas de uma população, sendo uma forma prática de alcançar as necessidades nutricionais desta.[4-6]

Desde 1992, a Conferência Internacional sobre Nutrição (ICN) (1992) e a Cúpula Mundial da Alimentação (1996) reforçam a importância da elaboração de Gaba, de acordo com a realidade e os costumes de cada país, para a melhoria dos padrões de consumo e do estado nutricional da população mundial.[4,6]

No sentido de encorajar que os países elaborassem seus documentos nacionais, a FAO e a OMS realizaram uma consulta conjunta, em 1995, que estabeleceu as evidências científicas para o desenvolvimento, a utilização e a adoção dos Gaba em várias regiões do mundo.[6] Para a elaboração dos Gaba, destaca-se a importância de considerar os principais problemas de saúde pública da população alvo e a identificação daqueles relacionados com a alimentação, bem como o contexto ecológico, os fatores socioeconômicos e culturais e o ambiente biológico e físico em que vive essa população.[4,6]

Os Gaba têm como objetivo nortear as políticas de alimentação e nutrição, de saúde e de agricultura e os programas de educação nutricional dos países, fomentando hábitos alimentares e estilos de vida saudáveis e representando, assim, uma oportunidade única de impactar positivamente as dietas e o sistema alimentar, desde a produção até o consumo.[5]

Mundialmente, mais de 100 países desenvolveram ou estão desenvolvendo Gaba. Desde 2018, mais de 25 países da região da América Latina e Caribe têm Guias Alimentares nacionais.[5] A FAO, atualmente, possui um repositório *online* de Gaba, o qual apresenta os guias existentes por região e país, além de fornecer um resumo das principais mensagens e os *links* para os documentos de origem.[5]

Apesar do crescimento de Gaba, estudos salientam que é necessária uma mudança urgente para dietas e sistemas alimentares mais sustentáveis que contribuam para a segurança alimentar e nutricional e uma vida saudável para as gerações presentes e futuras.[5,7] Assim, para enfrentar os múltiplos desafios de sustentabilidade relacionados à alimentação, os guias alimentares têm sido reconhecidos como importantes ferramentas políticas e pedagógicas que podem contribuir para o cumprimento dos Objetivos de Desenvolvimento Sustentável da Agenda 2030 das Nações Unidas.[8,9] Existem evidências cada vez mais sólidas de que uma alimentação saudável também pode produzir um baixo impacto ambiental.[7,9]

Guia Alimentar para a População Brasileira e sua relação com a sustentabilidade

Na região da América Latina, os debates sobre a elaboração e implementação de Guias Alimentares são recentes.[4] No Brasil, o Ministério da Saúde publicou, em 2006, o Guia Alimentar para a População Brasileira (GAPB), com as primeiras diretrizes alimentares oficiais para a nossa população. Em consonância com a recomendação da OMS, de atualizar periodicamente essas informações, a segunda edição do guia passou por um processo de consulta pública, que permitiu o debate por diversos setores da sociedade e orientou a construção do material. A nova versão, publicada em 2014, foi elaborada pelo Ministério da Saúde em parceria com o Núcleo de Pesquisas Epidemiológicas em Nutrição e Saúde da Universidade de São Paulo (Nupens/USP) e com o apoio da Organização Pan-Americana da Saúde (Opas).[10]

O GAPB é um documento oficial que aborda os princípios e as recomendações de uma alimentação adequada e saudável para a população brasileira, configurando-se como instrumento de apoio às ações de educação alimentar e nutricional no SUS e também em outros setores,[10] além de induzir políticas públicas de saúde.

Em 2016, o GAPB foi apontado como um dos mais sustentáveis do mundo. Relatório publicado pela FAO, com dados analisados por pesquisadores de Oxford, destacou o Brasil como um dos poucos países a incluir a sustentabilidade em suas diretrizes. Os autores identificaram que apenas 83 países contavam com Guia Alimentar e, destes, somente quatro incluíram questões de sustentabilidade (Brasil, Suíça, Catar e Alemanha).[7]

Segundo Monteiro et al.,[11] todas as recomendações do GAPB levam em conta a sustentabilidade. De modo geral, as diretrizes foram concebidas para alimentar e sustentar a população brasileira (segmento inferior) e também suas mentes e almas (segmento da esquerda), além de proteger e preservar o planeta e a biosfera (segmento da direita) (Fig. 1). Esses três objetivos constituem partes indivisíveis

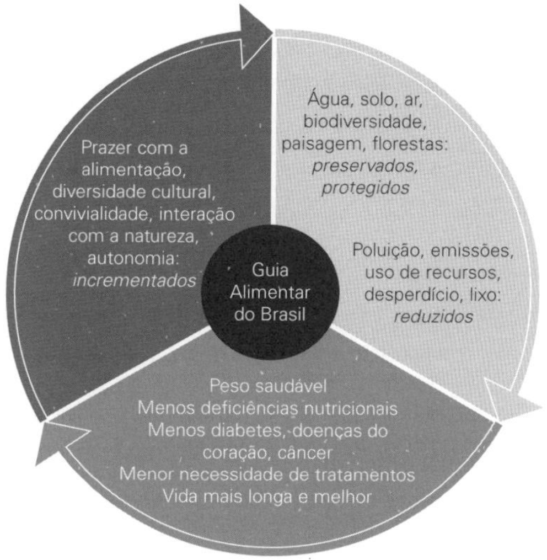
Água, solo, ar, biodiversidade, paisagem, florestas: *preservados, protegidos*
Prazer com a alimentação, diversidade cultural, convivialidade, interação com a natureza, autonomia: *incrementados*
Guia Alimentar do Brasil
Poluição, emissões, uso de recursos, desperdício, lixo: *reduzidos*
Peso saudável
Menos deficiências nutricionais
Menos diabetes, doenças do coração, câncer
Menor necessidade de tratamentos
Vida mais longa e melhor

Figura 1. Objetivos do Guia Alimentar para a População Brasileira, de 2014.
Fonte: Monteiro et al.[11]

da sustentabilidade, no sentido pleno do conceito, incluindo todos os aspectos de bem-estar da espécie humana no ambiente vivo e físico e na biosfera.[11]

As diretrizes brasileiras enfatizam os aspectos sociais e econômicos da sustentabilidade e orientam que a população evite o consumo de alimentos ultraprocessados, beneficiando não somente a saúde de indivíduos, mas também as culturas alimentares tradicionais e a saúde do planeta (Quadro 1). Tais diretrizes as tornam diferenciadas e inovadoras perante recomendações de outros países, pois apresentam um conceito abrangente de sustentabilidade.[7]

As diretrizes alimentares brasileiras também mencionam a importância da compra de alimentos sazonais e locais em várias páginas e em múltiplos contextos, diferente de outros países.[8] Em um estudo que analisou 32 subdimensões da sustentabilidade de 12 Guias Alimentares – dos 34 identificados em países de renda alta ou média alta que possuíam o documento em inglês, o Brasil recebeu a maior nota percentual (74%), seguido pela Austrália (69%). Apenas na dimensão econômica, que tinha como subdimensões a publicidade de alimentos, custos da alimentação, perdas e desperdício, embalagem e reciclagem, distribuição, cadeias de abastecimento e transporte de alimentos, o GAPB não recebeu a nota máxima.[8]

Em razão dos amplos referenciais teóricos adotados e da utilização da classificação de alimentos NOVA,[12] baseada no grau de processamento dos alimentos, o

Quadro 1. Resumo das principais mensagens que incluem a sustentabilidade no Guia Alimentar para a População Brasileira, de 2014

Frutas e vegetais	Coma alimentos principalmente de origem vegetal. Escolha alimentos sazonais e de cultivo local.
Carnes	Tente restringir a quantidade de carne vermelha.
Laticínios	Bebidas lácteas e iogurtes que tenham sido adoçados, coloridos e aromatizados são alimentos ultraprocessados e, como tal, devem ser evitados.
Peixe	–
Gorduras e óleos	Com moderação.
Alimento processado	Limite o consumo de alimentos processados e evite alimentos ultraprocessados.
Conselhos comportamentais	Coma regularmente e com cuidado em ambientes apropriados e, sempre que possível, com companhia. Desenvolva, exercite e partilhe as habilidades culinárias. Planeje o seu tempo para tornar os alimentos e a alimentação importantes na sua vida. Tenha cuidado com a publicidade e o *marketing* dos alimentos.

Fonte: Adaptado de FAO.[7]

GAPB extrapola a dimensão fisiológica e biológica, possibilitando uma compreensão do alimento enquanto parte concreta da vida dos indivíduos e da coletividade. Observam-se, portanto, diretrizes alimentares mais holísticas que abordam os padrões de alimentação e refeição, as práticas culinárias, o ato de comer e a comensalidade.[13]

Em relação ao impacto ambiental dos alimentos ultraprocessados (AUP), surgem evidências de que a maioria deles parece potencialmente associada à agricultura/pecuária intensiva, à perda de tradições culinárias, ao desaparecimento progressivo de pequenos agricultores, ao aumento do sofrimento dos animais, à perda de biodiversidade e às desigualdades sociais em decorrência da combinação do baixo custo desses alimentos com o aumento do consumo deles no mundo, segundo uma revisão feita por pesquisadores da França.[14] A Figura 2 traz um resumo sobre o impacto dos AUP no sistema alimentar.

Uma análise do consumo alimentar brasileiro, com base na Pesquisa dos Orçamentos Familiares (POF) 2008-2009, do Instituto Brasileiro de Geografia e Estatística (IBGE), aponta que o maior consumo de carnes apresentou as pegadas de carbono e hídrica mais altas (6,4 $kgCO_2eq$ e 6.293 litros de água).[9] Outra evidência também aponta que 78% da pegada de carbono e 58% da pegada hídrica da dieta brasileira vêm dos alimentos de origem animal; o consumo diário de carne vermelha representa 68% da pegada de carbono.[15]

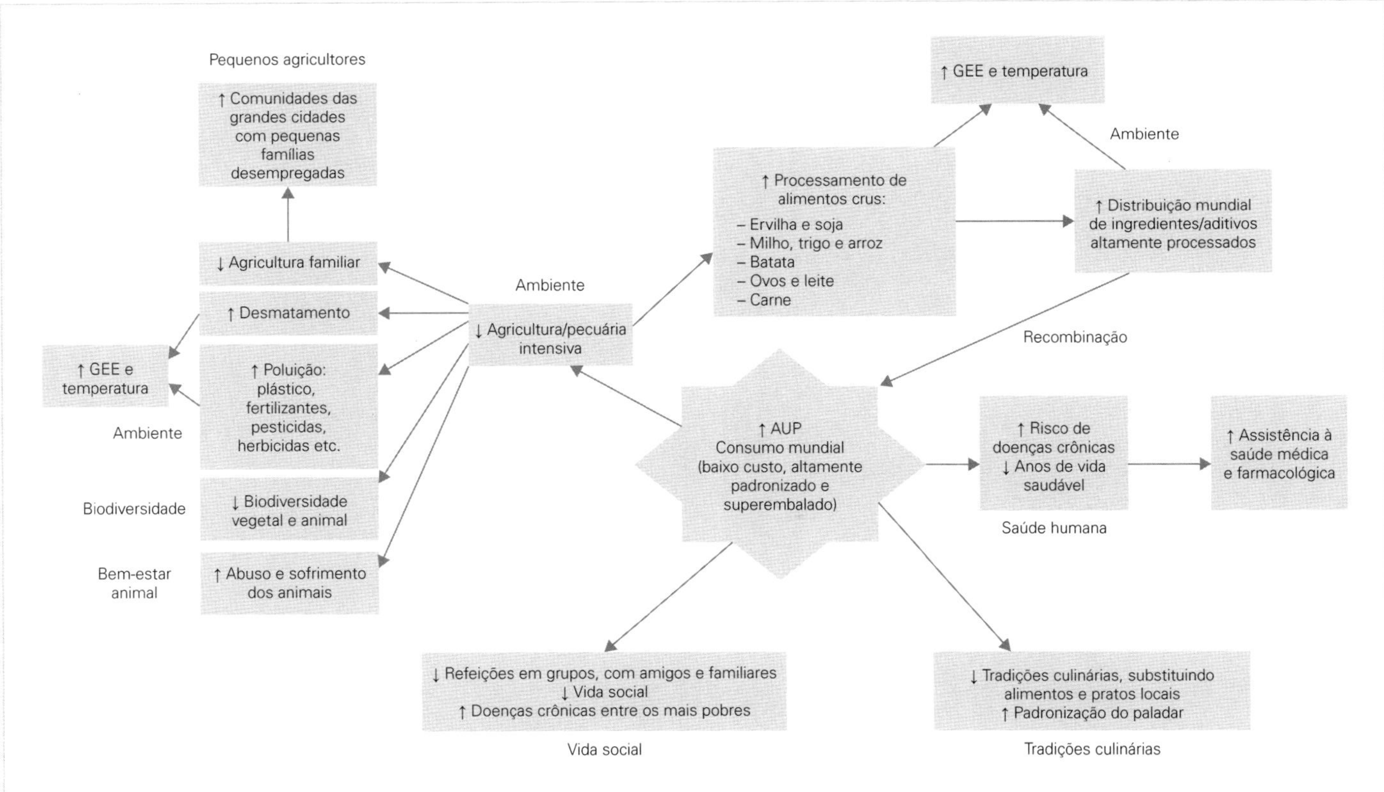

Figura 2. Resumo do impacto do aumento do consumo dos alimentos ultraprocessados na sustentabilidade do sistema alimentar.
AUP: alimentos ultraprocessados; GEE: gases de efeito estufa.
Fonte: Adaptada de Fardet e Rock.[14]

No caso brasileiro, se 200 milhões de pessoas adotassem as recomendações alimentares oficiais, poderia haver uma redução de 45 milhões de toneladas de carbono ao ano, além da contribuição para o combate às mudanças climáticas e o uso racional da água doce. Assim, a simples adoção dessas recomendações pode colaborar para a redução imediata das pegadas ambientais.[9]

Ressalta-se que é urgente priorizar o consumo de alimentos *in natura* e minimamente processados, de preferência de origem vegetal, sazonais, orgânicos e locais. As preparações caseiras devem ser compostas principalmente por vegetais frescos e moderadas em carnes, em detrimento dos ultraprocessados, das embalagens, do consumo excessivo e dos desperdícios, para uma melhoria significativa na sustentabilidade do sistema alimentar.[9,14] Dito de outra forma, as dietas monótonas, com elevado consumo de carnes e alimentos ultraprocessados, agravam o quadro de insegurança alimentar e degradam os ecossistemas.[9] Trata-se de um ponto relevante, portanto, a questão de o ultraprocessamento das dietas ser incluído nessas análises.[14]

Quando se refere aos limites planetários (isto é, certos limites de que os sistemas ecológicos precisam para funcionar), o GAPB apresenta maior nível de integração com os temas ambientais. Garzillo aponta que 26 guias nacionais tratam de questões ambientais, e aqueles com maior nível de integração (5 ou 6 limites planetários) citam estratégias governamentais para impulsionar essa nova abordagem numa perspectiva de longo prazo. O Quadro 2 apresenta as expressões ambientais e a quantidade de limites planetários identificados no GAPB.[9]

Quadro 2. Rótulos das expressões ambientais e limites planetários identificados no Guia Alimentar para a População Brasileira, de 2014

Rótulos ambientais	Sustentável; meio ambiente; florestas; resíduos sólidos; impacto ambiental; fertilizantes; diversidade biológica; conservação ambiental; monoculturas; produção local; recursos naturais; uso da água; poluição da água; uso de energia; efluentes da produção animal; emissões de gases estufas; organismo geneticamente modificado (OGM); pesticidas; emissões por transporte; sistemas de criação animal; produção ecológica; degradação do solo; contaminantes
Limites planetários	Integridade da biosfera Sistemas da Terra Uso da água Mudanças climáticas Entidades novas Fluxo biogeoquímico

Fonte: Garzillo.[9]

Todavia, um recente estudo liderado por pesquisadores da Universidade de Oxford aponta que a maioria das recomendações alimentares fornecidas pelos governos nacionais não é compatível com as metas ambientais e de saúde globais, e necessita de reforma.[16] A pesquisa, que contou com 85 países, incluindo o Brasil, teve o objetivo de avaliar as implicações ambientais e de saúde da adoção dos Guias Alimentares nacionalmente e em comparação com os objetivos ambientais e de saúde globais. De acordo com a análise, o GAPB apresentou uma pontuação de elevada incerteza, caracterizando uma recomendação qualitativa vaga, uma vez que o critério de análise do estudo focou as recomendações quantitativas.[16]

Desde sua publicação, uma das principais críticas ao GAPB se refere à ausência de recomendações quantitativas, como porções ou valores calóricos. Essa omissão deliberada deve-se ao fato de as necessidades nutricionais e energéticas das pessoas serem muito variáveis, dependendo de idade, sexo, tamanho (peso e altura) e nível de atividade física. Na verdade, são praticamente infinitas as combinações e quantidades de alimentos que podem resultar em uma alimentação saudável.[10,11]

O GAPB, no entanto, fornece uma representação visual com fotografias de pratos e refeições para o café da manhã, almoço e jantar, consumidos por um quinto da população brasileira (cerca de 40 milhões de pessoas), de todas regiões e classes de renda, mostrando ser possível ter uma alimentação à base de alimentos *in natura* e minimamente processados.[10,11] Ainda, as fotografias do documento apresentam a alimentação de maneira mais realista, por meio do ato de comer, dos grupos sociais, das relações familiares, da comensalidade e dos alimentos locais e regionais, representando o caráter multidimensional da alimentação.[13] Vale lembrar que esse olhar multidimensional da alimentação também está alinhado às múltiplas dimensões da sustentabilidade.

Sendo a diversidade uma característica importante de uma alimentação sustentável,[7] o GAPB traz uma contribuição relevante ao afirmar que a base da alimentação consiste na grande variedade de alimentos *in natura* ou minimamente processados, predominantemente de origem vegetal, e nas preparações culinárias feitas com esses alimentos.[10] Igualmente necessários são os contextos da alimentação, ou seja, quando, por que, onde e com quem os alimentos e as refeições são consumidos. Tais circunstâncias influenciam o tipo de alimento consumido e em que quantidades, a sua digestão e absorção e o prazer de comer.[11]

Por fim, reconhece-se que a incorporação das múltiplas dimensões de sustentabilidade às diretrizes alimentares tem o poder de transformar o sistema alimentar e de permitir que os consumidores façam melhores escolhas alimentares que apoiem a saúde planetária.[8] Cabe destacar, entretanto, que não existe uma diretriz geral sobre como selecionar e abordar, nas recomendações alimentares, os temas ambientais de maior relevância no contexto nacional ou global.[9] Dessa forma, é de grande importância que as mensagens propostas nos Guias Alimentares sejam periodicamente monitoradas, avaliadas e reformuladas.[4]

Avanços e desafios para as políticas públicas

A publicação do GAPB é um marco para as políticas públicas, não só por focar alimentos em vez de nutrientes, mas por incorporar a temática da sustentabilidade como princípio de uma alimentação saudável. Após sua publicação, um importante avanço é o uso do GAPB como indutor de políticas públicas em setores de produção, abastecimento e consumo, para além das ações de educação alimentar e nutricional. O documento aborda o tema da sustentabilidade de forma transversal, sendo o primeiro do setor da saúde a debater o assunto.

Importante destacar que o GAPB é um marco institucional que inicia o debate do impacto do consumo de alimentos ultraprocessados na vida social das pessoas, na saúde e no ambiente. Embora não apresente informações claras sobre o limite do consumo de carne e o desperdício de alimentos, o GAPB aponta que os brasileiros precisam aumentar o aproveitamento de vegetais e reduzir a ingestão de carnes vermelhas, consumindo como base alimentos *in natura* e minimamente processados, para se aproximar das recomendações de macro e micronutrientes da OMS.

Embora nem sempre trate a questão da sustentabilidade de forma explícita ou quantitativa em suas recomendações, o GAPB abre espaço para a discussão de um sistema alimentar mais saudável e sustentável e fomenta que essa discussão faça parte da agenda da política pública do país, enfatizando a importância da atuação e integração entre os diversos atores e setores envolvidos.

Assim, permanece como desafio a ampliação do diálogo entre os diversos setores que formulam e implementam políticas públicas que impactam nos sistemas alimentares, para que as recomendações do GAPB possam ser uma realidade para todos os brasileiros. Além disso, é fundamental avançar em pesquisas que detalhem as implicações sociais e ambientais das nossas escolhas alimentares para estabelecer padrões alimentares saudáveis e sustentáveis, que estejam de acordo com as condições nutricionais, culturais e socioeconômicas da população brasileira.

Referências

1. Brasil. Emenda Constitucional n. 64 de 4 de fevereiro de 2010. Altera o artigo 6º da Constituição Federal para introduzir a alimentação como direito social. Brasília: DOU; 2010.

2. Brasil. Ministério da Saúde. Secretaria de Atenção à Saúde. Departamento de Atenção Básica. Política Nacional de Alimentação e Nutrição. Brasília: Ministério da Saúde; 2012.
3. IBGE. Pesquisa de orçamentos familiares 2017-2018: análise da segurança alimentar no Brasil. Rio de Janeiro: IBGE; 2020.
4. Araújo MC, Sichieri R. Formulação, avaliação e aplicações de guias alimentares. In: Cardoso MA, organizadora. Nutrição em saúde coletiva. São Paulo: Atheneu; 2013. p.195-204.
5. FAO. Food-based dietary guidelines [Internet]. 2021. Disponível em: http://www.fao.org/nutrition/education/food-dietary-guidelines/home/en/. Acesso em: 5 jan. 2022.
6. WHO. Preparation and use of food-based dietary guidelines: report of a joint FAO/WHO consultation. Geneva: WHO; 1998.
7. FAO/University of Oxford. Plates, pyramids and planets. Developments in national healthy and sustainable dietary guidelines: a state of play assessment [Internet]. 2016. Disponível em: http://www.fao.org/3/a-i5640e.pdf. Acesso em: 5 jan. 2022.
8. Ahmed S, Downs S, Fanzo J. Advancing an integrative framework to evaluate sustainability in national dietary guidelines. Frontiers in Sustainable Food Systems. 2019;3(76):1-20.
9. Garzillo JMP. A alimentação e seus impactos ambientais: abordagens dos guias alimentares nacionais e estudo da dieta dos brasileiros. [Tese]. São Paulo: Programa de Pós-Graduação em Saúde Global e Sustentabilidade, Universidade de São Paulo; 2019.
10. Brasil. Ministério da Saúde. Secretaria de Atenção à Saúde. Departamento de Atenção Básica. Guia Alimentar para a População Brasileira. Brasília: Ministério da Saúde; 2014.
11. Monteiro CA, Cannon G, Moubarac JC, Martins APB, Martins CA, Garzillo J et al. Dietary guidelines to nourish humanity and the planet in the twenty-first century. A blueprint from Brazil. Public Health Nutrition. 2015;18(13):2311-2322.
12. Monteiro CA, Cannon G, Levy RB, Moubarac JC, Jaime PC, Martins ANB et al. A estrela brilha. World Nutrition. 2016;7(1-3):28-40.
13. Oliveira MSS, Santos LAS. Guias alimentares para a população brasileira: uma análise a partir das dimensões culturais e sociais da alimentação. Ciência & Saúde Coletiva. 2020;25(7):2519-2528.
14. Fardet A, Rock E. Ultra-processed foods and food system sustainability: what are the links? Sustainability. 2020;12(15):6280.
15. Travassos GF, Cunha DA, Coelho AB. The environmental impact of Brazilian adults' diet. Journal of Cleaner Production. 2020;272:122622.
16. Springmann M, Spajic L, Clark MA, Poore J, Herforth A, Webb P et al. The healthiness and sustainability of national and global food based dietary guidelines: modelling study. BMJ. 2020;370:2322.

17 Movimentos sociais e sistemas alimentares mais justos e sustentáveis

Jennifer Harumi Tanaka
Inara do Nascimento Tavares

Introdução

Movimentos sociais e populares* são reconhecidos agentes construtores de uma nova ordem social, isto é, são impulsionadores de inovações e mudanças sociais.[1,2] Contudo, é essencial que não sejam compreendidos como unidades analíticas fechadas. Conforme propõem Rosa et al.,[3] esses são coletivos que se constroem de forma contínua, heterogênea e instável em resposta a condições contextuais. Dito isso, se você já ouviu falar em comida de verdade, soberania alimentar ou agroecologia, arriscaríamos dizer que você tem pelo menos uma vaga ideia da relação entre eles e sistemas alimentares mais justos e sustentáveis.

Esses são termos que contam muito da realidade brasileira e latino-americana de lutas populares. O termo "comida de verdade" foi impulsionado pelos movimentos sociais e populares, sendo, inclusive, anterior à circulação no meio acadêmico e no léxico das políticas públicas. Essa expressão passou a ganhar espaço na discussão sobre sistemas alimentares a partir da V Conferência Nacional de SAN† em 2015,[4] quando o Conselho Nacional de Segurança Alimentar e Nutricional (Consea), preocupado com o uso indevido do discurso acerca da saúde e sau-

---

* Cabe ressaltar a existência de uma diversidade de movimentos sociais engajados em agendas globais (como meio ambiente, mudanças climáticas, gênero, saúde etc.). Na América Latina, muitas vezes a expressão "social" dá lugar a "popular" para dar conta de uma multiplicidade de sujeitos e identidades sociais de contextos locais específicos em luta por direitos como terra, casa, comida, equipamentos coletivos básicos. Aqui optamos pela referência a ambos os movimentos – reconhecendo ao mesmo tempo suas dimensões particulares e a complementariedade de suas lutas.

† A V Conferência Nacional de Segurança Alimentar e Nutricional, até então última edição do evento, organizado desde 1995 pelo Consea, reuniu mais de 2 mil participantes sob o lema "Comida de verdade no campo e na cidade: por direitos e soberania alimentar".

dabilidade, propôs tal noção, que não rompe com a ideia de "alimento saudável", mas fortalece outras dimensões da alimentação, como o respeito às culturas e às identidades alimentares regionais, a proteção da sociobiodiversidade e, até mesmo, o reconhecimento da dimensão sagrada dos alimentos.

Já o conceito de soberania alimentar acentua o direito à autodeterminação dos povos. Versa sobre o direito de os povos definirem autonomamente suas próprias políticas e estratégias para garantir a alimentação às suas populações, respeitando as especificidades culturais de cada grupo social. Essa é uma bandeira levantada especialmente pela Via Campesina, uma organização internacional de movimentos camponeses criada no início da década de 1990 e considerada uma das principais expressões de contramovimento ao avanço das corporações alimentares.[5]

Em concordância com a noção de soberania alimentar, a agroecologia se apresenta como alternativa, aliando aspectos agrícolas, ecológicos, socioeconômicos e o diálogo de saberes dos sujeitos detentores de conhecimentos sobre a produção do alimento. A agroecologia, como ciência e projeto político, é apontada como um caminho para o enfrentamento das dinâmicas desiguais e excludentes que alicerçam os sistemas alimentares globais e, ao mesmo tempo, para a estruturação de sistemas alimentares mais justos, equitativos, sustentáveis e saudáveis.[6]

Sob uma perspectiva global, as ressonâncias dessa temática podem ser ilustradas ao redor do mundo em movimentos como *Slow Food*, iniciado na Itália em oposição à lógica do *fast-food*, e *Fair Trade*, organizado a partir da Europa e Estados Unidos e conhecido no Brasil como o comércio justo, ambos emergentes em meados dos anos 1980. Todas essas iniciativas são atravessadas, a sua maneira, pelas reivindicações em torno da igualdade de gênero, bem como pelas lutas de povos e comunidades tradicionais. Quando se trata do cenário nacional, se somam a esses exemplos os grupos engajados nos temas da economia solidária, agricultura familiar, agricultura urbana, ocupações e cozinhas coletivas, movimentos de periferia que tratam de alimentação e outras inúmeras experiências.

Preparando o terreno: de onde partimos?

Este texto baseia-se no diálogo de duas mulheres pesquisadoras do campo da soberania e segurança alimentar e nutricional e em suas inserções nos movimentos sociais e populares que pautam esse debate. Enquanto mulheres, nossa perspectiva é atravessada pelo feminismo antirracista – que considera necessário confrontar as questões de raça/etnia, classe e gênero, que constituem relações estruturais de poder e perpetuam injustiças.

Portanto, nossa escrita é marcada por lugares de enunciação que não são estritamente acadêmicos, mas gerados em constante interlocução com os movimentos dos quais somos ativistas e pesquisadoras.

A escolha de apresentar a experiência dos movimentos sociais e populares a partir da Marcha das Margaridas e da Marcha das Mulheres Indígenas, apresentadas ao longo deste capítulo, mostra que as práticas, o saber fazer e as reflexões geradas nesses espaços são formas de agir e estar no mundo, são proposições teóricas e políticas que demonstram o papel desses movimentos como impulsionadores de sistemas alimentares mais justos e sustentáveis.

Ao trazer as práticas de conhecimento oriundas das lutas populares, deslocamos a autoridade do conhecimento acadêmico, que nos permite aprender por outras perspectivas e sujeitos.[7] É com essas lentes que convidamos à leitura.

Protagonizando mudanças: ideias de uma alimentação mais justa e sustentável

Ressoando as palavras de Iberê,[8] cientista social indígena do povo M'byá Guarani, afirmamos que um pensamento desde as lutas populares é "uma atitude de insurgência e rebeldia, de mulheres e homens e crianças e avós que carregam sobre seus ombros o peso maior de uma luta contra a exploração, contra os apagamentos, contra o assassinato das memórias e a imposição do discurso monológico de um poder que não reconhece outro que não seja o eco de seu próprio pensar". Afinal, o alimento é um dos reflexos dos modos de ser, fazer e sentir da sociedade que lhe deu origem. Por isso, refletir sobre os movimentos sociais e populares e suas imbricações com novas concepções de sistemas alimentares se constitui necessariamente como um aceite de um convite para o partilhar generoso de mundos em que caibam muitos mundos.

Assim sendo, a oposição a esse discurso monológico, ao agronegócio,[8] aos impérios alimentares,[9] às corporações alimentares,[5] é um dos denominadores em comum das lutas sociais e populares dentro da arena da alimentação.

Outro aspecto fundamental a ser destacado é a multiplicidade de dimensões nas quais esses movimentos atuam. Pode-se dizer que muitos deles têm um eixo central e característico; contudo, as maneiras de conduzir suas lutas específicas os levam a construir convergências e desenvolver uma série de outras lutas sociais combinadas. Tal combinação resulta em um conjunto que, além de heterogêneo, demonstra a indissociabilidade desses componentes e uma visão estrutural dos problemas sociais denunciados por eles.[4]

Nesse sentido, observa-se, por exemplo, que as dimensões de saúde, sustentabilidade e justiça social, exploradas neste capítulo, se fazem presentes ao mesmo tempo que são mobilizadas, em maior ou menor escala, questões relacionadas à educação, à cultura, aos direitos humanos, à igualdade de gênero etc. Nesse contexto, fica evidente que falar de alimento significa tratar concomitantemente de democracia, de fim à violência, da demarcação de terras, da reforma agrária, de solidariedade, de espiritualidade, entre tantos outros aspectos.

Nesse sentido, uma temática que ilustra essa complexidade das reivindicações dos movimentos sociais e populares engajados em transformações dos sistemas alimentares é a denúncia ao uso indiscriminado de agrotóxicos. Essa é uma pauta praticamente transversal a esses grupos, que reforça os valores opostos ao sistema alimentar atualmente dominante e quiçá se concretiza como um dos pontos com força para tornar-se o principal catalisador de mudanças no sistema agroalimentar.[‡]

Dentro dessa arena de disputas, compreende-se que os agrotóxicos, para além de impactar negativamente a saúde humana, também envenenam os campos, as florestas e as águas. Por esse e outros motivos, não é raro observar que muitos dos movimentos sociais e populares, como reivindicado pelo Movimento dos Pequenos Agricultores (MPA) e pelo Movimentos dos Trabalhadores Rurais Sem Terra (MST) e também expresso nos documentos políticos da Marcha das Margaridas e da Marcha das Mulheres Indígenas, abordados a seguir, se direcionam a essas substâncias como "venenos". Nas terras indígenas, o uso de agrotóxicos é um sinal do avanço do agronegócio[§] e, como fica ainda mais claro de entender nas palavras de Iberê,[8] a "indústria do agrotóxico" é vista como a "indústria da morte".

Ao passo que esses movimentos legitimam suas críticas e proposições, fundamentando-se em uma gama de valores sociais, o outro lado reage, especialmente, por meio de um fenômeno que vem sendo denominado convencionalização.[10,11]

‡ A Campanha Permanente contra os Agrotóxicos e pela Vida, lançada em 2018 e atuante até os dias de hoje, congrega mais de 20 redes, movimentos sociais, populares e sindicais, além de reunir também universidades, instituições de pesquisa, ONGs, cooperativas e outros. Para saber mais, acesse www.contraosagrotoxicos.org.

§ A situação é ainda mais grave uma vez que a legislação brasileira ainda permite a pulverização aérea de agrotóxicos. Uma reivindicação em curso é a criação de leis que garantam a implantação de Territórios Livres de Agrotóxicos e Transgênicos próximos a comunidades tradicionais, quilombolas e indígenas, bem como em áreas da reforma agrária e de produção agroecológica. Ver mais em relatório organizado pela FASE (Federação de Órgãos para Assistência Social e Educacional): "Agrotóxicos e Violações de Direitos Humanos: Comunidades rurais pulverizadas em Mato Grosso 2020" (disponível em: https://contraosagrotoxicos.org/wp-content/uploads/2020/12/cartilha_agrotoxico_final.pdf).

Niederle e Wezs Junior,[4] em estudo recente acerca das novas ordens alimentares, dão alguns exemplos desse processo de "convencionalização" da alimentação em resposta à crítica ao uso de agrotóxicos. Segundo os autores, embora as prateleiras dos supermercados estejam recheadas de alimentos certificados como orgânicos, estes não podem ser automaticamente considerados saudáveis do ponto de vista nutricional. Em virtude do uso de conservantes e da presença de grandes quantidades de açúcar, sal e/ou gorduras, alguns alimentos têm sido classificados como "*organic junk food*".

Dito isso, identifica-se que parte dos sistemas de produção orgânica não necessariamente compartilha dos valores de um sistema alimentar mais justo, sustentável e, por pressuposto, saudável.[10,11] Nessa óptica, é possível seguir as recomendações da produção orgânica no que se refere à restrição do uso de insumos químicos industriais e manter outras práticas convencionais com fortes impactos ambientais e energéticos, em especial aquelas baseadas na especialização, padronização e intensificação produtivas que estão para além da capacidade de regeneração dos agroecossistemas.

Espera-se que essa breve reflexão sobre as pautas levantadas pelos movimentos sociais e populares tenha reunido elementos suficientes para pensar como esses grupos se constituem como impulsionadores constantes de inovações e mudanças sociais. Diante desses processos de convencionalização, fica evidente que a qualidade orgânica não é suficiente para responder aos anseios desses movimentos. De forma mais ampla, reivindica-se um novo tipo de convenção qualitativa, que não se sustente apenas em selos, marcas e certificados (embora faça uso desses mecanismos), mas em novas relações socioculturais e ecológicas entre as esferas de produção e consumo de alimentos, e sobretudo que se ampare em outras visões de sistemas alimentares, os quais devem ser necessariamente mais saudáveis, justos e sustentáveis.

Mulheres em movimento na construção de sistemas alimentares: o caso da Marcha das Margaridas e da Marcha das Mulheres Indígenas

As mulheres são as principais responsáveis pela realização do trabalho do cuidado, do qual a alimentação é parte importante. São das mulheres os saberes, os conhecimentos e as práticas de produção e feitura de alimentos. Portanto, as mulheres no Brasil e no mundo têm um papel-chave na construção de sistemas alimentares.[12]

Apesar disso, é sobre o corpo das mulheres que recaem as injustiças e desigualdades. Oliveira,[13] ao refletir sobre insegurança alimentar, afirma que, nos últimos anos, se ancora em vários relatórios de organismos internacionais, como Organização das Nações Unidas para a Alimentação e a Agricultura (FAO) e Organização Mundial da Saúde (OMS), os quais apontam para o fato de mulheres e meninas serem mais vulneráveis à insegurança alimentar que homens e meninos. Patel,[14] por sua vez, afirma que as mulheres têm menos acesso à terra e ao capital que os homens, e que muitas vezes, apesar de terem conhecimentos aprimorados sobre agricultura e alimentação, suas visões raramente são levadas em consideração nas escolhas das tecnologias agrícolas e políticas alimentares.

Nesse sentido, visibilizar o trabalho e a luta das mulheres para a garantia de segurança e soberania alimentar é apontar as profundas desigualdades de poder, de gênero e de acesso a recursos na sociedade. Ao mesmo tempo, é fortalecer resistências cotidianas que partem das mulheres e suas estratégias e conhecimentos para a construção de sistemas alimentares. As experiências da Marcha das Margaridas e da Marcha das Mulheres Indígenas, abordadas a seguir, semeiam ideias para essa construção.

Marcha das Margaridas

Nós fazemos a agricultura familiar! Produzimos alimentos saudáveis para as nossas cidades e para a nossa população, garantindo a soberania alimentar e a preservação das nossas sementes crioulas, dos nossos ecossistemas e da nossa sociobiodiversidade. Somos guardiãs dos saberes populares que herdamos de nossa ancestralidade![15]

Imagine 100 mil mulheres marchando no Planalto Central de Brasília em defesa de um novo caminho para a sociedade, pautado na justiça e no respeito à natureza. Imaginou? Esse é um dos retratos da Marcha das Margaridas. Uma das maiores mobilizações de mulheres da América Latina, que acontece no Brasil a cada quatro anos, desde os anos 2000, e reúne um conjunto ímpar de elementos para discutirmos e conhecermos na prática o que significam sistemas alimentares mais justos e sustentáveis para os movimentos sociais e populares.

A Marcha das Margaridas é uma ampla ação estratégica coordenada pela Confederação Nacional dos Trabalhadores na Agricultura (Contag) e construída a partir de processos de formação, debate e mobilização, desenvolvidos de forma permanente por mulheres em seus territórios.

As protagonistas dessa ação, as margaridas, são mulheres da classe trabalhadora de todo o Brasil com diferentes identidades: jovens, idosas, negras, rurais, urbanas, agricultoras familiares, camponesas, indígenas, quilombolas, assentadas, acampadas, sem-terra, assalariadas rurais, extrativistas, quebradeiras de coco, catadoras de mangaba, ribeirinhas, pescadoras, marisqueiras, caiçaras, faxinalenses, sertanejas, vazanteiras, caatingueiras, criadoras em fundos de pasto, raizeiras, benzedeiras, geraizeras e tantas outras.[¶]

Na esteira de mobilizações específicas de mulheres rurais que ocorrem especialmente a partir dos anos 1980, bem como da primeira Marcha Mundial de Mulheres, realizada no Canadá em 1995, a Marcha das Margaridas nasce para propor um caminho coletivo de construção de um novo projeto de sociedade, como alternativa ao atual modelo de desenvolvimento agrário e seus efeitos negativos para a saúde, o meio ambiente, a classe trabalhadora, e especialmente as mulheres.

O nome escolhido para o evento carrega consigo e revela as marcas da realidade do campo brasileiro. Essa foi uma forma de homenagear Margarida Maria Alves,[**] a primeira mulher a presidir um sindicato de trabalhadores rurais no Brasil e a enfrentar fazendeiros e donos dos engenhos de cana-de-açúcar. Margarida Alves, que liderou por 12 anos o Sindicato dos Trabalhadores Rurais de Alagoa Grande, na Paraíba, foi brutalmente assassinada na frente de sua casa em 1983. Seu nome

¶ Atualmente, no Brasil são reconhecidos mais de 20 diferentes povos e comunidades tradicionais, o que, de acordo com o Decreto n. 6.040, de 2007, são "grupos culturalmente diferenciados e que se reconhecem como tais, que possuem formas próprias de organização social, que ocupam e usam territórios e recursos naturais como condição para sua reprodução cultural, social, religiosa, ancestral e econômica, utilizando conhecimentos, inovações e práticas gerados e transmitidos pela tradição". Ver mais em: http://portalypade.mma.gov.br/sobre-o-ypade.

** No âmbito dos movimentos e organizações do campo, é uma prática relativamente comum nomear mobilizações, eventos e locais em homenagem a pessoas vítimas de violência no campo ou a uma data simbólica de massacres e conflitos. Além de um tributo, é também uma forma de denunciar e trazer visibilidade a uma questão central que é a violência no campo. A CPT apresenta estimativas de mais de 1.900 pessoas assassinadas no campo desde seus primeiros levantamentos, em 1985. Segundo o 34º Relatório Anual de Conflitos no Campo Brasil, apenas em 2019 foram contabilizados 32 assassinatos no campo, em diversos estados de todas as grandes regiões do país. A Marcha das Margaridas em questão é um exemplo, junto a tantos outros, tais como a Feira Estadual da Reforma Agrária Cícero Guedes, reconhecida como patrimônio sociocultural do Rio de Janeiro/RJ, cujo nome é uma homenagem a Cícero Guedes, liderança do MST assassinada a tiros em 2003 no norte fluminense; o assentamento 17 de Abril, no Pará, em consideração à mesma data do ano de 1996, quando ocorreu o Massacre de Eldorado dos Carajás, uma ação da polícia militar do estado do Pará que resultou em 21 sem-terra mortos e mais de 100 feridos.

se tornou um símbolo nacional das lutas das organizações rurais contra as desigualdades e injustiças no campo, junto de uma de suas frases, proferida a amigos e familiares poucas semanas antes de seu assassinato, após inúmeras ameaças de morte por cartas e telefonemas e que, nos dias atuais, faz parte das palavras de ordem repetidas durante a marcha: "Da luta não fujo. É melhor morrer na luta do que morrer de fome".

As histórias, as lutas e as visões dessas mulheres sobre o que compõe sistemas alimentares mais justos e sustentáveis são traduzidas a cada edição em um conjunto de pautas entregue aos representantes dos Poderes Executivo e Legislativo e/ou à sociedade brasileira como um todo.

Em um breve olhar histórico para a Marcha das Margaridas, reconhece-se, assim, como parte de suas conquistas a criação de ações, programas e políticas que trazem o enfoque de gênero e, ao mesmo tempo, contribuem para "um novo projeto nacional de desenvolvimento sustentável, que tenha como um dos pilares a produção de alimentos saudáveis" – conforme anunciou a plataforma política da Marcha das Margaridas de 2019, intitulada "Por um Brasil com soberania popular, democracia, justiça e livre de violência".[††]

Como exemplo podemos citar a criação, em 2004, do Programa Nacional de Documentação da Mulher Trabalhadora Rural (PNTDR). Apesar da promulgação da Constituição em 1988, a garantia ao acesso das mulheres à documentação básica, com o intuito de garantir a emissão gratuita de documentos civis e trabalhistas, assegurando às mulheres atendidas o exercício de seus direitos básicos, é uma demanda coletiva desde as primeiras edições da Marcha das Margaridas.

Coube também ao movimento de mulheres o pioneirismo na introdução da agroecologia como parte das propostas de políticas públicas. Nacionalmente, o documento de reivindicações da terceira Marcha das Margaridas, em 2007, constitui um dos marcos iniciais a levantar a necessidade da construção de um novo modelo produtivo para o campo baseado na agroecologia. Isso estimulou, por sua vez, a criação, em 2013, do Plano Nacional de Agroecologia (Planapo), o principal instrumento de execução da Política Nacional de Agroecologia e Produção Orgânica (Pnapo).

Outras conquistas incluem o Programa Nacional de Fortalecimento da Agricultura (Pronaf), destinado especificamente às mulheres; modificações no processo de titulação de terras destinadas à reforma agrária, passando a incluir as mulhe-

---

†† As plataformas políticas da Marcha das Margaridas podem ser encontradas na íntegra no *site* oficial da Confederação Nacional dos Trabalhadores na Agricultura (Contag).

res; fortalecimento de pauta internas visando à promoção da igualdade de gênero no sindicalismo rural, entre tantas outras.

Embora esse quadro seja limitado e insuficiente, é igualmente importante ressaltar que os movimentos de mulheres rurais, tais como o organizado pela Marcha das Margaridas, não têm se restringido às reivindicações históricas de inclusão das mulheres em políticas públicas, mas avançam na proposição de um modelo de desenvolvimento para o campo que combina questões estratégicas em torno de alternativas para o atual sistema alimentar com elementos trazidos historicamente pelo feminismo.[6,12]

As margaridas seguem em marcha contra todas as formas de exploração, de violência e de negação de direitos, espalhando as sementes pelo caminho, ilustrado inclusive na sua união com a primeira Marcha das Mulheres Indígenas em 2019, abordada a seguir.

Marcha das Mulheres Indígenas

Como seria o sistema-mundo se deslocássemos o *locus* da enunciação, transferindo-o do homem europeu para as mulheres indígenas das Américas, como Rigoberta Menchu, da Guatemala, ou Domitilia, da Bolívia?[16]

Em agosto de 2019, mais de 2 mil mulheres de 130 povos indígenas de todas as regiões do Brasil gritaram: "Território: nosso corpo, nosso espírito". Esse grito afronta o sistema-mundo branco/racista/patriarcal/militar/capitalista: dizemos que passa pelos nossos corpos, físico-culturais e simbólicos, a nossa existência nesse mundo. É pelos nossos corpos que se constituem nossos territórios. E nossos corpos nada são sem nosso espírito. E podemos falar em espíritos, tantos são os nossos corpos e culturas. Podemos dizer dos nossos mundos, das nossas vivências, do nosso protagonismo no cuidado com a terra, ela, mulher como nós.

Ao final desse potente encontro, enlaçado com a Marcha das Margaridas, foi elaborada uma carta política composta por 14 pontos fazendo ecoar o posicionamento das mulheres indígenas sobre nossos modos de ser, viver e enfrentar as violações de direitos no atual contexto político brasileiro. Dentre eles, destacamos o seguinte: "defender o direito de todos os seres humanos a uma alimentação saudável, sem agrotóxicos, e nutrida pelo espírito da mãe terra", oitavo ponto da carta política. Essa afirmação, mais que uma proposição política, é um agir no mundo. Aciona a alimentação enquanto direito humano e assegura que essa alimentação, além de saudável e sem agrotóxicos, proteja a mãe terra. É uma construção para pensar sistemas alimentares justos para as pessoas e para o território em que vivemos.

Pensar uma alimentação saudável desde os povos indígenas é olhar a partir da cultura alimentar desses povos. Como afirma Iberê,[8] "pensar desde os povos indígenas, aqueles que guardam nos alimentos o enraizamento de suas culturas, o respeito profundo pelo sagrado, é um convite ao olhar atencioso, amplo e distinto das noções ocidentais sobre segurança e soberania alimentar".

A cultura alimentar dos povos indígenas guarda um saber fazer, característica principal do que é considerado saudável: saber a origem do alimento, das sementes, os modos como foi cultivado. A procedência do alimento, desde os territórios, é a garantia de que essa comida incorporada – e os fazeres envolvidos nesse processo de transformação do alimento em comida na mesa – é a alimentação que promove saúde. A saúde, compreendida como relacional: saúde nos corpos e nos territórios.

A dimensão espiritual dos alimentos, afirmada pelas mulheres indígenas durante a Marcha de 2019 e posteriormente na carta política do evento, envolve a compreensão de que a comida incorporada contém em si fortalezas que nutrem corpo-espírito: comidas protegem, dão afeto, curam. Há comidas rituais, há privação de alimentos em algumas etapas da vida com a finalidade de cuidado. Todas essas particularidades que giram em torno do alimento e do comer demonstram uma relação única de cada povo com sua cultura alimentar.

Nas palavras de Valente,[17] o ato de comer e de nutrir-se é muito mais que um ato instintivo movido pela sensação de fome. A alimentação é a expressão de valores, culturas, relações sociais e autodeterminação dos povos. O ato de se alimentar e alimentar aos outros envolve soberania. Ao comer, os seres humanos não apenas buscam satisfazer o impulso da fome e as necessidades nutricionais, mas se refazem, se constroem e se potencializam em suas dimensões orgânicas, intelectuais, psicológicas e espirituais. Reafirmam suas identidades culturais e sua relação de interdependência com a natureza.

Sob essa perspectiva, "violar nossa mãe terra é violentar nosso próprio corpo e nossa vida".[18] As relações horizontais e complementares entre a terra, a natureza e os alimentos apontam para a ideia de que quaisquer violação aos territórios são violações diretas aos corpos das mulheres indígenas. É luta das mulheres indígenas "assegurar nosso direito à posse plena de nossos territórios, defendendo-os e exigindo do estado brasileiro que proíba a exploração mineratória, que nos envenena com mercúrio e outras substâncias tóxicas, o arrendamento e a cobiça do agronegócio e as invasões ilegais que roubam os nossos recursos naturais e os utilizam apenas para gerar lucro, sem se preocupar com a manutenção da vida no planeta".[18] A dimensão corpo-território, lema da edição de 2019, se expressa nessa compreensão: a defesa dos territórios é a defesa da própria vida.

A capacidade dos povos indígenas de mobilizar estratégias de subsistência de seus sistemas alimentares, mesmo diante de ameaças às condições do ecossistema, requer pensar a gestão dos territórios e da biodiversidade para a garantia da soberania alimentar. Pensar essas dimensões que envolvem os sistemas alimentares é um modo de buscar a justiça alimentar e de garantir a efetividade do direito humano à alimentação adequada.

Justos e sustentáveis: o que as lutas dos movimentos sociais e populares, especialmente das mulheres, nos ensinam?

Como vimos, a depender das suas características predominantes, os sistemas alimentares podem promover ou não situações de justiça socioambiental. Os sistemas dominantes infelizmente não são saudáveis para a vida humana, tampouco sustentáveis.[12]

No relatório intitulado "O potencial de transformação do direito à alimentação", entregue ao Conselho de Direitos Humanos das Nações Unidas, Schutter[19] enfatiza que o direito humano à alimentação adequada depende de um novo paradigma de bem-estar, resiliência e sustentabilidade no lugar do paradigma produtivista ainda dominante nos dias de hoje. O relator afirma: os sistemas alimentares herdados do século XX falharam. Apesar de um progresso significativo do aumento da produção agrícola, estamos longe de termos sanado os problemas de fome e má nutrição. Além disso, o sistema alimentar com foco exclusivo no aumento da produção agrícola resultou, pelo contrário, em graves impactos ambientais: extensão de monoculturas, perda de biodiversidade, aumento da emissão de gases de efeito estufa, uso de fertilizantes químicos e poluição das águas, entre outros.

Para fins didáticos, os sistemas alimentares muitas vezes são compreendidos como a soma das etapas, dos processos e dos desdobramentos existentes entre, digamos assim, o campo e a mesa, isto é, as atividades de produção, processamento, distribuição e consumo do alimento e seus resultados. Contudo, como fruto desta breve reflexão baseada nas lutas dos movimentos sociais e populares, examinamos que o que está em jogo são projetos mais amplos de sociedade.

Nessa óptica, os sistemas alimentares abrangem dimensões sociais, políticas, econômicas, culturais, nutricionais e ambientais. Todas essas dimensões são mobilizadas, em diferentes escalas, por agentes sociais: mulheres, agricultores, indústrias agrícolas, de processamento, comércio e consumidores. Contam também com a influência de recursos e bens comuns como água, solo, energia, conhecimento, enfim, a mãe terra.

O fato de noções como justiça e sustentabilidade terem ganhado espaço no debate pode ser um indicador do conjunto de mudanças desejado para o sistema alimentar. Todavia, uma ressalva importante a esse fenômeno são os usos amplos e por vezes imprecisos dessas noções. Certamente, cabe sublinhar que essas são noções em disputa, tanto no âmbito mais geral entre a concepção hegemônica e aquelas alternativas quanto no campo mais específico dos movimentos sociais e populares. Isso deixa margem para que valores tão potentes como esses tenham seus sentidos exauridos e se tornem mais um atributo vazio a ser adicionado às embalagens de produtos alimentares.[7]

A Marcha das Margaridas e a Marcha das Mulheres Indígenas são a culminância de processos sociais e políticos construídos na gênese desses movimentos. Conforme apontam os documentos políticos de cada um dos eventos, as mulheres indígenas reunidas na marcha querem respeito aos seus modos diferenciados de ver, de sentir, de ser e de viver o território; e as margaridas sustentam a possibilidade de construir novas relações sociais pautadas nos valores da ética, solidariedade, reciprocidade, justiça e respeito à natureza. As marchas convergem no enfrentamento da pobreza, das injustiças e desigualdades, denunciam a violação de direitos humanos, se posicionam acerca de produção, acesso e abastecimento de alimentos livres de agrotóxicos e constroem espaços de representação política com justiça social e de gênero.

Há uma disputa iminente entre um sistema representado pela produção intensiva e em larga escala, exportação e industrialização, e outros sistemas alimentares baseados na cidadania, na agroecologia, nas trocas camponês-camponês, nas sementes crioulas, na agricultura urbana, entre outros. A compreensão de que comer está para além da ingestão de nutrientes parece, então, estar em curso. Agora, o que é preciso é associá-las às suas dimensões culturais, políticas, econômicas e ecológicas.

É notória, assim, a necessidade de abrir espaço para as reflexões, interações e conhecimentos para pensar o que poderia realmente ser "justo e sustentável" nos sistemas alimentares no contexto brasileiro. A justiça alimentar pode ser uma ferramenta conceitual e política para essa empreitada.[7]

Como conclusão, nós, como mulheres, pesquisadoras e ativistas no tema da alimentação, acreditamos que faça parte da nossa responsabilidade, como sociedade, como estudantes e interessados nessa questão, conhecer, se inspirar e reconhecer a importância, inclusive para o debate acadêmico, das contribuições dos movimentos sociais e populares, com especial atenção às mulheres.

Referências

1. Gohn MG. Desafios dos movimentos sociais hoje no Brasil. SER Social. 2013;15(33):261-384.
2. Goss KP, Prudencio K. O conceito de movimentos sociais revisitado. Revista Eletrônica dos Pós-Graduandos em Sociologia Política da UFSC. 2004;2(1):75-91.
3. Rosa MC, Penna C, Carvalho PD. Movimentos e Estado como coletivos instáveis e heterogêneos: uma agenda teórico-metodológica a partir de três estudos de casos. Civitas. 2020;20(3):499-512.
4. Niederle PA, Wesz Junior VJ. As novas ordens alimentares. Porto Alegre: UFRGS; 2018.
5. McMichael P. Commentary: Food regime for thought. Journal of Peasant Studies. 2016;43(3):648-670.
6. Schottz V. Comida de verdade no campo e na cidade: Refletindo sobre direito humano à alimentação, mulheres e agroecologia. In: PACS – Instituto de Políticas Alternativas para o Cone Sul, organizador. Mulheres e soberania alimentar: sementes de um mundo possível. Rio de Janeiro: Instituto PACS; 2019.
7. Cadieux KV, Slocum R. What does it mean to do food justice? Journal of Political Ecology. 2015;22:1-26.
8. Iberê D. Povos indígenas: alimentos, ancestralidade e sagrado em tempos de crise. Cadernos OBHA. 2020;1(1):36-44.
9. Ploeg JD. Camponeses e impérios alimentares. Porto Alegre: UFRGS; 2008.
10. Guthman J. The trouble with "organic lite" in California: a rejoinder to the "conventionalisation" debate. Sociologia Ruralis. 2004;44(3):301-316.
11. Rover OS, Pugas AS, Gennaro BC, Vittori F, Roselli L. Conventionalization of organic agriculture: a multiple case study analysis in Brazil and Italy. Sustainability. 2020;12(6580):1-13.
12. Silva EJM. Sistemas alimentares, soberania alimentar e a vida das mulheres: elementos para o debate. In: PACS – Instituto de Políticas Alternativas para o Cone Sul, organizador. Mulheres e soberania alimentar: sementes de um mundo possível. Rio de Janeiro: Instituto PACS; 2019.
13. Oliveira MSS. Desigualdades de gênero e (in)segurança alimentar e nutricional: olhares a partir do conceito de justiça de gênero de Nancy Fraser. Demetra. Alimentação, Nutrição & Saúde. 2020;15;(e47218):1-13.
14. Patel RC. Food sovereignty: Power, gender, and the right to food. PLoS Med. 2012;9(6):e1001223.
15. Confederação Nacional dos Trabalhadores na Agricultura (Contag). Plataforma Política da Marcha das Margaridas: por um Brasil com soberania popular, democracia, justiça e livre de violência. Brasília; 2019. Disponível em: http://www.contag.org.br/imagens/ctg_file_1236339083_14082019151003.pdf. Acesso em: 5 jan. 2022.
16. Grosfoguel R. Para descolonizar os estudos de economia política e os estudos pós-coloniais: transmodernidade, pensamento de fronteira e colonialidade global. Revista Crítica de Ciências Sociais. 2008;(80):115-147.
17. Valente FLS. Rumo à realização plena do direito humano à alimentação e à nutrição adequadas. Brasília; 2016. Disponível em: https://fianbrasil.org.br/wp-content/uploads/2017/02/Rumo-%C3%A0-realiza%C3%A7%C3%A3o-plena-do-DHANA_Flavio-Valente.pdf. Acesso em: 5 jan. 2022.
18. Articulação dos Povos Indígenas do Brasil (Apib). Documento final da Marcha das Mulheres Indígenas: "Território: nosso corpo, nosso espírito". Brasília; 2019. Disponível em: http://apib.info/2019/08/15/documento-final-marcha-das-mulheres-indigenas-territorio-nosso-corpo-nosso-espirito. Acesso em: 5 jan. 2022.
19. Schutter O. Final report: The transformative potential of the right to food. New York (US): UN General Assembly; 2014.

Índice remissivo

A

Abordagem de sistemas 117
Ação antrópica 118
Acesso à terra 51
Adaptação 20, 22
Adequação de nutrientes 116
Agricultura 94
  convencional 49
  familiar 46, 177, 199
  industrial intensiva 121
  intensiva 51
  urbana 47, 199
  urbana e periurbana 48
Agrobiodiversidade 116
Agroecologia 198, 199, 205, 209
Agronegócio 200, 207
Agropecuária 50
Agrotóxicos 46, 201, 206, 209
Alimentação escolar 178
Alimentação fora de casa 72
Alimentação local 125
Alimentação sustentável 103
Alimentos biodiversos 115, 117
Alimentos *in natura* e minimamente processados 194
Alimentos sazonais 191
Alimentos ultraprocessados 50, 191
Ambiente alimentar 32, 67
  construído 74
  digital 74
Ambiente domiciliar 72
Ambiente leptogênico 67
Análise de ciclo de vida 124
Análise de redes complexas 19, 23, 25
Análises de sistemas complexos 20
Antropoceno 124
Autodeterminação dos povos 199, 207
Autonomia 22
Auto-organização 22
Avaliação do ciclo de vida 144

B

Base agroecológica 48
Biodiversidade 48, 91, 94, 114, 115, 117, 118, 121, 208
  agrícola 120

C

Cadeia de produção 49
Cadeias de suprimento 32
Cadeias globais de abastecimento 121

Carne vermelha e processada 50
Ciência da complexidade 19
Ciência de sistemas complexos 21
Ciência normal 4
Ciência pós-normal 11
Ciências da complexidade 21
Classificação de alimentos NOVA 191
Comensalidade 192
Comércio justo 199
Comissão EAT-Lancet 106
Comissão *The Lancet* 107
Comportamento coletivo complexo 22
Comportamento complexo 20
Compras institucionais 177
Comunidade de pares 11
Confederação Nacional dos Trabalhadores na Agricultura (Contag) 203
Conhecimento multidimensional 10
Conselho Nacional de Segurança Alimentar e Nutricional 198
Consumo consciente 50
Convencionalização 201
Covid-19 40
Crise global multifacetada 11
Cultura alimentar 207

D

Década de Ação pela Nutrição 53
Deficiência de nutrientes 80
Demarcação de terras 201
Democracia 201, 205
Densidade nutricional 148, 149
Desafios atuais 8
Desenvolvimento rural sustentável 177
Desenvolvimento sustentável 44
Desertos alimentares 71
Desmatamento 46
Desnutrição 45, 80, 107
Desperdício de alimentos 48, 131, 148
Dieta da Saúde Planetária 151
Dietas saudáveis e sustentáveis 84, 108
Dietas sustentáveis 114
Direito à alimentação 160
Direito humano à alimentação adequada 37, 47, 208
Diretrizes Voluntárias em Sistemas Alimentares e Nutrição 110
Disability Adjusted Life Years 149
Disjunção 8
Diversidade biológica 116
Diversidade da dieta 116
Doenças crônicas não transmissíveis 53
Doenças zoonóticas 118

E

EAT-Lancet 151
Ecologia 9
Economia solidária 199
Ecossistemas 44, 119
Educação alimentar e nutricional 190
Educação para o desenvolvimento sustentável 50
Eficiência dos sistemas alimentares 169

Embalagens 145
Emergência 22
Emissão de gases de efeito estufa 144, 145
Espiritualidade 201
Estilo de vida 47
Estudo da Carga Global de Doenças 149

F
Fair Trade 199
Feedback 22
Feminismo 199, 206
Fome 44, 208
Fragmentação 7

G
Gases de efeito estufa 50, 124, 208
Gênero 199, 209
Guia Alimentar para a População Brasileira (GAPB) 105, 190
Guias alimentares 14, 171
Guias Alimentares Baseados em Alimentos (Gaba) 189

H
Heterogeneidade 22
Holística 9

I
Igualdade de gênero 44, 206
Impacto ambiental 50, 119
Indicadores ambientais 145
Indicadores de biodiversidade 117
Indicadores de sustentabilidade 153
Indicadores econômicos 148
Indicadores nutricionais 117, 148, 149
Indicadores socioeconômicos 145
Índice de avaliação da dieta 151
Indígenas 204
Indústria de alimentos 46
Insegurança alimentar 52, 80, 203
Interdependência 22

J
Justiça 201, 205, 209
alimentar 208

L
Life Cycle Assessment 144

M
Macroambiente 67
Mãe terra 206
Má nutrição 79, 208
Marcha das Margaridas 200, 202, 203, 209
Marcha das Mulheres Indígenas 200-202, 206, 209
Métodos computacionais 21
Microambiente 67
Mitigação das mudanças climáticas 121
Modelagem baseada em agentes 19, 23, 26, 28
Modelos baseados em agentes 26
Monocultura 51
Movimento dos Pequenos Agricultores (MPA) 201
Movimentos dos Trabalhadores Rurais Sem Terra (MST) 201

Movimentos sociais e populares 198, 200, 202, 203
Mudanças climáticas 50, 82, 107, 120
Mulheres rurais 206

N

Nova Ciência da Nutrição 14
Nutricionismo 13

O

Oásis alimentares 71
Obesidade 53, 80, 107
Objetivos de Desenvolvimento do Milênio 44
Objetivos de Desenvolvimento Sustentável 33, 44, 104
Orgânicos 202
Organização das Nações Unidas 44
  para a Alimentação e a Agricultura 49
Organizações não governamentais 44

P

Padrões emergentes 20
Pandemia 118
Pântanos alimentares 71
Paradigma científico 6
Paradigma simplificador 8
Pegada de carbono 144
Pegada ecológica 145
Pegada hídrica 129, 145
Pensamento complexo 9
Pensamento sistêmico 9
Perda de biodiversidade 119, 126
Pesquisa de Orçamentos Familiares 52
Pnae 180
Policultura 47
Política Nacional de Alimentação e Nutrição 188
Políticas agrícolas 178
Políticas públicas 46, 158, 177, 189, 205
Potencial de eutrofização 126
Preço dos alimentos 145
Preservação da biodiversidade 145
Processamento dos alimentos 191
Produção de alimentos no brasil 58
Produção sustentável de alimentos no Brasil 61
Programa Bolsa Família 162
Promoção da alimentação adequada e saudável 188
Pronaf 180
Proteção da biodiversidade 119
Proteção social 44

Q

Qualidade da dieta 118
Qualidade global da dieta 149, 152
Quilombolas 204

R

Raça/etnia 199
Recursos naturais 44
Redução 8
Reducionismo 8
Reforma agrária 201, 205
Regimes alimentares 36
Regulação da publicidade de alimentos 172
Resíduos sólidos 46
Resiliência 121

Revolução Científica 7
Revolução Verde 36
Riqueza de espécies 115, 116
Rotulagem nutricional de alimentos 171

S
Saúde planetária 44, 114
Saúde única 122
Sazonalidade 145
Segurança alimentar e nutricional 45, 93, 109, 178, 188
Sinalização 22
Sindemia global 77
Sistema de pensamento científico 4
Sistemas alimentares 32, 45, 93
Sistemas complexos 19
Sistemas de pensamento 5
Slow Food 199
Soberania alimentar 177, 198, 199, 208
Sociedade civil 44
Surtos zoonóticos 119
Sustentabilidade 15, 208
  ambiental 115

T
Teoria da complexidade 19, 21, 23
Teoria dos grafos 23
Transdisciplinar 45
Transdisciplinaridade 10
Tributação 172

U
Unidade funcional 144
Uso de água 126
Uso de energia 126
Uso de terra 126, 144, 145

V
Via Campesina 199
Vida na água 52
Vida na terra 52
Visão mecanicista 7
Visão sistêmica 9
Vocabulário da complexidade 20

Anotações

Anotações

Anotações